Debora – Trainingsmanual Rückenschmerzkompetenz und Depressionsprävention

Beate Mohr
Sabrina Korsch
Svenja Roch
Petra Hampel

Debora – Trainingsmanual Rückenschmerzkompetenz und Depressionsprävention

Mit 66 Abbildungen und Arbeitsblättern sowie umfangreichem Onlinematerial

Springer

Beate Mohr
Europa-Universität Flensburg, Flensburg, Deutschland

Sabrina Korsch
Europa-Universität Flensburg, Flensburg, Deutschland

Svenja Roch
Europa-Universität Flensburg, Flensburg, Deutschland

Petra Hampel
Europa-Universität Flensburg, Flensburg, Deutschland

Ergänzendes Material finden Sie unter http://extras.springer.com

ISBN 978-3-662-52738-2 978-3-662-52739-9 (eBook)
DOI 10.1007/978-3-662-52739-9

Die Deutsche Nationalbibliothek verzeichnet diese Publikation in der Deutschen Nationalbibliografie; detaillierte bibliografische Daten sind im Internet über http://dnb.d-nb.de abrufbar.

Springer

Zeichnungen zu den Materialien: Claudia Styrsky
Umschlaggestaltung: deblik Berlin

Springer ist Teil von Springer Nature
Die eingetragene Gesellschaft ist Springer-Verlag GmbH Deutschland
Die Anschrift der Gesellschaft ist: Heidelberger Platz 3, 14197 Berlin, Germany

Vorwort

Der Begriff Debora steht für »Depressionsbewältigung in der stationären verhaltensmedizinisch orthopädischen Rehabilitation«. Debora bezeichnet das neue kombinierte und störungsspezifische Gruppentraining zur Verbesserung der Schmerzkompetenz bei unspezifischen chronischen Rückenschmerzen (CRS) sowie der Prävention und Mitbehandlung komorbider depressiver Symptome.

Die Grundlage für Debora wurde in einem ersten Forschungsprojekt im Auftrag der Deutschen Rentenversicherung Oldenburg-Bremen am Zentrum für Klinische Psychologie und Rehabilitation der Universität Bremen ins Leben gerufen. Es bestand in seiner ursprünglichen Version aus vier Modulen zur Verbesserung der Schmerzkompetenz, die erstmals mit fünf Modulen zur störungsspezifischen Prävention und Mitbehandlung depressiver Symptome in einem Training kombiniert wurden[1]. Das Training wurde damals in das Behandlungsprogramm bei unspezifischen CRS an zwei regionalen Rehabilitationskliniken der Deutschen Rentenversicherung Oldenburg-Bremen integriert und zunächst im Bereich der klassisch orthopädischen Rehabilitation evaluiert. Die Ergebnisse zeigten, dass ein kombiniertes Training mit zusätzlichen störungsspezifischen Modulen zur Prävention und Mitbehandlung von komorbiden depressiven Symptomen und Erkrankungen einem alleinigen Schmerzkompetenztraining überlegen ist und einer weiteren Schmerzchronifizierung sowie der Manifestation komorbider depressiver Symptome vorbeugen kann.[2,3] Aufgrund dieser Ergebnisse wurde im Auftrag der Deutschen Rentenversicherung Bund in Kooperation mit der Europa-Universität Flensburg in einem zweiten Forschungsprojekt das ursprüngliche Training von der Autorengruppe überarbeitet, aktualisiert sowie manualisiert. Die Evaluation des Trainings erfolgte von Oktober 2014 bis Dezember 2015 in der verhaltensmedizinisch orthopädischen Rehabilitation. Das vorliegende manualisierte Gruppentraining umfasst vier Basismodule zur Verbesserung der Schmerzkompetenz (Module 1, 2, 3 und 4), vier Zusatzmodule zur Depressionsprävention und Mitbehandlung (Module 1a, 2a, 3a und 4a), zahlreiche Arbeitsmaterialien für Trainer und Teilnehmer sowie drei edukative Vorträge. Darüber hinaus wird das Gruppentraining durch begleitende Workshopaufgaben für die Teilnehmer ergänzt, um durch selbstständiges Bearbeiten von Aufgaben den Alltagstransfer gezielt zu unterstützen. Alle Trainingsmaterialien, -präsentationen und Videos für die Durchführung der Trainingsmodule und Vorträge stehen unter http://extras.springer.com/ online zur Verfügung. Das neue Trainingskonzept ist somit ein kombiniertes und störungsspezifisches Trainingsprogramm für die psychologische Intervention bei unspezifischen CRS ohne depressive Symptome und mit leichten bis moderaten komorbiden depressiven Symptomen.

Die Ausgestaltung der Trainingsmaterialien wurde schließlich auf einen erweiterten Anwendungsbereich angepasst. Somit kann das Gruppentraining sowohl im rehabilitativen als auch im kurativen Anwendungsbereich sowie im ambulanten, teilstationären und stationären Setting eingesetzt werden. Zudem lässt es sich in multidimensionale Behandlungsprogramme bei unspezifischen CRS integrieren oder als Einzelmaßnahme durchführen. Die Basismodule können auch ohne Zusatzmodule durchgeführt werden, jedoch nicht umgekehrt, da die Zusatzmodule inhaltlich auf den vorangehenden Basismodulen aufbauen.

Aus Gründen des besseren Leseflusses wird in diesem Manual auf eine geschlechtsspezifisch differenzierte Schreibweise verzichtet. So wird die männliche Form verwendet, in der die weibliche aber stets miteingeschlossen ist. Eine Ausnahme stellt das ▶ Kap. 5 »Stand der Therapieforschung« dar, in der Stichproben auch hinsichtlich des Geschlechts beschrieben werden.

Beate Mohr, Sabrina Korsch, Svenja Roch, Petra Hampel

1 Mohr B, Hampel P (2006) Depressionsbewältigungstraining bei spezifischem Rückenschmerz. Unveröffentlichte Arbeitsmaterialien. Universität Bremen, Bremen

2 Hampel P, Gemp S, Mohr B, Schulze J, Tlach L (2014) Langfristige Effekte einer kognitiv-behavioralen Intervention auf die Schmerzverarbeitung in der stationären orthopädischen Rehabilitation von chronisch unspezifischem Rückenschmerz und Depressivität. Psychother Psychosom Med Psychol 64: 439–447

3 Tlach L, Hampel P (2011) Long-term effects of a cognitive-behavioral training program for the management of depressive symptoms among patients in orthopedic inpatient rehabilitation of chronic low back pain: a 2-year fol-

Danksagung

Wir bedanken uns bei der Deutschen Rentenversicherung Oldenburg-Bremen und der Deutschen Rentenversicherung Bund für die Unterstützung unserer Forschungsprojekte, die uns die Entwicklung und Modifikation dieses Trainings ermöglicht haben. Wir bedanken uns zunächst herzlich bei Herrn Dr. Ferdinand Mantel, der den Anstoß zur ersten Trainingskonzeption gab. Ferner gilt unser Dank Frau Dr. Ulrike Worringen für die intensive Begleitung in der Antrags- und Umsetzungsphase. Des Weiteren ist den vier Rehabilitationskliniken (Paracelsus-Klinik an der Gande, Rehabilitationsklinik Auental, Rehabilitationsklinik Göhren, Reha-Zentrum Bad Sooden-Allendorf) mit den ärztlichen und psychologischen Leitungen, den Schulungsteams sowie den Dokumentationsassistentinnen und Dokumentationsassistenten zu danken, dass sie unser Training im klinischen Alltag integriert und viele Herausforderungen gemeistert haben. Ein weiterer großer Dank gilt den 1.307 Rehabilitanden der Wirksamkeitsstudie zu Debora, die bereit waren, den umfangreichen Fragebogen auszufüllen. Die qualitativen Interviews sprechen dafür, dass ihnen das Training viel Freude und neue Erkenntnisse gebracht hat.

Außerdem sei unseren studentischen Hilfskräften Patricia und Sascha Eickmann, Wiebke Rahmann, Anne Köpnick, Sabrina Täufer und Marny Marron für ihre tolle Unterstützung gedankt. Ein besonderer Dank geht dabei an Marny Marron, die uns bei der Fertigstellung des Manuskripts maßgeblich unterstützt hat. Schließlich bedanken wir uns herzlich bei unseren Familien, Freunden sowie allen Menschen, die uns während der Erstellung des Buches motiviert und begleitet haben.

Inhaltsverzeichnis

Teil II Das Trainingsmanual

Liste der verwendeten Abkürzungen

ACT	Akzeptanz- und Commitment-Therapie
ADS	Allgemeine Depressionsskala
AEQ	Avoidance-Endurance Questionnaire: Fragebogen zur Erfassung des Vermeidens körperlicher und sozialer Aktivitäten sowie von Durchhaltestrategien
AOK	Allgemeine Ortskrankenkasse
BÄK	Bundesärztekammer
BGS98	Bundes-Gesundheitssurvey 1998
BWS	Brustwirbelsäule
CBN	Cochrane Back and Neck
CBT	Cognitive behavioral therapy
CRS	Chronische Rückenschmerzen
DALY	Disability-Adjusted Life Years: beschreibt die durch Einschränkungen verlorenen Lebensjahre
DEGS1	Studie zur Gesundheit Erwachsener in Deutschland
DEGS1-MH	ergänzendes Zusatzmodul »Psychische Gesundheit« der Studie zur Gesundheit Erwachsener in Deutschland (DEGS1)
DGPPN	Deutsche Gesellschaft für Psychiatrie und Psychotherapie, Psychosomatik und Nervenheilkunde
DGS	Deutsche Gesellschaft für Schmerztherapie
DGSS	Deutsche Gesellschaft zum Studium des Schmerzes (kurz: Deutsche Schmerzgesellschaft)
DRV	Deutsche Rentenversicherung
DSF	Deutscher Schmerzfragebogen
DSM-5	Diagnostic and Statistical Manual of Mental Disorders: Amerikanisches Diagnosesystem, 5. Auflage
FESV	Fragebogen zur Erfassung der Schmerzverarbeitung
FFbH-R	Funktionsfragebogen Hannover zur alltagsnahen Diagnostik der Funktionsbeeinträchtigung durch Rückenschmerzen
GBD	Global Burden of Disease: Projekt zur Quantifizierung von Todesfällen, Krankheit, Behinderung und Risikofaktoren in der Bevölkerung; die Betrachtung erfolgt aufgeteilt nach Regionen und Bevölkerungsgruppen
GHS-MHS	Zusatzsurvey »Psychische Gesundheit« im Bundes-Gesundheitssurvey 1998 (BGS98)
HADS	Hospital Anxiety and Depression Scale: Fragebogen zur Erfassung von Angst und Depression bei körperlichen Erkrankungen
HHN-Stressachse	Hypothalamus-Hypophysen-Nebennierenrinden-Achse
HWS	Halswirbelsäule
ICD-10-GM	International Classification of Diseases: Internationale statistische Klassifikation der Krankheiten und verwandter Gesundheitsprobleme, 10. Revision, German Modification (Version 2016); international sowie in Deutschland gebräuchliches Diagnose- und Klassifikationssystem der WHO
IG	Interventionsgruppe
IPT	Interpersonelle Psychotherapie
KddR	Konföderation der deutschen Rückenschulen
KG	Kontrollgruppe
KSI	Kieler Schmerz-Inventar
KVT	Kognitive Verhaltenstherapie
LJ	Lebensjahr
LWS	Lendenwirbelsäule
MAOI	Monoaminoxidase-Inhibitoren
MMST	Multimodale Schmerztherapie
MPSS	Mainzer Stadienmodell der Schmerzchronifizierung
NRS	Numerische Ratingskala
PHQ	Patient Health Questionnaire: Gesundheitsfragebogen für Patienten
SCL	Symptom-Check-Liste
SES	Sozioökonomischer Status
SF-36	Short Form-36: Fragebogen zur Erfassung der gesundheitsbezogenen Lebensqualität
SNRI	Selektive Noradrenalin-Wiederaufnahme-Hemmer, engl. selective noradrenaline reuptake inhibitor
SSNRI	Selektive Serotonin-/Noradrenalin-Wiederaufnahme-Hemmer, engl. selective serotonin noradrenaline reuptake inhibitor
SSRI	Selektive Serotonin-Wiederaufnahme-Hemmer, engl. selective serotonin reuptake inhibitor
TK	Techniker Krankenkasse
TZA	Tri- und tetrazyklische Antidepressiva
VMO	Verhaltensmedizinisch orthopädische Rehabilitation
WHO	World Health Organization: Weltgesundheitsorganisation
YLDs	Years Lived with Disability: Anteil an Lebensjahren mit Beeinträchtigung über die Lebensspanne
YLL	Years of life lost: durch vorzeitigen Tod verlorene Lebensjahre

Einleitung

Beate Mohr, Sabrina Korsch, Svenja Roch, Petra Hampel

B. Mohr et al., *Debora – Trainingsmanual Rückenschmerzkompetenz und Depressionsprävention*,
DOI 10.1007/978-3-662-52739-9_1, © Springer-Verlag GmbH Deutschland 2017

Zusammenfassung

In der Einleitung wird die Relevanz und Notwendigkeit einer frühzeitigen psychologischen Intervention begleitender depressiver Symptome bei unspezifischen chronischen Rückenschmerzen (CRS) dargelegt. Eine somatopsychische Komorbidität beeinflusst die Chronifizierung und Aufrechterhaltung, den Behandlungserfolg sowie die Prognose unspezifischer CRS, sodass indikationsspezifische psychologische Interventionen im Rahmen multimodaler Behandlungsprogramme bei unspezifischen CRS erforderlich sind. Hierzu wurde das Trainingskonzept *Debora* entwickelt. Das vorliegende Werk gliedert sich in einen theoretischen Teil mit einer Erläuterung beider Störungsbilder, ihrer Komorbidität und der Evaluation des Konzeptes sowie das Trainingsmanual, in dem die 8 Trainingsmodule und 3 Vorträge detailliert vorgestellt und angeleitet werden.

1.1 Relevanz und Notwendigkeit für das neue Trainingskonzept »Debora«

Unspezifische CRS zählen aufgrund ihrer Häufigkeit und hohen individuellen und gesundheitsökonomischen Krankheitslast, dem sogenannten burden of disease, zu den größten und bedeutsamsten Volkskrankheiten (BÄK et al. 2015; Raspe 2012). Psychosoziale Faktoren und insbesondere Depressivität beeinflussen bedeutsam die Chronifizierung und Aufrechterhaltung, den Behandlungserfolg sowie die Prognose unspezifischer CRS (BÄK et al. 2015; Hasenbring et al. 2014; Hüppe u. Raspe 2009; Kröner-Herwig 2014). Gleichzeitig besteht eine sehr hohe Komorbiditätsrate von unspezifischen CRS und unipolaren depressiven Erkrankungen (somatopsychische Komorbidität; BÄK et al. 2015; Deutsche Rentenversicherung Bund 2014; Härter et al. 2007; Raspe 2012). Eigene Studien konnten zeigen, dass die komorbiden psychischen Symptome mit einem geringeren Rehabilitationserfolg einhergehen (Mohr et al. 2008). Dementsprechend besteht die Notwendigkeit, indikationsspezifische psychologische Interventionen im Rahmen multimodaler Behandlungsprogramme beim unspezifischen CRS durchzuführen (Deutsche Rentenversicherung Bund 2013, 2014; Hampel et al. 2009a, b, 2014; Mohr et al. 2008, 2009; Morfeld u. Friedrichs 2011; Schwarz et al. 2008; Tlach u. Hampel 2011). In dem vorliegenden Trainingsmanual *Debora* wurde diese Lücke in der Versorgung von unspezifischen CRS mit gering bis mäßig ausgeprägten komorbiden depressiven Symptomen geschlossen.

1.2 Gliederung des Buches

Das vorliegende *Trainingsmanual für Rückenschmerzkompetenz und Depressionsprävention* gliedert sich in 2 Teile:

Teil I beinhaltet den **Theoretischen Hintergrund** und umfasst 4 Kapitel. In den Kapiteln 2 und 3 werden die Grundlagen für die beiden Störungsbilder **unspezifische CRS** und **unipolare Depression** beschrieben. ▶ Kap. 4 beinhaltet den aktuellen Kenntnisstand der somatopsychischen **Komorbidität** von unspezifischen CRS und Depression. Das ▶ Kap. 5 fasst den aktuellen Stand zur **Therapieforschung** beim unspezifischen CRS zusammen. Hierbei werden die Ergebnisse für die Effektivität von multidimensionalen Behandlungsprogrammen, die Notwendigkeit indikationsspezifischer psychologischer Interventionen beim unspezifischen CRS sowie aktuelle Ergebnisse formativer Evaluationen aus dem laufenden Forschungsprojekt im Auftrag der Deutschen Rentenversicherung Bund berichtet.

Teil II beinhaltet das **Trainingsmanual** und umfasst die ▶ Kap. 6–15. ▶ Kap. 6 beschreibt einführend die Zielgruppe und Ziele des Trainings, Elemente und Besonderheiten des neuen Trainingskonzeptes sowie Rahmenbedingungen und allgemeine Hinweise für die Durchführung. Es enthält zudem einen Überblick über die Methoden und Materialien des Trainings. Die ▶ Kap. 7–14 umfassen die Trainingsanleitung für die **8 Trainingsmodule**. Jedes Trainingsmodul beginnt mit einem tabellarischen Modulüberblick, in dem die Lernziele, Lerninhalte, Zeitangaben für die Durchführung, Methoden sowie die benötigten Materialien zusammenfassend aufgelistet sind. Daran anschließend wird für jedes Lernziel eine detaillierte Anleitung für die Durchführung beschrieben. Die begleitenden Trainingsmaterialien wie Informations- und Arbeitsblätter, Kartenvorlagen sowie Poster finden sich am Ende der Kapitel in verkleinerter Darstellung und außerdem unter http://extras.springer.com/ im Originalformat zum Download; Trainerpräsentationen und Videos werden ausschließlich online bereitgestellt.

In ▶ Kap. 15 werden abschließend die Ziele und Inhalte von 3 **Begleitvorträgen**: Psychische Grundlagen für Schmerz (Vortrag 1), Medikamentöse Schmerztherapie (Vortrag 2), Psychische Komorbiditäten bei chronischen Rückenschmerzen (Vortrag 3), die ebenfalls online unter http://extras.springer.com/ zur Verfügung stehen, kurz zusammengefasst.

Literatur

BÄK – Bundesärztekammer, Kassenärztliche Bundesvereinigung, Arbeitsgemeinschaft der Wissenschaftlichen Medizinischen Fachgesellschaften (2015) Nationale Versorgungsleitlinie Kreuzschmerz – Langfassung, 1. Aufl. Version 5. http://www.leitlinien.de/mdb/downloads/nvl/kreuzschmerz/kreuzschmerz-1aufl-vers5-lang.pdf. Zugegriffen: 05. Februar 2016

Deutsche Rentenversicherung Bund (2013) Anforderungsprofil für die verhaltensmedizinisch orthopädische Rehabilitation (VMO). http://www.deutsche-rentenversicherung.de/cae/servlet/contentblob/322680/publicationFile/61959/verhaltensmed_ortho_reha_vmo.pdf. Zugegriffen: 05. Februar 2016

Deutsche Rentenversicherung Bund (2014) Psychische Komorbidität. Leitfaden zur Implementierung eines psychodiagnostischen Stufenplans in der medizinischen Rehabilitation. http://forschung.deutsche-rentenversicherung.de/ForschPortalWeb/ressource?key=broschuere_psych_komorb.pdf. Zugegriffen: 09. Februar 2016

Hampel P, Graef T, Krohn-Grimberghe B, Tlach L (2009a) Effects of gender and cognitive-behavioral management of depressive symptoms on rehabilitation outcome among inpatient orthopedic patients with chronic low back pain: a 1 year longitudinal study. Eur Spine J 18: 1867–1880

Hampel P, Gräf T, Krohn-Grimberghe B, Thomsen M, Mohr B (2009b) Effektivität eines kognitiv-behavioralen Depressionsbewältigungstrainings in der stationären orthopädischen Rehabilitation bei chronisch unspezifischem Rückenschmerz und Depressivität. Z Klin Psychol Psychother 38: 154–165

Hampel P, Gemp S, Mohr B, Schulze J, Tlach L (2014) Langfristige Effekte einer kognitiv-behavioralen Intervention auf die Schmerzverarbeitung in der stationären orthopädischen Rehabilitation von chronisch unspezifischem Rückenschmerz und Depressivität. Psychother Psychosom Med Psychol 64: 439–447

Härter M, Baumeister H, Reuter K, Jacobi F, Höfler M, Bengel J, Wittchen H (2007) Increased 12-month prevalence rates of mental disorders in patients with chronic somatic diseases. Psychother Psychosom 76: 354–360

Hasenbring MI, Chehadi O, Titze C, Kreddig N (2014) Fear and anxiety in the transition from acute to chronic pain: there is evidence for endurance besides avoidance. Pain Manag 4: 363–374

Hüppe A, Raspe H (2009) Amplifizierte Rückenschmerzen und Komorbidität in der Bevölkerung. Schmerz 23: 275–278, 280–203

Kröner-Herwig B (2014) Einfluss von kognitiv-emotionalen Prozessen auf Schmerz und Funktionsbeeinträchtigung. Eine psychobiologische Perspektive. Schmerz 28: 537–546

Mohr B, Gräf T, Forster M, Krohn-Grimberghe B, Kurzeja R, Mantel F, Thomsen M, Hampel P (2008) Der Einfluss von Depressivität und Geschlecht auf den Rehabilitationserfolg bei chronischem Rückenschmerz: Eine Pilotstudie. Rehabilitation 47: 284–298

Mohr B, Krohn-Grimberghe B, Gräf T, Schulze J, Petermann F, Hampel P (2009) Patienten mit chronisch unspezifischem Rückenschmerz: Zur Bedeutung psychosozialer Merkmale. Rehabilitation 48: 288–297

Morfeld M, Friedrichs A (2011) Psychische Komorbidität. Befunde zur Diagnostik und Hinweise auf Möglichkeiten der Weiterversorgung in der medizinischen Rehabilitation. Bundesgesundheitsblatt Gesundheitsforschung Gesundheitsschutz 54: 90–97

Raspe H (2012) Gesundheitsberichterstattung des Bundes. Heft 53. Rückenschmerzen. Robert Koch-Institut, Berlin. https://www.rki.de/DE/Content/Gesundheitsmonitoring/Gesundheitsberichterstattung/GBEDownloadsT/rueckenschmerzen.html. Zugegriffen: 09. August 2016

Schwarz S, Mangels M, Sohr G, Holme M, Worringen U, Rief W (2008) Patienten mit vs. ohne psychische Störung in der orthopädischen Rehabilitation. Schmerz 22: 67–74

Tlach L, Hampel P (2011) Long-term effects of a cognitive-behavioral training program for the management of depressive symptoms among patients in orthopedic inpatient rehabilitation of chronic low back pain: a 2-year follow-up. Eur Spine J 20: 2143–2151

Teil I
Theoretischer Hintergrund

Störungsbild unspezifischer chronischer Rückenschmerz

Beate Mohr, Sabrina Korsch, Svenja Roch, Petra Hampel

B. Mohr et al., *Debora – Trainingsmanual Rückenschmerzkompetenz und Depressionsprävention*,
DOI 10.1007/978-3-662-52739-9_2, © Springer-Verlag GmbH Deutschland 2017

Zusammenfassung

Rückenschmerzen sind schmerzhafte Erkrankungen des Muskel-Skelett-Systems und gehören in den Bereich der vielfältigen Krankheiten der Wirbelsäule und des Rückens. Die Ausführungen in diesem Kapitel beschränken sich auf die Gruppe der unspezifischen chronischen Rückenschmerzen (CRS), die in der Internationalen Statistischen Klassifikation der Krankheiten und verwandter Gesundheitsprobleme, German Modification (ICD-10-GM Version 2016; Graubner 2016) oftmals unter »Sonstige Krankheiten der Wirbelsäule und des Rückens« (M50–M54) klassifiziert sind. Laut den Nationalen Versorgungsleitlinien (NVL) Kreuzschmerz der Bundesärztekammer (BÄK) zählen sie mit Abstand zur häufigsten Störungsgruppe aller Rückenschmerzen (BÄK et al. 2015, S.40ff.). Sie treten am häufigsten im Bereich der Lendenwirbelsäule auf (LWS, 70 %; Kröner-Herwig 2000, S. 1ff.), deutlich seltener im Bereich der Halswirbelsäule (HWS, 25 %) und nur selten in der Brustwirbelsäule (BWS, 5 %; Egle et al. 1999). Demzufolge wird für Rückenschmerzen im LWS-Bereich in den nachfolgenden Ausführungen nur noch der Begriff Rückenschmerzen verwendet. Neben der Definition und dem Erscheinungsbild, der Epidemiologie, Risikofaktoren, Erklärungsansätze und Folgen sowie Klassifikation und Diagnostik von CRS sind die (multimodalen) Therapiemaßnahmen zusammengefasst, die im Bereich der Rehabilitation schwerpunktmäßig auf eine Schmerzbehandlung abzielen.

2.1 Definition und Erscheinungsbild

Definition

Unspezifische CRS (synonym nichtspezifische Kreuzschmerzen, low back pain) sind definiert als Schmerzen im Bereich des Rückens zwischen unterem Rippenbogen und Gesäßfalte, mit oder ohne Ausstrahlung in die Beine, denen im Unterschied zu den spezifischen Rückenschmerzen keine organische oder anatomische Pathologie zugrunde liegt. Darüber hinaus sind **chronische** (synonym chronifizierte) Rückenschmerzen definiert durch anhaltende (persistierende) oder wiederkehrende (rezidivierende) Rückenschmerzen über einen Zeitraum von mindestens 12 Wochen hinweg (BÄK et al. 2015, S. 40; von Wachter 2014, S. 25).

Die Hauptmerkmale von unspezifischen CRS sind in der nachfolgenden Übersicht zusammengefasst.

Hauptmerkmale unspezifischer CRS im LWS-Bereich (low back pain)

- Schmerzen im Rücken zwischen unterem Rippenbogen und Gesäßfalte mit oder ohne Ausstrahlung in die Beine (70 % im Bereich der LWS)
- Unspezifisch: ohne Organpathologie (80–85 % aller Fälle chronischer Rückenschmerzen)
- Rezidivierend oder persistierend ≥3–6 Monate
- Deutliche Beeinträchtigung im Alltag
- Behandlungsresistenz

Unspezifische CRS sind in ihrem klinischen Erscheinungsbild multidimensional und komplex, sodass sie ein sehr heterogenes und schwer zu behandelndes Krankheitsbild sind (BÄK et al. 2015, S. 40; Kröner-Herwig 2000, S. 1ff.). Das Hauptsymptom auf der körperlichen Ebene stellen unterschiedlich starke Schmerzen dar (meist im unteren Rücken, LWS). Demgegenüber tragen vielfältige weitere Symptome unterschiedlichen Ausmaßes auf psychischer Ebene (emotionale und kognitive Schmerzreaktion), behavioraler und sozial-interaktiver Ebene (Schmerz- und Interaktionsverhalten) zur Komplexität und Vielfältigkeit des Krankheitsbildes bei. In den komplexen und heterogenen klinischen Erscheinungsbildern zeigt sich somit, dass unspezifische CRS »mehr als Schmerzen im Rücken« sind (Hüppe u. Raspe 2009, S. 275; vgl. auch Raspe et al. 2003a, b). Mit zunehmender Chronifizierung kommt es zu einer Ausweitung der Symptomatik (zeitliche und räumliche Amplifikation) auf andere Körperregionen (mehrere Schmerzlokalisationen) und weitere somatische Organsysteme (somatische Komorbidität) sowie auf die Psyche (psychische Komorbidität) und soziale Systeme (Hüppe u. Raspe 2009).

Im Krankheitsverlauf treten oftmals psychosoziale Symptome zunehmend in den Vordergrund und sind wesentlich verantwortlich für die Chronifizierung und Aufrechterhaltung unspezifischer CRS. Hieraus resultiert eine auffällige Diskrepanz zwischen objektiver körperlicher Befundsituation (physical impairment), subjektivem Schmerzerleben (pain) und schmerzbedingter Beeinträchtigung im Alltag (disability): »Pain and disabilty are not the same« (Waddell 2004, S. 267; vgl. Hüppe u. Raspe 2009; Raspe et al. 2003a, b).

So kann z. B. beobachtet werden, dass Menschen mit Rückenschmerzen bei ähnlicher körperlicher Befundsituation einen unterschiedlichen Krankheitsverlauf, deutliche Unterschiede in der subjektiven Schmerzwahrnehmung und Beeinträchtigung in ihrem Alltag und Beruf erleben können: »Pain is not the problem but chronicity« (Nachemson 1998, zitiert in Pfingsten u. Hildebrandt 2017, S. 533).

Zudem kann bei chronischen Schmerzen durch Bewegung eine nozizeptive Stimulation und Schmerzwahrnehmung auch möglich sein, ohne dass eine körperliche Schädigung eintritt; somit verliert der Schmerz seine Warnfunktion (BÄK et al. 2015, S. 44; vgl. auch Pfingsten u. Hildebrandt 2017; Waddell 2004).

2.2 Epidemiologie

Eine internationale Studie ermittelte, dass nahezu 9,2 % der Weltbevölkerung an Rückenschmerzen erkrankt sind und die Behinderung durch Rückenschmerzen weltweit die Hauptursache gesundheitsbezogener Behinderung darstellt (Naghavi et al. 2015). Die weltweite Lebenszeitprävalenz von aktivitätseinschränkenden Rückenschmerzen wird nach Hoy et al. (2012) auf ca. 39 % und die Jahresprävalenz auf 38 % geschätzt (zusammenfassend s. Schürer 2014).

Obwohl die Prävalenzraten in den letzten Jahren weitgehend stabil blieben, zählen CRS international wie national zu den **häufigsten und kostenintensivsten Erkrankungen** im Gesundheitssystem (BÄK et al. 2015, S. 42f.; Raspe 2012, S. 15ff.; vgl. auch Neuhauser et al. 2005; Schmidt et al. 2007; Wenig et al. 2009).

Für CRS wird eine **Prävalenz in der Allgemeinbevölkerung** von 8–21 % angegeben (Wenig et al. 2009). Neuere Längsschnittuntersuchungen zeigen, dass nur ca. 25 % aller Fälle eine vollständige Remission erlangen und somit das Chronifizierungsrisiko höher liegt als früher angenommen (Pfingsten u. Hildebrandt 2017, S. 532).

Die **Punktprävalenz** für alle Ausprägungsformen von Rückenschmerzen liegt in Deutschland bei 32–49 % (Raspe 2012; vgl. auch Schmidt et al. 2007). Somit leidet jeder 2. bis 3. Bundesbürger heute unter Rückenschmerzen. Die Lebenszeitprävalenz erreicht sogar Angaben zwischen 74–85 % (BÄK et al. 2015, S. 42f.).

Darüber hinaus sind die Punktprävalenzen abhängig vom Bildungsniveau und variieren wie folgt: niedriges Bildungsniveau 47 %, mittleres Bildungsniveau 26 % und höheres Bildungsniveau 27 % (BÄK et al. 2015, S. 42).

2.3 Risikofaktoren, Erklärungsansätze und Folgen

Der Begriff **Chronifizierung** bezeichnet den Entwicklungsprozess als allmählichen Übergang von akuten über subakute zu chronisch-persistierenden oder chronisch-rezidivierenden Rückenschmerzen. Zwar ist die Kausalität und Genese unspezifischer CRS komplex und bis heute meist nicht eindeutig erklärbar. Dennoch sind für den Prozess der Chronifizierung und Aufrechterhaltung unspezifischer CRS zahlreiche biopsychosoziale Risikofaktoren nachgewiesen, dem ein biopsychosoziales Krankheitsmodell zugrunde gelegt wird (Hüppe u. Raspe 2009; Raspe et al. 2003a, b).

2.3.1 Biopsychosoziale Risikofaktoren einer Chronifizierung

Bis heute liegt keine einheitliche Einteilung der Risikofaktoren vor. Burton und Waddell (2004) gliedern Risikofaktoren in **individuelle Risikofaktoren** (z. B. Geschlecht, Alter, körperliche Konstitution und Fitness, soziale Schicht und emotionaler Distress) und in **Risikofaktoren der Umgebung** (environmental risk factors). Diese unterteilen sich in **physikalische** (z. B. schweres Heben und Tragen, Bewegungsmangel) sowie **psychosoziale Faktoren** der Arbeit (z. B. Unzufriedenheit, geringe Entscheidungsfreiheit, monotone Arbeit).

Biologische Risikofaktoren

Für die Ersterkrankung an Rückenschmerzen werden häufig somatische Faktoren als ursächlich angenommen. Allerdings ist auch bei der Entstehung erstmaliger, akuter Rückenschmerzen eine strikte Trennung in biologische Ursachenfaktoren unzureichend. So können primäre Rückenschmerzen sowohl durch muskuläre Dysbalancen und Bewegungsdefizite auf biologischer Ebene als auch durch einen stressbedingten erhöhten Muskeltonus auf psychologischer Ebene ausgelöst werden.

Für die Entstehung und den Verlauf unspezifischer Rückenschmerzen sind die in der nachfolgenden Übersicht aufgelisteten Risikofaktoren bedeutsam. Hierzu gehören muskuläre Dysbalancen und Einschränkungen der Beweglichkeit (Mobilitätsverlust), Funktionseinschränkungen und eine reduzierte körperliche Fitness (allgemeine Dekonditionierung; Raspe 2012, S. 10f.) sowie die arbeitsplatzbezogenen körperlichen Belastungsfaktoren (z. B. schweres Heben und Tragen). Es sei an dieser Stelle erwähnt, dass degenerative Veränderungen an der Wirbelsäule in der Regel nicht die Ursache für Rückenschmerzen sind und bereits im jungen Erwachsenenalter beginnen können (BÄK et al. 2015, S. 50; vgl. auch von Wachter 2014, S. 25f.).

Biologische (physiologische) Faktoren für die Entstehung und Aufrechterhaltung unspezifischer CRS

Individuelle körperliche Faktoren:
- Muskuläre Dysbalancen (z. B. Schwächen, Verkürzungen, Zerrungen)
- Beweglichkeits- und Funktionseinschränkungen
- Allgemeine Dekonditionierung

2

Arbeitsplatzbezogene, körperliche Faktoren:
- Überwiegend körperliche Schwerarbeit (Heben, Tragen)
- Überwiegend monotone Körperhaltung
- Überwiegend Vibrationsexposition

■ Psychosoziale Risikofaktoren

Psychische und soziale Faktoren werden in der Literatur unter dem Begriff psychosoziale Risikofaktoren (synonym **yellow flags**) zusammengefasst. Hierzu zählen emotionale, kognitive, behaviorale und soziale Risikofaktoren (► Exkurs 2.1).

Für die Chronifizierung, den Verlauf und die Prognose unspezifischer Rückenschmerzen werden die Wechselwirkungsprozesse psychosozialer Faktoren als bedeutsamer eingestuft als die körperlichen Faktoren. Insbesondere für den Übergang von akuten zu chronischen Rückenschmerzen sind psychosoziale Risikofaktoren von zentraler Bedeutung und können eine Chronifizierung besser vorhersagen als körperliche Faktoren (BÄK et al. 2015, S. 48ff.; Kleinstueck et al. 2006; Linton 2000; Pfingsten u. Hildebrandt 2017; Pincus et al. 2002; Raspe 2012).

■ Psychologische Risikofaktoren

Emotionale, kognitive und behaviorale Mechanismen der Schmerzverarbeitung und -bewältigung sind wesentliche Mediatoren für eine erhöhte subjektive Schmerzintensität und verstärkte subjektive Beeinträchtigung (Kröner-Herwig 2014).

Auf der **emotionalen Ebene** zeigt sich eine hohe Evidenz für Depressivität mit Gefühlen von Hilflosigkeit, Ohnmacht und Resignation sowie Angst vor Bewegung, die mit Angst vor Schmerz und Beeinträchtigung verbunden ist (BÄK et al. 2015, S. 48; Hasenbring et al. 2017; Kröner-Herwig 2014). Die Neigung zur Somatisierung mit erhöhter Aufmerksamkeit für körperliche Symptome hat eine moderate Evidenz (BÄK et al. 2015, S. 48).

Auf der **kognitiven Ebene** sind Erwartungen und Überzeugungen sowie automatisierte kognitive Verarbeitungsprozesse wesentliche Moderatoren für die Verstärkung oder Verringerung der subjektiven Schmerzwahrnehmung (bestehend aus Schmerzintensität und Einschätzung des unangenehmen Gefühls, z. B. reißend, mörderisch, katastrophal) und die subjektiv erlebte Beeinträchtigung durch Schmerzen (Kröner-Herwig 2014). Hierzu zählen sogenannte Angst-Vermeidungs-Überzeugungen (fear-avoidance beliefs), die mit entsprechenden kognitiven Prozessen wie der Schmerzkatastrophisierung verbunden sind. Sie gehen mit einem niedrigeren allgemeinen Aktivitätsniveau und höheren Vermeidungsverhalten einher (Kröner-Herwig 2014) und haben eine starke Evidenz (BÄK et al. 2015, S. 48). Die Überzeugungen und Schmerzkognitionen umfassen im Wesentlichen 3 Bereiche, die in der nachfolgenden Übersicht exemplarisch in Anlehnung an Kröner-Herwig (2014) und Hasenbring et al. (2017) aufgelistet sind.

Beispiele für Angst-Vermeidungs-Überzeugungen (fear-avoidance beliefs)

1. Überzeugungen über den Zusammenhang zwischen Arbeit und Schmerz:
   - Verschlimmerung der Schmerzen durch Arbeit
   - Arbeit als Ursache für die Schmerzen
2. Überzeugungen über die Ursache und Behandlungsmöglichkeit von Schmerzen:
   - Organische Ursache
   - Schädlicher Einfluss durch Bewegung und Aktivität
   - Wiederaufnahme von Aktivität und Bewegung erst bei Schmerzfreiheit
   - Unerklärbarkeit und Unveränderlichkeit der Schmerzen
   - Pessimistische Überzeugung von Behandlungserfolg
3. Selbstbezogene Überzeugungen:
   - Niedrige Selbstwirksamkeitsüberzeugung, den Schmerz kontrollieren und beeinflussen zu können
   - Niedrige Schmerzakzeptanz

Der Prozess des **Katastrophisierens** (catastrophizing) verstärkt die Hilf- und Hoffnungslosigkeit auf emotionaler, kognitiver und behavioraler Ebene und mediiert dadurch depressive Symptome bei unspezifischen CRS

Exkurs 2.1

Die psychosozialen Risikofaktoren für die Chronifizierung von Rückenschmerzen wurden erstmals von Kendall et al. (1997) in den sogenannten yellow flags zusammengefasst und sind als solche in den NVL für Kreuzschmerz etabliert (BÄK et al. 2015, S. 48f.). Neuere Arbeiten von Nicholas et al. (2011) differenzieren die Gesamtheit der bisher als yellow flags bezeichneten psychosozialen Risikofaktoren u. a. in **orange** und **yellow flags**. Die Differenzierung beruht darauf, dass bei Nicholas et al. (2011) die orange flags ausschließlich psychische Symptome bzw. Störungen (z. B. Depression, Angst) umfassen. Dagegen werden ungünstige (dysfunktionale) Schmerzverarbeitung und Schmerzreaktionen auf kognitiver, emotionaler und behavioraler Ebene von Nicholas et al. (2011) wie üblich den yellow flags zugeordnet.

(Hülsebusch et al. 2015; Klasen et al. 2006; Vlaeyen et al. 2016). Darüber hinaus wirken sich suppressive kognitive Verarbeitungsprozesse im Umgang mit Schmerzen, sogenannte **Durchhalteappelle** (thought suppression), auf eine verstärkte Schmerzwahrnehmung, Beeinträchtigung und Chronifizierung aus (moderate Evidenz; BÄK et al. 2015, S. 48; Klasen et al. 2006). Sie können direkt und indirekt über die Verstärkung von Hilf- und Hoffnungslosigkeitsgedanken zu depressiven Symptomen beim unspezifischen CRS führen (Hülsebusch et al. 2015; Klasen et al. 2006).

Auf der **behavioralen Ebene** werden durch ungünstiges Schmerzverhalten die Schmerzintensität, das Beeinträchtigungserleben und hierüber der Chronifizierungsprozess verstärkt. Hierzu zählen passives Schmerzverhalten, gekennzeichnet durch Vermeiden von allgemeiner Aktivität und Bewegung (fear-avoidance behavior) mit starker Evidenz sowie überaktives und suppressives Schmerzverhalten (endurance behavior) mit moderater Evidenz (BÄK et al. 2015, S. 48; Hasenbring et al. 2012, 2014). Eine weitere Rolle kommt der Schmerzakzeptanz zu (Konzept der Acceptance- und Commitment-Therapie, ACT): Die Bereitschaft, bisherige Aktivitäten und Ziele aufrechtzuerhalten und weiterzuverfolgen, geht mit weniger Beeinträchtigung durch Schmerzen sowie weniger Angst und negativen Affekten einher (Kröner-Herwig 2014).

Soziale Risikofaktoren

Zu den sozialen Risikofaktoren zählen insbesondere ungünstige sozial-interaktive Faktoren wie überprotektives Verhalten von Partnern sowie anhaltende, starke familiäre Konflikte (Hasenbring et al. 2017). Eine starke Evidenz haben insbesondere arbeits- und berufsbezogener Distress durch soziale Konflikte am Arbeitsplatz (BÄK et al. 2015, S. 48; Raspe 2012).

Zusammenfassend sind die psychosozialen Risikofaktoren (yellow flags) für die Chronifizierung unspezifischer Rückenschmerzen sind in der nachfolgenden Übersicht aufgelistet und deren Vorhersagegüte für eine Chronifizierung (prognostischer Wert: starke/moderate Evidenz) entsprechend den Angaben aus den NVL Kreuzschmerz mit aufgeführt (BÄK et al. 2015, S. 48).

Psychosoziale Risikofaktoren (orange und yellow flags) mit Angaben zu belegter starker[1] und moderater[2] Evidenz

Emotionale Symptome/psychische Störungen (yellow/orange flags):
- Depressivität[1]
- Angst
- Neigung zur Somatisierung[2]
- Hilflosigkeit/Ohnmacht/Resignation

Dysfunktionale schmerzbezogene Überzeugungen und Kognitionen (yellow flags):
- Angst-Vermeidungs-Kognitionen (fear-avoidance beliefs)[1]
- Negative Krankheitsvorstellungen/-überzeugungen
- Katastrophisieren (catastrophizing)[1]
- Hilf- und Hoffnungslosigkeitsgedanken[1]
- Gedankenunterdrückung/Durchhalteappelle (thought suppression)[2]
- Bagatellisierung/Ignorieren

Dysfunktionales schmerzbezogenes Verhalten (yellow flags):
- Passives Schon-, Angst- und Vermeidungsverhalten (fear-avoidance behavior)[1]
- Suppressives Schmerzverhalten mit Dauer-/Überbelastung (endurance behavior)[2]

Distress (yellow flags) durch aktuelle individuelle, familiäre sowie v. a. berufs- und arbeitsbezogene[1] Stressoren:
- Subjektives Schmerzerleben als Stressor
- Konflikte/Kränkung
- Unzufriedenheit am Arbeitsplatz
- Mangelnde soziale Unterstützung oder Überfürsorglichkeit

Weitere Risikofaktoren

Neben den biologischen und insbesondere dem hohen Einfluss psychosozialer Risikofaktoren bestehen weitere Risikofaktoren, die ebenfalls einen Einfluss auf die Chronifizierung und Prognose unspezifischer CRS haben (BÄK et al. 2015, S. 50; Raspe 2012, S. 10f.).

Weitere Risikofaktoren für die Entstehung und Aufrechterhaltung unspezifischer CRS
- Niedriger Sozial-, Bildungs- und Einkommensstatus/geringe berufliche Qualifikation
- Vom Arzt erzeugte Faktoren
- Überdiagnostik
- Geringe Qualifikation
- Passive Therapiekonzepte
- Lange Krankschreibung
- Überbewertung somatischer Befunde
- Mangelnde Akzeptanz multikausaler Genese und psychosozialer Risikofaktoren

2

2.3.2 Erklärungsansätze

Der biopsychosoziale Erklärungsansatz gilt heute als das kohärenteste und kompakteste Modell zur Erklärung der multikausalen Genese unspezifischer CRS. Er geht ursprünglich auf Engel (1977) zurück und wurde von Waddell (2004) erstmals auf den Rückenschmerz (low back pain) angewendet, um die Diskrepanz zwischen subjektivem Schmerzerleben (pain) und schmerzbedingter subjektiver Beeinträchtigung (disability) zu erklären (vertiefend s. Hasenbring et al. 2017; Kröner-Herwig 2014, 2017; Pfingsten u. Hildebrandt 2017; Waddell 2004). Hierbei sind biologische, psychologische und soziale Faktoren für sich genommen und in ihrer komplexen Wechselwirkung an der Chronifizierung und Aufrechterhaltung unspezifischer CRS beteiligt und damit für den Verlauf und die Prognose bedeutsam (◘ Abb. 2.1).

Nachfolgend werden 2 relevante kognitiv-behaviorale Modelle als biopsychosoziale Erklärungsansätze für die Chronifizierung und Aufrechterhaltung unspezifischer CRS zusammenfassend beschrieben: das **Folgemodell** und das **Avoidance-Endurance-Modell**.

▪ Folgemodell

Das Folgemodell löste das vorherige **Ursache-Wirkungs-Modell** der Verhaltensmedizin ab (Pfingsten u. Hildebrandt 2017). Es ist ein dynamisches Modell, das dem biopsychosozialen Erklärungsansatz folgt. Diesem Modell zufolge treten die ursprünglichen krankheitsauslösenden Faktoren in den Hintergrund. Dagegen gewinnen kognitive, emotionale und behaviorale Faktoren der Schmerzverarbeitung und des Schmerzverhaltens sowie sozialinteraktive Faktoren (z. B. Distress im sozialen Umfeld von Familie und Arbeit) an Gewicht und steuern maßgeblich den weiteren Krankheitsverlauf (Chronifizierung, Aufrechterhaltung und Behandlungserfolg). Somit sind die Folgen auf den verschiedenen biopsychosozialen Ebenen, die aus dem anfänglichen Symptom »Schmerz« resultieren, verantwortlich für die Chronifizierung und Aufrechterhaltung unspezifischer CRS (◘ Abb. 2.1; Pfingsten u. Hildebrandt 2017).

▪ Avoidance-Endurance-Modell (AEM)

Das AEM basiert auf der Wechselwirkung von kognitiven, emotionalen und verhaltensbezogenen Risikofaktoren, die rückwirkend auch auf der körperlichen Ebene Schmerzerleben und Beeinträchtigung ungünstig beeinflussen und somit zur Chronifizierung und Aufrechterhaltung unspezifischer CRS wesentlich beitragen (Pfingsten et al. 2015). Hierbei spielen die kognitive Schmerzverarbeitung und das ungünstige Schmerzverhalten eine zentrale Rolle.

Das AEM beschreibt insgesamt 3 dysfunktionale Schmerzverarbeitungsstrategien, die sich entweder durch Schon- und Vermeidungsverhalten oder durch suppressives Schmerzverhalten mit Überaktivität auszeichnen

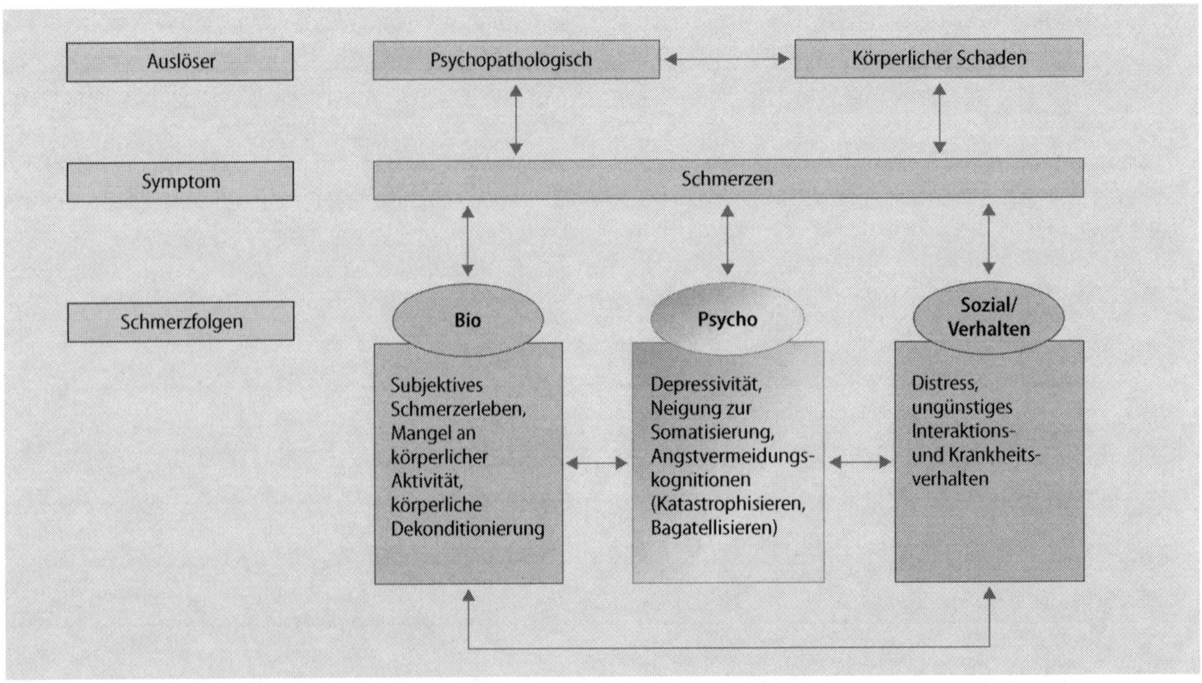

◘ **Abb. 2.1** Biopsychosoziales Krankheits-, Erklärungs- und Folgenmodell für die Chronifizierung und Aufrechterhaltung unspezifischer CRS (angelehnt an Pfingsten u. Hildebrandt 2017)

(zusammenfassend s. Hasenbring et al. 2001, 2012, 2014; Hasenbring u. Verbunt 2010; Scholich et al. 2011):

1. Die **Angst-Vermeidungs-Kognitionen (fear-avoidance beliefs)** gehen auf emotionaler Ebene mit Angstgefühlen und depressiver Verstimmung einher, mit sehr ausgeprägtem **Schon- und Vermeidungsverhalten (fear-avoidance behavior)** von körperlichen und sozialen Aktivitäten. Dies führt zu einem Verstärkerverlust und auf körperlicher Ebene durch Immobilität und depressive Stimmung zu einer Verringerung der Endorphine und zu muskulärer Insuffizienz (Abbau der Muskelkraft und Koordination). Diese führen letztlich zu vermehrter Schmerzintensität, Beeinträchtigung sowie zur Chronifizierung (Hasenbring et al. 2014).
2. Bei der **Gedankenunterdrückung (suppressive Kognitionen, thought suppression)** mit Durchhalteappellen dominieren die gereizte, depressive Stimmung, die rückwirkend zu suppressivem Schmerzverhalten mit **Durchhalteverhalten (endurance behavior)** führt und auf körperlicher Ebene eine Überaktivität, muskuläre Überbelastung sowie Schmerzchronifizierung nach sich zieht (Hasenbring et al. 2014).
3. Das **Bagatellisieren/Ignorieren** von Schmerzen führt eher zu einer positiven Stimmung und ebenfalls zu **suppressivem Schmerzverhalten** mit Überaktivität und muskulärer Überbelastung (Hasenbring et al. 2014).

2.3.3 Folgen

▪ **Subjektiv erlebte Beeinträchtigung einer Chronifizierung**

Zum Bereich der subjektiven Beeinträchtigung (disability) zählen insbesondere 3 Parameter: Schmerzerleben (Intensität/Qualität), körperliche Einschränkung und die subjektiv verminderte Leistungsfähigkeit bei Aktivitäten des Alltagslebens (Pfingsten u. Hildebrandt 2017). Darüber hinaus weisen die Patienten weitere Beeinträchtigungen wie eingeschränkte subjektive Gesundheit und Lebensqualität, erhöhten emotionalen und sozialen Stress mit psychischer Beanspruchung sowie eine Einschränkung ihrer Unabhängigkeit auf (▣ Abb. 2.2; Deutsche Rentenversicherung Bund 2013; Raspe 2012; Scholich et al. 2011).

Die hohen gesundheitsökonomischen Folgen resultieren aus der hohen Kostenbelastung infolge direkter und indirekter Kosten. Die **Krankheitskosten** für Rückenerkrankungen (ICD-10-GM: M54) wurden im Jahr 2008 auf ca. 9 Mrd. Euro geschätzt. Hierbei überwiegen die indirekten Kosten durch Arbeits- und Erwerbsunfähigkeit (ca. 85 %) gegenüber den direkten Kosten für medizinische Behandlung (ca. 15 %; BÄK et al. 2015, S. 43; zusammenfassend s. Raspe 2012; vgl. auch Wenig et al. 2009). Rückenschmerzen waren mit 14,5 Mio. Fällen (ca. 11–12 Arbeitsunfähigkeitstage pro Fall) die häufigste Erkrankungsursache für Arbeitsunfähigkeitstage unter den Pflichtmitgliedern der

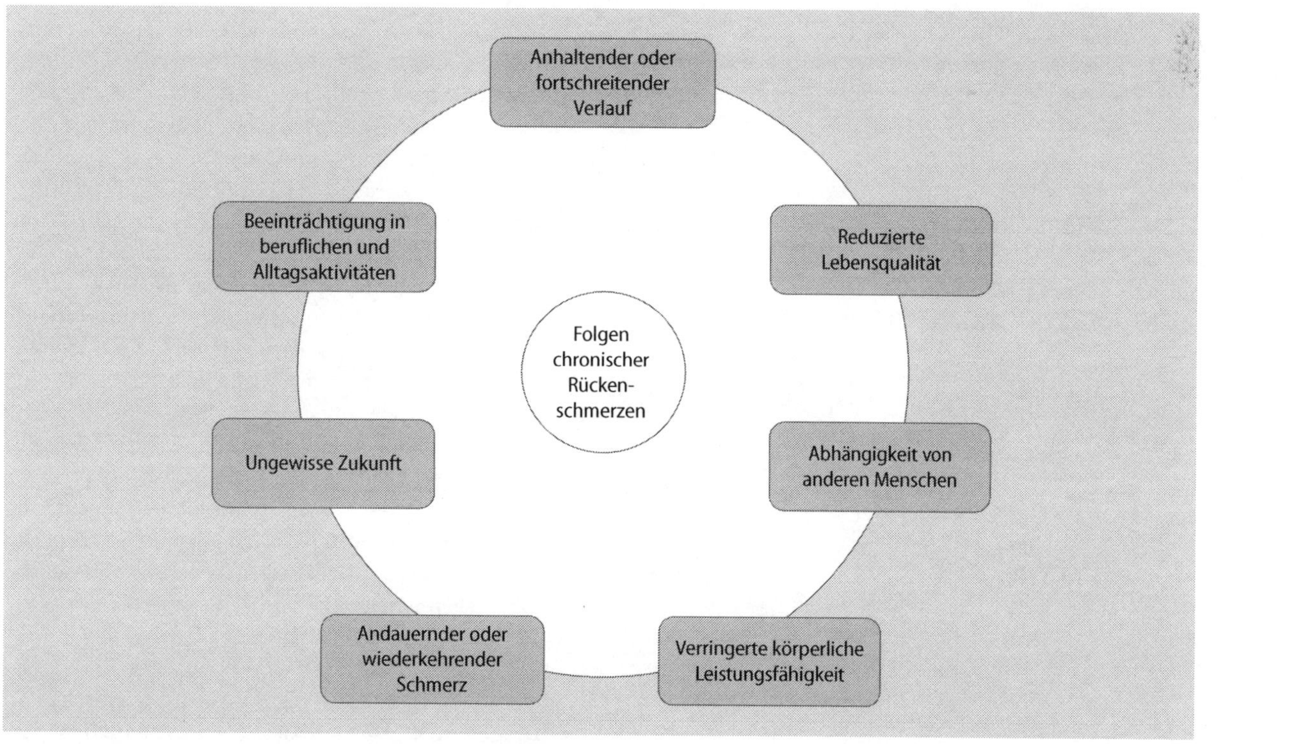

▣ **Abb. 2.2** Folgen chronischer Rückenschmerzen

Allgemeinen Ortskrankenkasse (AOK) im Jahre 2010. Davon sind ca. 70 % auf unspezifische Rückenschmerzen zurückzuführen (Raspe 2012). Dem aktuellen Gesundheitsreport 2014 der Techniker Krankenkasse (TK) zufolge war im Jahr 2013 jeder 12. Mensch wegen Rückenbeschwerden im Schnitt 17,5 Tage arbeitsunfähig, d.h. 5 Tage länger als eine durchschnittliche Arbeitsunfähigkeit. Hochgerechnet ergaben sich daraus bundesweit 40 Mio. Fehltage im Jahr 2013 (Grobe 2015). Ebenso stellen Muskel-, Skelett- und Bindegewebserkrankungen trotz insgesamt rückläufiger Zahlen in den vergangenen Jahren die häufigste Diagnosegruppe in der stationären medizinischen Rehabilitation dar. Im Jahr 2010 entfielen ca. 24 % aller Rehabilitationsleistungen auf Rückenerkrankungen, hiervon zählten 38 % zu den unspezifischen Rückenschmerzen (Deutsche Rentenversicherung Bund 2013, 2015; Raspe 2012).

2.4 Klassifikation und Diagnostik

Die Klassifikation unspezifischer CRS ist bis heute uneinheitlich. In zahlreichen Fällen bleibt die Diagnosebezeichnung bei Rückenschmerzen unklar (Hazard 2013; ► Exkurs 2.2).

Exkurs 2.2

Dies stellt auch ein Problem für die Erhebung und Genauigkeit epidemiologischer Studien z. B. auf der Basis von Versicherungsdaten dar (Schürer 2014). Beispielsweise lagen international die diagnostischen Kodes zur Identifizierung »Unspezifischer Rückenschmerzen« zwischen 2 und 66 Kodes (Dagenais et al. 2014).

2.4.1 Klassifikation nach ICD-10

Die Kodierung nach dem Diagnoseschlüssel der ICD-10-GM (Graubner 2016) erfolgt im Kapitel XIII »Krankheiten des Muskel-Skelett-Systems und des Bindegewebes« (M00–M99) meist unter »Sonstige Krankheiten der Wirbelsäule und des Rückens« (M50–M54). Häufige Diagnosen für unspezifische CRS sind in ◘ Tab. 2.1 aufgelistet.

◘ Tab. 2.1 Häufige Diagnosen nach ICD-10-GM Kapitel XIII Krankheiten des Muskel-Skelett-Systems und des Bindegewebes (M00–M99)

ICD-10-Code	Beschreibung
M51.9	Bandscheibenschäden
M53.9	Krankheiten der Wirbelsäule und des Rückens, nicht näher bezeichnet
M54.4	Lumboischialgie, hierzu gehören: – Lendenschmerz – Lumbago – Überlastung der Kreuzbeinregion

2.4.2 Klassifikationskriterien

Zur Differenzierung des sehr heterogenen Störungsbildes unspezifischer CRS kann nach dem zeitlichen Verlauf, der Ursache, dem aktuellen Schweregrad und dem Chronifizierungsstadium klassifiziert werden (BÄK et al. 2015, S. 40ff.).

Zeitlicher Verlauf Durch den zeitlichen Verlauf werden unspezifische CRS von akuten Rückenschmerzen abgegrenzt. Wenn Rückenschmerzen mindestens 3 Monate persistierend oder rezidivierend auftreten, handelt es sich um chronisch-persistierende oder chronisch-rezidivierende Rückenschmerzen (BÄK et al. 2015, S. 40; vgl. auch Becker et al. 2006; Hasenbring et al. 2017).

Ursache Hinsichtlich der Ursache werden spezifische von unspezifischen Rückenschmerzen unterschieden. Nur in 15–20 % aller Fälle von Rückenschmerzen handelt es sich um spezifische, in 80–85 % hingegen um unspezifische Rückenschmerzen (BÄK et al. 2015, S. 40ff.; Pfingsten u. Hildebrandt 2017; Raspe 2012, S. 10; von Wachter 2014, S. 25). Spezifische Rückenschmerzen haben eine diagnostizierbare, also spezifische organische Ursache. Sie beruhen auf einer organischen Pathologie mit einer nachweisbaren, eindeutig geklärten Ätiopathogenese (z. B. Verletzungen, Entzündungen, Osteoporose, Bandscheibenvorfall). Im Gegensatz dazu liegt den unspezifischen Rückenschmerzen keine spezifische organische Ursache zugrunde. Demzufolge ist keine Organpathologie mit eindeutig geklärter Ätiopathogenese nachweisbar (red flags, s. Übersicht in ► Abschn. 2.4.3). Bei den unspezifischen Rückenschmerzen handelt es sich um funktionelle Rückenschmerzen, die keinen oder einen für die Schmerzsymptomatik irrelevanten organischen Befund im Sinne von Funktionsstörungen aufweisen. Hierzu zählen u. a. muskuläre Dysbalancen: verkürzte, schwache, verspannte schmerzhafte Muskulatur bei Aktivität und einseitiger Beanspruchung ebenso wie eine allgemeine körperliche Dekonditionierung. Somit liegen die Schmerzursachen im funktionellen Bereich (Hüppe u. Raspe 2009; Pfingsten u. Hildebrandt 2017; von Wachter 2014, S. 25).

Schweregrad Der Schweregrad von unspezifischen CRS wird über das Ausmaß der schmerzbedingten Funktionsbeeinträchtigung im Alltag (Beruf, Familie, Freizeit) sowie die Schmerzintensität mit dem Graduierungsschema nach von Korff et al. (1992) definiert (BÄK et al. 2015, S. 41).

Chronifizierungsstadium Das Chronifizierungsstadium unspezifischer Rückenschmerzen beschreibt das Ausmaß der Chronifizierung. Es werden statische und dynamische Aspekte der Schmerzchronifizierung anhand des Mainzer Stadienmodells der Schmerzchronifizierung (MPSS) nach Gerbershagen (1996) erhoben und hieraus die Chronifizierungsstadien I–III ermittelt (vgl. ► Abschn. 2.4.3; BÄK et al. 2015, S. 41f.).

2.4.3 Diagnostik

Für die Einschätzung des Krankheitsverlaufs, der Prognose sowie des individuellen Behandlungsbedarfs sind sowohl somatische als auch psychische und soziale Faktoren zu berücksichtigen. In den NVL werden im Wesentlichen die folgenden diagnostischen Ziele benannt (BÄK et al. 2015, S. 46–61; Raspe 2012, S. 8ff.):

Ziele im diagnostischen Prozess unspezifischer CRS

1. Ausschluss von spezifischen Ursachen chronischer Rückenschmerzen
2. Objektivierung körperlicher Funktionsdefizite
3. Erhebung insbesondere des Schweregrades und ggf. des Chronifizierungsstadiums
4. Erfassen psychosozialer und weiterer Risikofaktoren für die Entwicklung und Aufrechterhaltung unspezifischer CRS

1. Ausschluss von spezifischen Ursachen chronischer Rückenschmerzen

Die Warnhinweise auf eine spezifische organische Ursache werden als sogenannte **red flags** bezeichnet und umfassen Frakturen, Tumore, Infektionen und Radikulopathien (Schädigung der Nervenwurzel) bzw. Neuropathien (Nervenschädigungen). Die nachfolgende Übersicht fasst die red flags mit ihren anamnestischen Warnhinweisen auf eine Organpathologie zusammen. Sie dienen der diagnostischen Abgrenzung spezifischer von unspezifischen Ursachen chronischer Rückenschmerzen (BÄK et al. 2015, S. 47; Nicholas et al. 2011; Pfingsten u. Hildebrandt 2017; Raspe 2012, S. 8ff.).

Red flags mit anamnestischen Warnhinweisen auf spezifische organische Ursachen: Fraktur, Tumor, Infektion, Radikulo-/Neuropathien

Fraktur
- Relevante Unfälle, Stürze
- Bagatelltrauma, z. B. durch Husten, Niesen, schweres Heben bei Osteoporosepatienten
- Systemische Steroidtherapie

Tumor
- Höheres Alter
- Tumorleiden in der Vorgeschichte
- Starker nächtlicher Schmerz, Schmerzzunahme in Rückenlage
- Allgemeine Symptome: Gewichtsverlust, Appetitlosigkeit, rasche Ermüdbarkeit

Infektion
- Allgemeine Symptome: Fieber, Schüttelfrost, Appetitlosigkeit, rasche Ermüdbarkeit
- Vorangegangene bakterielle Infektionen, Infiltrationsbehandlung an der Wirbelsäule
- Immunsuppression
- Starker nächtlicher Schmerz

Radikulo-/Neuropathien (z. B. durch Bandscheibenvorfall)
- Ausstrahlende Schmerzen
- Sensibilitätsstörungen im zugehörigen neuronalen Versorgungsgebiet
- Blasen-Mastdarm-Störung (Kauda-Syndrom)
- Schwächen bis Lähmungen der Kennmuskeln (► Exkurs 2.3)

Exkurs 2.3

Der Begriff »Kennmuskel« bezeichnet einen Muskel, der meist von einer Nervenwurzel innerviert (aktiviert) wird. »Dermatom« bezeichnet das von einer Nervenwurzel innervierte Hautareal. Durch einen Bandscheibenvorfall (Prolaps, häufig zwischen unterer LWS und Kreuzbein, synonym Sakrum) kann die segmentale Nervenwurzel komprimiert und ein sogenanntes radikuläres Syndrom verursacht werden. Hierzu zählen Schwächung bis Lähmung im Kennmuskel und seiner Reflexe, Sensibilitätsstörungen im zugehörigen Dermatom sowie radikuläre (spezifische) Schmerzen (vertiefend s. BÄK et al. 2015, S. 52f.; Pfingsten u. Hildebrandt 2017, S. 534–542).

Im Rahmen der Anamnese werden die in der Übersicht aufgelisteten Warnhinweise auf Frakturen, Tumore, Infektionen und radikuläre Symptome erfragt, um sicherzustellen, dass den Rückenschmerzen keine organische Ursache zugrunde liegt. Falls keine Hinweise auf spezifische organische Ursache vorliegen, ist zunächst die diagnostische Einordnung in unspezifische Rückenschmerzen möglich (Raspe 2012, S. 10).

Die Leitlinien weisen darauf hin, dass das Vorliegen eines der Warnsignale eine niedrige Aussagekraft besitzt und nur das Gesamtbild aller Symptome eine Risikoeinschätzung ermöglicht. Deshalb geben die Leitlinien vor, dass bei Vorliegen adäquater Warnhinweise auf spezifische organische Ursache von Rückenschmerzen entsprechende zusätzliche diagnostische Maßnahmen und spezifische Behandlungsmaßnahmen eingeleitet werden (BÄK et al. 2015, S. 47).

▪ 2. Erhebung und größtmögliche Objektivierung von körperlichen Funktionsdefiziten

Hierzu zählen zunächst die bestmögliche Objektivierung verschiedener Schmerzparameter wie die Schmerzintensität, Schmerzqualität, Häufigkeit, der Beginn, die Schmerzdauer (z. B. anhand des Deutschen Schmerzfragebogens; Deutsche Schmerzgesellschaft e.V. 2015; vgl. auch Nagel et al. 2002). Die Erhebung der Schmerzintensität erfolgt mit einer numerische Ratingskala (0 = kein Schmerz bis 10 = stärkster vorstellbarer Schmerz). Zudem soll eine körperliche Untersuchung zur Erhebung verschiedener Funktionsparameter wie Beweglichkeit, Kraft, Ausdauer erfolgen. Auch hierfür wird eine Dokumentation anhand von Dokumentations- und Fragebogen für die Verlaufskontrolle in den Leitlinien empfohlen (BÄK et al. 2015, S. 41). Darüber hinaus wird die schmerzbedingte Beeinträchtigung bzw. Behinderung in Aktivitäten des täglichen Lebens durch Rückenschmerzen erfasst. Hierzu dient z. B. der Funktionsfragebogen Hannover (FFbH-R) von Kohlmann und Raspe (1996).

▪ 3. Schweregrad und Chronifizierungsstadium chronischer Rückenschmerzen

Die Erfassung des **Schweregrades** (grading) chronischer Rückenschmerzen wird über ein 5-stufiges Graduierungsschema von Grad 0 (keine Schmerzen in den vergangenen 6 Monaten) bis Grad IV (hohe schmerzbedingte Funktionseinschränkung, unabhängig von der Schmerzintensität) nach von Korff et al. (1992) bestimmt. Hierzu werden 2 Parameter erhoben: die Schmerzintensität anhand einer numerischen Ratingskala (0 = kein Schmerz bis 10 = stärkster vorstellbarer Schmerz) sowie die schmerzbedingte Funktionsbeeinträchtigung in Alltagsaktivitäten, z. B. über den FFbH-R (Hüppe u. Raspe 2005; BÄK et al. 2015, S. 41; ◘ Tab. 2.2).

Das **Chronifizierungsstadium** (staging) wird durch eine ärztliche Beurteilung anhand eines Auswertungsformulars des **MPSS** nach Gerbershagen (1996) bestimmt. Auf insgesamt 4 Achsen werden sowohl Aspekte der Schmerzwahrnehmung als auch des Schmerzverhaltens erfasst, um die Schmerzchronifizierung einzuschätzen. Die Einschätzung des Chronifizierungsstadiums soll dazu dienen, das Risiko für eine Chronifizierung frühzeitig zu erkennen und über therapeutische Maßnahmen den progredienten Verlauf positiv zu beeinflussen (▶ Exkurs 2.4).

Exkurs 2.4

Das Achsenstadien im MPSS umfasst folgende Aspekte: Achse 1 (zeitliche Aspekte), Achse 2 (räumliche Aspekte), Achse 3 (Medikamenteneinnahmeverhalten), Achse 4 (Patientenkarriere bzw. Inanspruchnahme des Gesundheitswesens). Aus den 4 einzelnen Achsenstadien werden anhand eines Punktesystems ein Gesamtchronifizierungswert und schließlich das Gesamtchronifizierungsstadium ermittelt (Gerbershagen 1996).

Die ◘ Tab. 2.2 zeigt eine Übersicht über die Erhebung von Funktionsparametern, Schweregrad und Chronifizierungsstadium unspezifischer CRS (BÄK et al. 2015, S. 41; Hüppe u. Raspe 2005, 2009; Michalski u. Hinz 2006; Raspe 2012, S. 10; Tlach u. Hampel 2009).

▪ 4. Erfassung von Risikofaktoren für die Entwicklung und Aufrechterhaltung chronischer Schmerzen

Psychosoziale und andere Risikofaktoren sind wesentliche Prädiktoren für die Entwicklung und Aufrechterhaltung chronischer Schmerzen. Deshalb empfehlen nationale wie internationale Leitlinien eine frühzeitige Diagnostik des **Chronifizierungsrisikos** spätestens bei einer Schmerzdauer über 4 Wochen. Hierbei spielen die psychosozialen Risikofaktoren wie Depressivität, Distress (insbesondere berufs- und arbeitsbezogener), schmerzbezogene Kognitionen (Katastrophisieren, Hilf-/Hoffnungslosigkeit), Angst-Vermeidungs-Verhalten sowie passives Schmerzverhalten (z. B. ausgeprägtes Schon- und Vermeidungsverhalten) für den Übergang von akuten zu chronischen Rückenschmerzen eine tragende Rolle (BÄK et al. 2015, S. 48). Eine frühzeitige Identifizierung psychosozialer Risikofaktoren ermöglicht die Einleitung indikationsspezifischer Behandlungsmaßnahmen und soll damit langwierigen und kostenintensiven Krankheitsverläufen vorbeugen (BÄK et al. 2015, S. 48). Hierzu werden etablierte Screeninginstrumente empfohlen, die in der nachfolgenden Übersicht exemplarisch und ohne Anspruch auf Vollständigkeit aufgelistet sind (zusammenfassend s. BÄK et al. 2015, S. 48, 146f.; Dohrenbusch u. Pielsticker 2017; Nilges u. Diezemann 2017).

Tab. 2.2 Objektivierung körperlicher Funktionsdefizite

Parameter	Beschreibung
Schmerzparameter (z. B. Deutscher Schmerzfragebogen; Nagel et al. 2002)	– Intensität (Numerische Ratingskala [NRS] von 0 = kein Schmerz bis 10 = stärkster Schmerz) – Beginn, Häufigkeit (rezidivierend), Dauer (persistierend) – Schmerzqualität (z. B. sensorisches und affektives Schmerzempfinden)
Funktionsparameter	– Beweglichkeit, Kraft, Ausdauer – Behinderung bei Alltagsaktivitäten (z. B. FFbH-R; Kohlmann u. Raspe 1996)
Schweregrad	Ausmaß der schmerzbedingten Funktionsbeeinträchtigung (grading) bei chronischen Rückenschmerzen nach dem Graduierungsschema von Korff et al. (1992)
Grad 0	– keine Schmerzen in den vergangenen 6 Monaten
Grad 1	– niedrige Schmerzintensität (NRS <5) – mit niedriger schmerzbedingter Funktionsbeeinträchtigung (<3 Punkte)
Grad 2	– höhere Schmerzintensität (NRS >5) – mit niedriger schmerzbedingter Funktionsbeeinträchtigung (<3 Punkte)
Grad 3	– mittlere schmerzbedingte Funktionsbeeinträchtigung unabhängig von der Schmerzintensität (3–4 Punkte)
Grad 4	– hohe schmerzbedingte Funktionsbeeinträchtigung unabhängig von der Schmerzintensität (5–6 Punkte)
Chronifizierungsstadium	Ausmaß der Chronifizierung (staging) nach dem Mainzer Stadienmodell von Gerbershagen (1996; Wurmthaler et al. 1996)
– Achse I	zeitlicher Schmerzverlauf
– Achse II	Schmerzlokalisation
– Achse III	Medikamenteneinnahme
– Achse IV	Inanspruchnahme des Gesundheitswesens
Chronifizierungsstadium I	4–6 Punkte
Chronifizierungsstadium II	7–8 Punkte
Chronifizierungsstadium III	9–12 Punkte

Screeninginstrumente zur Erfassung bedeutsamer psychosozialer Risikofaktoren bei unspezifischen CRS

- Depressive Symptome:
  - Allgemeine Depressionsskala (ADS; Hautzinger et al. 2012)
- Angst bei körperlichen Erkrankungen:
  - Hospital Anxiety and Depression Scale (HADS; Herrmann-Lingen et al. 2005)
- Dysfunktionale Schmerzverarbeitung auf emotionaler und kognitiver Ebene (z. B. Katastrophisieren, Hilf- und Hoffnungslosigkeit, Durchhalteappell und Bagatellisieren) sowie behavioraler Ebene (z. B. Vermeiden körperlicher und sozialer Aktivitäten, Durchhaltestrategien):
  - Kieler Schmerz-Inventar (KSI; Hasenbring 1994)
  - Avoidance-Endurance Questionnaire (AEQ; Hasenbring et al. 2009)
  - Fragebogen zur Erfassung der Schmerzverarbeitung (FESV; Geissner 2011)
- Gesundheitsbezogene Lebensqualität:
  - Short Form (36) Gesundheitsfragebogen (SF-36; Bullinger u. Kirchberger 2011)

Neuere Verfahren messen psychische Symptome über Kurzskalen. Beispielsweise werden depressive und Angstsymptome über die deutsche Version des Patient Health Questionnaire (PHQ-D) gemessen, dessen Kurzform (PHQ-4) mit den Subskalen PHQ-2 und GAD-2 häufig eingesetzt wird (Kroenke et al. 2010; Löwe et al. 2010; zur kriterienbezogenen Validität s. Roch et al. 2016). Die Lebensqualität kann mit dem SF-12 (Bullinger u. Kirchberger 2011) erhoben werden. Die Neigung zur Somatisierung kann mit einem Subtest (12 Items) der Symptom-Check-Liste (SCL-90-R; Franke 1995) oder mit dem Somatisierungsmodul des PHQ-D (PHQ-15; Kroenke et al.

2010) erfasst werden. Bis heute ist die praktische Umsetzung umstritten und nicht zufriedenstellend (Nicholas et al. 2011; Schmidt et al. 2014). Aufgrund der noch unzureichenden diagnostischen und prognostischen Qualität vorhandener Screeninginstrumente werden von Schmidt et al. (2014) die Weiterentwicklung neuer Erhebungsinstrumente für die gezielte Erfassung psychosozialer Risikofaktoren zur Therapiesteuerung als notwendig erachtet.

2.5 Therapie

Für die Behandlung unspezifischer CRS wird in den NVL eine **multimodale Schmerztherapie** (MMST, synonym auch interdisziplinäre Schmerztherapie und multidisziplinäre Behandlungsprogramme bzw. Behandlungspläne) nahegelegt (Empfehlungsgrad A; zusammenfassend s. Arnold et al. 2009, 2014; BÄK et al. 2015, S. 36f., 110–119).

Allgemein umfasst die Therapie unspezifischer CRS **medikamentöse** und **nicht-medikamentöse Behandlungsmaßnahmen**, die in der MMST kombiniert angewendet werden (vertiefend s. BÄK et al. 2015, S. 65–104; Raspe 2012, S.17ff.).

Die **Grundregeln** für die Therapie unspezifischer CRS umfassen verschiedene Aspekte, die den Krankheitsverlauf günstig oder ungünstig beeinflussen und sind in der folgenden Übersicht in Anlehnung an die NVL aufgelistet (BÄK et al. 2015, S. 64; Raspe 2012, S.17ff.).

Grundregeln für die Therapie unspezifischer CRS

Indiziert, da günstiger Einfluss auf den Krankheitsverlauf:
- Aktiv bleiben
- Alltags- und Freizeitaktivitäten sowie den Beruf fortführen, soweit es Schmerz und Behinderung zulassen

Kontraindiziert, da ungünstiger Einfluss auf den Krankheitsverlauf:
- Katastrophisieren
- Inaktivität
- Bettruhe
- Krankschreibung

2.5.1 Definition und Konzepte von multimodalen Schmerztherapien

Den Ursprung der heutigen MMST bildete das Konzept der **functional restoration** von Mayer und Gatchel (1988). Die multidimensionalen Behandlungsprogramme basieren auf einem biopsychosozialen Behandlungsansatz, indem sie Behandlungsmaßnahmen auf biologischer, psychologischer und sozialer Ebene integrieren.

Definition

MMST sind dadurch definiert, dass sie medizinische Therapie (z. B. medikamentöse Therapie, Beratung, Information), funktionelle Therapie (Bewegungs- und Sporttherapie, Rückenschule), verhaltensbezogene Therapie (z. B. Edukation, Entspannungstraining) und berufsbezogene Maßnahmen (z. B. work conditioning, work hardening) integrieren. Diese sollen von mindestens 3 Berufsgruppen mit unterschiedlichem fachlich-therapeutischem Hintergrund durchgeführt werden (z. B. Medizin, Physio-/Sporttherapie, Psychotherapie, Ergotherapie; zusammenfassend s. Arnold et al. 2009, 2014; BÄK et al. 2015, S. 111; Maurus 2016).

Zudem wird ein interdisziplinäres Assessment vorausgesetzt, auf dessen Basis die oben genannten Therapiemaßnahmen inhaltlich sowie zeitlich auf die individuellen Bedürfnisse der Patienten kombiniert und angepasst werden (zusammenfassend s. Arnold et al. 2009, 2014; BÄK et al. 2015, S. 111; vgl. auch Nagel et al. 2012).

Die Hauptmerkmale von multidimensionalen Behandlungsprogrammen zeigt folgende Übersicht.

Merkmale der MMST
- Beruhen auf dem Ursprungskonzept der functional restoration
- Basieren auf einem biopsychosozialen Behandlungsansatz
- Setzen ein biopsychosoziales interdisziplinäres Assessment voraus
- Integrieren verschiedene biopsychosoziale Therapiemaßnahmen:
  - medizinische
  - funktionelle
  - verhaltensbezogene
  - berufsbezogene
- Sollen von mindestens 3 der folgenden Berufsgruppen mit unterschiedlichem therapeutischen Hintergrund durchgeführt werden:
  - Medizin
  - Physiotherapie
  - Psychotherapie
  - Ergotherapie

2.5.2 Indikation und Anwendungsbereiche

Eine generelle Indikation für MMST besteht nach den NVL bei bereits chronifizierten unspezifischen Rückenschmerzen (Empfehlungsgrad A; BÄK et al. 2015, S. 36, 114f.; vgl. auch Arnold et al. 2009; 2014; Raspe 2012, S. 17ff.). Darüber hinaus wird inzwischen auch eine frühe Indikation für MMST für subakute unspezifische CRS empfohlen, wenn psychosoziale Risikofaktoren, eine anhaltende Schmerzsymptomatik (>6 Wochen) und alltagsrelevante Aktivitätseinschränkungen vorliegen (Empfehlungsgrad A; BÄK et al. 2015, S. 36). Arnold et al. (2009) betonen, dass es sich hierbei um eine frühzeitige Behandlungsmaßnahme bei erhöhtem Chronifizierungsrisiko mit dem Ziel, den Chronifizierungsprozess zu stoppen, und nicht um eine Primärprävention handelt. In Deutschland ist die MMST sowohl im kurativen als auch im rehabilitativen Anwendungsbereich etabliert (vertiefend s. Deutsche Rentenversicherung Bund 2011, 2013). Sie kann sowohl im ambulanten, ambulant-teilstationären oder vollstationären Setting angeboten werden. Für multimorbide Patienten mit hoch chronifizierten unspezifischen Rückenschmerzen ist eine stationäre oder teilstationäre Anwendung indiziert, wohingegen die ambulante Anwendungsform eher für subakute und frühe Chronifizierungsstadien empfohlen wird. Bisher gibt es keinen Nachweis für die Überlegenheit einer Anwendungsform, sofern die Indikationsstellung den individuellen Gegebenheiten und Bedürfnissen der Patienten gerecht wird (Lang et al. 2000).

In der folgenden Übersicht sind die Kriterien für die Indikation der MMST sowie die Anwendungsbereiche und unterschiedlichen Angebotsformen zusammenfassend aufgeführt.

Indikationen, Anwendungsbereiche und Angebotsformen für die MMST

Generelle Indikation:

- Unspezifische CRS (>12 Wochen)

Frühe Indikation bei unspezifischen CRS:

- Spätestens nach 6 Wochen anhaltender Schmerzsymptomatik und alltagsrelevanten Aktivitätseinschränkungen trotz leitliniengerechter Behandlung
- Nachweis von Risikofaktoren zur Chronifizierung

Anwendungsbereiche und Angebotsformen:

- Kuration
- Rehabilitation
- Ambulant, ambulant-teilstationär, vollstationär

2.5.3 Behandlungsziele von multimodalen Schmerztherapien bei unspezifischen chronischen Rückenschmerzen

Das hauptsächliche Ziel entsprechend des Functional-Restoration-Konzepts ist die Verbesserung der objektiven und subjektiven Funktions- und Leistungsfähigkeit auf somatischer, psychischer und körperlicher Ebene (sogenannte Reaktivierung des Patienten; zusammenfassend s. Arnold et al. 2014; BÄK et al. 2015, S. 112). Im Einzelnen gehören hierzu auf **somatischer Ebene** die Reduktion von Schmerzen und somatischen Risikofaktoren zur Aufrechterhaltung einer Chronifizierung (z. B. Bewegungsmangel, Übergewicht), die Verbesserung der körperlichen, funktionellen Leistungskapazität (z. B. Muskelkraft, Ausdauer, Koordination, Beweglichkeit, Muskelrelaxation), die Motivierung für eine aktive Behandlung sowie die Verbesserung und Aufrechterhaltung von Aktivitäten im Alltag, in der Freizeit und bei der Arbeit. Auf **psychischer Ebene** zählen die Reduktion von komorbiden psychischen Symptomen (z. B. Depressivität und Ängstlichkeit), die Verbesserung der emotionalen, kognitiven und behavioralen Schmerzverarbeitung und -bewältigung sowie Stressbewältigung und Information bzw. Edukation über das Krankheitsbild zu den wesentlichen Behandlungszielen. Auf **sozialer Ebene** sind die Verbesserung sozialer Kompetenzen in Alltag und Beruf (z. B. Kommunikationsfähigkeit, Konfliktfähigkeit), die Aufrechterhaltung der Arbeitsfähigkeit bzw. Rückkehr zum Arbeitsplatz sowie die Arbeitsplatzgestaltung unter ergonomischen Gesichtspunkten maßgebliche Therapieziele.

2.5.4 Behandlungsmaßnahmen und -bausteine

Wie zuvor aufgezeigt, integrieren MMST verschiedenste Behandlungsmaßnahmen und Behandlungsbausteine auf biologischer, psychologischer und sozialer Ebene (► Abschn. 2.5.1). Allerdings sind die Ebenen meist nicht strikt trennbar, da einzelne Maßnahmen und Bausteine auf mehreren Ebenen wirksam sind (z. B. Rückenschule, Entspannungstraining).

In der nachfolgenden Übersicht sind die wesentlichen Behandlungsmaßnahmen und Behandlungsbausteine für MMST bei unspezifischen CRS in Anlehnung an die NVL aufgelistet (vertiefend s. Arnold et al. 2014; BÄK et al. 2015, S. 113; Pfingsten u. Hildebrandt 2017; Raspe 2012, S. 17ff.).

Therapiemaßnahmen und Behandlungsbausteine

1. **Medizinische Behandlungsmaßnahmen:**
   - Medikamentöse Therapie
   - Ergänzende Verfahren (z. B. Akupunktur)
2. **Bewegungstherapeutische Maßnahmen:**
   - Einzeltraining
   - Gruppentraining für Kraft und Ausdauer der Muskulatur (z. B. Wirbelsäulengymnastik)
   - Rückenschule
   - Ausdauer- und Ausgleichstraining (z. B. Nordic Walking, Wassergymnastik)
   - Alltags- und arbeitsorientierte/berufsspezifische Therapiemaßnahmen (work hardening)
3. **Psychologische Maßnahmen:**
   - Edukation
   - Kognitiv-behaviorale Trainings
   - Entspannungsverfahren
   - Psychotherapeutische Beratung
4. **Weitere Maßnahmen:**
   - Sozialberatung
   - Ergotherapie

Im Folgenden werden die wesentlichen Behandlungsmaßnahmen zusammenfassend beschrieben und für vertiefende Informationen auf weiterführende Literatur verwiesen.

1. Medizinische Behandlungsmaßnahmen

Die medikamentöse Therapie bildet den Schwerpunkt der medizinischen Maßnahmen. Sie ist symptomatisch und dient der Unterstützung der nicht-medikamentösen Therapie (BÄK et al. 2015, S. 64; vgl. auch Märker-Hermann et al. 2014). Das Ziel der medikamentösen Behandlung ist eine Schmerzreduktion, damit die Patienten ihre üblichen bzw. schmerzbedingt gemiedenen alltäglichen Aktivitäten beibehalten oder wieder aufnehmen können. Weitere Ausführungen zur medikamentösen Behandlung finden sich in den NVL (zusammenfassend s. Arnold et al. 2014; BÄK et al. 2015, S. 32–34, 90–104; Märker-Hermann et al. 2014). Darüber hinaus fällt in den Bereich der medizinischen Maßnahmen die Koordination und Bewertung der Befunde des interdisziplinären Assessments, die körperliche Untersuchung sowie ein ärztlicher Beitrag zur Edukation (zusammenfassend s. Arnold et al. 2014).

2. Bewegungstherapeutische Behandlungsmaßnahmen

Bewegungstherapeutische Maßnahmen stellen eine tragende Säule in der primären Behandlung unspezifischer CRS dar. Diese kann in physiotherapeutischen Einzelbehandlungen sowie in Gruppenbehandlungen (z. B. Wirbelsäulengymnastik, Wassergymnastik) durchgeführt werden und soll Schmerzen und körperliche Funktionsstörungen reduzieren. Weitere therapeutische Maßnahmen wie manuelle Therapie und Massage zur Mobilisation und Schmerzlinderung können in Kombination mit Bewegungstherapie bzw. Physiotherapie angewendet werden (zusammenfassend s. Arnold et al. 2014; BÄK et al. 2015, S. 67f.).

Rückenschule Beim Konzept der Rückenschule handelt es sich um ganzheitliche, aktive Übungsprogramme zur Vorbeugung bzw. Verringerung von Rückenbeschwerden. Sie sollten generell den biopsychosozialen Ansatz vermitteln und enthalten neben edukativen Anteilen zur Wissensvermittlung einen hohen Anteil an Übungen zur Verbesserung der Körperwahrnehmung, Haltung und Bewegungsabläufe in Alltag und Beruf. Die vielfältigen Rückenschulangebote unterscheiden sich inhaltlich und in ihrem Strukturierungsgrad. Teilweise werden in Rückenschulprogrammen auch verhaltenstherapeutische Strategien zur Schmerzbewältigung und Stressreduktion sowie Entspannungsverfahren eingesetzt (zusammenfassend s. Arnold et al. 2014; BÄK et al. 2015, S. 82f.; Meng et al. 2009, 2011). Ein manualisiertes Curriculum zur Rückenschule ist über die Deutsche Rentenversicherung Bund (2010) online erhältlich. Ein Praxisbuch zur neuen Rückenschule der Konföderation der deutschen Rückenschulen (KddR) findet sich bei Kempf (2014).

3. Psychologische Maßnahmen

Psychologische Maßnahmen können innerhalb von ärztlichen oder psychotherapeutischen Einzelgesprächen, Vorträgen oder in Kombination mit Gruppeninterventionen wie Rückenschulen und verhaltenstherapeutischen Schmerzbewältigungstrainings durchgeführt werden (vgl. Roch u. Hampel 2016). Sie dienen der Gesundheitsbildung und Motivation zu einem gesundheitsförderlichen Lebensstil. Die beiden zentralen psychologischen Behandlungsmaßnahmen für unspezifische CRS sind die kognitiv-behaviorale Verhaltenstherapie und Entspannungsverfahren (zusammenfassend s. Arnold et al. 2014; BÄK et al. 2015, S. 72; Maurus 2016).

Kognitiv-behaviorale Verhaltenstherapie (KVT) Die kognitiv-behavioralen Behandlungsmaßnahmen (cognitive behavioral therapy, CBT) dienen insbesondere der Verringerung psychosozialer Risikofaktoren für die Aufrechterhaltung und Verstärkung unspezifischer CRS sowie der Verminderung ungünstiger Stressreaktionen (Pfingsten et al. 2015). Ein wesentlicher Baustein ist die **Psychoedukation**. Hierzu gehört insbesondere die Aufklärung über das biopsychosoziale Krankheitsmodell, die Unbedenklichkeit und

Wichtigkeit körperlicher Aktivität sowie das Vermitteln von Ausgewogenheit zwischen Be- und Entlastung (mit regelmäßigen, kurzen Erholungspausen im Alltag) sowie eine individuelle, leistungsangepasste Dosierung von Aktivitäten in Freizeit und Beruf. Weitere Bausteine sind die **Verhaltensänderungen** für einen kompetenten und gesundheitsförderlichen Umgang mit CRS sowie eine **günstige Stressverarbeitung** und **Verbesserung sozialer Kompetenzen**. Hierbei werden einerseits schmerz- und stressverstärkende Auslösebedingungen auf emotionaler, kognitiver und sozialer Ebene erarbeitet (s. psychosoziale Risikofaktoren), andererseits werden günstige Schmerz- und Stressverarbeitungsstrategien erlernt und geübt (zusammenfassend s. Kröner-Herwig 2014; Pfingsten et al. 2015).

Entspannungsverfahren Im Rahmen von Entspannungsverfahren wird am häufigsten die progressive Muskelrelaxation (PMR) nach Jacobson angewendet. Hierdurch soll eine willkürliche muskuläre (körperliche) und mentale (psychische) Entspannung erlernt und die Schmerzsymptomatik dadurch reduziert werden. Entspannungstrainings können als gesondertes Trainingsprogramm innerhalb von MMST angewendet werden oder als ein Behandlungsbaustein in einem Rückenschultrainingsprogramm oder einem kognitiv-behavioralen Training integriert sein.

■ 4. Weitere Maßnahmen

Ergotherapie Ergotherapeutische Therapiemaßnahmen werden in der Regel im Rahmen von MMST und arbeitsorientierten Trainings angewendet. Sie dienen der Erhaltung und Verbesserung von Handlungsfähigkeit in Alltag und Teilhabe im gesellschaftlichen und beruflichen Leben und damit zur Verbesserung der Lebensqualität. Sie enthalten alltags- und arbeitsbezogene Übungen im Sinne des work conditioning und work hardening mit Arbeitssimulation unter ergonomischen Gesichtspunkten, um Unter- und Überforderung zu vermeiden (vgl. auch Arnold et al. 2014; BÄK et al. 2015, S. 109).

Literatur

Arnold B, Brinkschmidt T, Casser H-R, Gralow I, Irnich D, Klimczyk K, Müller G, Nagel B, Pfingsten M et al. (2009) Multimodale Schmerztherapie. Konzepte und Indikation. Schmerz 23: 112–120

Arnold B, Brinkschmidt T, Casser H-R et al (2014) Multimodale Schmerztherapie für die Behandlung chronischer Schmerzsyndrome. Ein Konsensuspapier der Ad-hoc-Kommission Multimodale interdisziplinäre Schmerztherapie der Deutschen Schmerzgesellschaft zu den Behandlungsinhalten. Schmerz 28: 459–472

BÄK – Bundesärztekammer, Kassenärztliche Bundesvereinigung, Arbeitsgemeinschaft der Wissenschaftlichen Medizinischen Fachgesellschaften (2015) Nationale Versorgungsleitlinie Kreuzschmerz – Langfassung, 1. Aufl. Version 5. http://www.leitlinien.de/mdb/downloads/nvl/kreuzschmerz/kreuzschmerz-1aufl-vers5-lang.pdf. Zugegriffen: 05. Februar 2016

Becker A, Hildebrandt J, Müller G (2006) Europäische Leitlinie für den Umgang mit unspezifischen Kreuzschmerzen, www.backpain.org. Deutsche Zusammenfassung. Ref Type: Report. http://www.schmerzambulanz.humanmedizin-goettingen.de/rs_leitlinien.pdf. Zugegriffen: 05. Februar 2016

Bullinger M, Kirchberger I (2011) SF□36 Fragebogen zum Gesundheitszustand. SF□12 Kurzversion des SF□36. Hogrefe, Göttingen

Burton K, Waddell G (2004) Risk factors for back pain. In: Waddell G (Hrsg) The back pain revolution. Churchill Livingstone, Edinburgh, S 91–113

Dagenais S, Galloway EK, Roffey DM (2014) A systematic review of diagnostic imaging use for low back pain in the United States. Spine 14: 1036–1048

Deutsche Schmerzgesellschaft e.V. (2015) Deutscher Schmerz-Fragebogen Version 2015.2. http://www.dgss.org/fileadmin/pdf/pdf_2/DSF_Anamnese_V2015_2_Muster.pdf. Zugegriffen: 05. Februar 2016

Deutsche Rentenversicherung Bund (2010) Gesundheitstraining in der medizinischen Rehabilitation. Curriculum Rückenschule. Standardisierte Patientenschulung. http://www.deutsche-rentenversicherung.de/Allgemein/de/Inhalt/3_Infos_fuer_Experten/01_sozialmedizin_forschung/downloads/konzepte_systemfragen/gesundheitstraining/bewegung_rueckenschule.pdf?__blob=publicationFile&v=13. Zugegriffen: 05. Februar 2016

Deutsche Rentenversicherung Bund (2011) Reha-Therapiestandards Chronischer Rückenschmerz. http://www.deutsche-rentenversicherung.de/BraunschweigHannover/de/Inhalt/2_Rente_Reha/02_Reha/05_Fachinformationen/03_Infos_Reha_Einrichtungen/RH_Therapiestandards_chronischer_Rueckenschmerz.pdf.pdf?__blob=publicationFile&v=4. Zugegriffen: 05. Februar 2016

Deutsche Rentenversicherung Bund (2013) Anforderungsprofil für die verhaltensmedizinisch orthopädische Rehabilitation (VMO). http://www.deutsche-rentenversicherung.de/cae/servlet/contentblob/322680/publicationFile/61959/verhaltensmed_ortho_reha_vmo.pdf. Zugegriffen: 05. Februar 2016

Dohrenbusch R, Pielsticker A (2017) Psychologische Begutachtung von Personen mit chronischen Schmerzen. In: Kröner-Herwig B, Frettlöh J, Klinger R, Nilges P (Hrsg) Schmerzpsychotherapie. Grundlagen – Diagnostik – Krankheitsbilder – Behandlung, 8. Aufl. Springer, Berlin Heidelberg, S 251–273

Egle UT, Derra C, Nix WA, Schwab R (1999) Spezielle Schmerztherapie. Leitfaden für Weiterbildung und Praxis. Schattauer, Stuttgart

Engel GL (1977) The need for a new model: a challenge for biomedicine. Science 196: 129–137

Franke G (1995) Die Symptom Checkliste von Derogatis – Deutsche Version. Beltz, Göttingen

Geissner E (2001) Fragebogen zur Erfassung der Schmerzverarbeitung FESV. Hogrefe, Göttingen

Gerbershagen HU (1996) Das Mainzer Stadienkonzept des Schmerzes. In: Klingler R, Morawetz R, Thoden U, Zimmermann M (Hrsg) Antidepressiva als Analgetika. Arachne, Wien, S 71–95

Graubner B (Hrsg) (2016) ICD-10-GM. Internationale statistische Klassifikation der Krankheiten und verwandter Gesundheitsprobleme. Deutscher Ärzteverlag, Köln

Grobe T (2015) Gesundheitsreport 2014 – Veröffentlichungen zum Betrieblichen Gesundheitsmanagement der TK, Band 29. Risiko Rücken. http://www.tk.de/centaurus/servlet/contentblob/644772/Datei/124009/Gesundheitsreport-2014.pdf. Zugegriffen: 01. Februar 2016

Hasenbring M (1994) Kieler Schmerzinventar (KSI). Hogrefe, Göttingen

Hasenbring M, Verbunt JA (2010) Fear-avoidance and endurance-related responses to pain: new models of behavior and their consequences for clinical practice. Clin J Pain 26: 747–753

Hasenbring M, Hallner D, Klasen B (2001) Psychologische Mechanismen im Prozess der Schmerzchronifizierung: unter- oder überbewertet? Schmerz 15: 442–447

Hasenbring M, Hallner D, Rush AC (2009) Fear-avoidance- and endurance-related responses to pain: development and validation of the Avoidance-Endurance Questionnaire (AEQ). Eur J Pain 13: 620–628

Hasenbring M, Hallner D, Klasen B, Streitlein-Böhme I, Willburger R, Rusche H (2012) Pain-related avoidance versus endurance in primary care patients with subacute back pain: psychological characteristics and outcome at a 6-month follow-up. Pain 153: 211–217

Hasenbring M, Chehadi O, Titze C, Kreddig N (2014) Fear and anxiety in the transition from acute to chronic pain: there is evidence for endurance besides avoidance. Pain Manag 4: 363–374

Hasenbring M, Korb J, Pfingsten M (2017) Psychologische Mechanismen der Chronifizierung – Konsequenzen für die Prävention. In: Kröner-Herwig B, Frettlöh J, Klinger R, Nilges P (Hrsg) Schmerzpsychotherapie. Grundlagen – Diagnostik – Krankheitsbilder – Behandlung, 8. Aufl. Springer, Berlin Heidelberg, S 115–132

Hautzinger M, Bailer M, Hofmeister D, Keller F (2012) Allgemeine Depressionsskala (ADS), 2. Aufl. Hogrefe, Göttingen

Hazard RG (2013) Goal achievement model for low back pain (editorial). Spine 38: 1431–1435

Herrmann-Lingen C, Buss U, Snaith RP (2005) Hospital Anxiety and Depression Scale – Deutsche Version (HADS-D). Manual. Huber, Bern

Hoy D, Bain C, Williams G, March L, Brooks P, Blyth F, Woolf A, Vos T, Buchbinder R (2012) A systematic review of the global prevalence of low back pain. Arthritis Rheum 64: 2028–2037

Hülsebusch J, Hasenbring MI, Rusu AC (2015) Understanding pain and depression in back pain: the role of catastrophizing, help-/hopelessness, and thought suppression as potential mediators. Int J Behav Med 23: 251–259

Hüppe A, Raspe H (2005) Konzepte und Modelle zur Chronifizierung von Rückenschmerzen. In: Hildebrandt. J, Müller G, Pfingsten M (Hrsg) Lendenwirbelsäule. Ursachen, Diagnostik und Therapie von Rückenschmerzen. Urban & Fischer, München, S 328–340

Hüppe A, Raspe H (2009) Amplifizierte Rückenschmerzen und Komorbidität in der Bevölkerung. Schmerz 23: 275–283

Kempf HD (2014) Die Neue Rückenschule: Das Praxishandbuch. 2. Aufl. Springer, Heidelberg

Kendall NA, Linton SJ, Main CJ (1997) New Zealand acute low back pain guide. Incorporating the guide to assessing psychosocial yellow flags in acute low back pain. http://www.acc.co.nz/PRD_EXT_CSMP/groups/external_communications/documents/guide/prd_ctrb112930.pdf. Zugegriffen: 28. September 2016

Klasen BW, Brüggert J, Hasenbring M (2006) Der Beitrag kognitiver Schmerzverarbeitung zur Depressivität bei Rückenschmerzpatienten. Eine pfadanalytische Untersuchung an Patienten aus der primärärztlichen Versorgung. Schmerz 20: 398–410

Kleinstueck F, Dvorak J, Mannion AF (2006) Are structural abnormalities on magnetic resonance imaging a contraindication to the successful conservative treatment of chronic nonspecific low back pain? Spine 31: 2250–2257

Kohlmann T, Raspe H (1996) Der Funktionsfragebogen Hannover zur alltagsnahen Diagnostik der Funktionsbeeinträchtigung durch Rückenschmerzen (FFbH-R). Rehabilitation 35: I–VIII

von Korff M, Ormel J, Keefe FJ, Dworkin SF (1992) Grading the severity of chronic pain. Pain 50: 133–149

Kroenke K, Spitzer RL, Williams JBW, Löwe B (2010) The Patient Health Questionnaire Somatic, Anxiety, and Depressive Symptom Scales: a systematic review. Gen Hosp Psychiatry 32: 345–359

Kröner-Herwig B (2000) Rückenschmerz. Fortschritte der Psychotherapie. Manuale für die Praxis. Hogrefe, Göttingen

Kröner-Herwig B (2014) Einfluss von kognitiv-emotionalen Prozessen auf Schmerz und Funktionsbeeinträchtigung. Eine psychobiologische Perspektive. Schmerz 28: 537–546

Kröner-Herwig B (2017) Schmerz als biopsychosoziales Phänomen – eine Einführung. In: Kröner-Herwig B, Frettlöh J, Klinger R, Nilges P (Hrsg) Schmerzpsychotherapie. Grundlagen – Diagnostik – Krankheitsbilder – Behandlung, 8. Aufl. Springer, Berlin Heidelberg, S 3–16

Lang E, Eisele R, Jankowsky H, Kastner S, Liebig K, Martus P, Neundörfer B (2000) Ergebnisqualität in der ambulanten Versorgung von Patienten mit chronischen Rückenschmerzen. Schmerz 14: 146–159

Linton SJ (2000) A review of psychological risk factors in back and neck pain. Spine 25: 1148–1156

Löwe B, Wahl I, Rose M, Spitzer C, Glaesmer H, Wingenfeld K, Schneider A, Brähler E (2010) A 4-item measure of depression and anxiety: validation and standardization of the Patient Health Questionnaire-4 (PHQ-4) in the general population. J Affect Disord 122: 86–95

Märker-Hermann E, Kiltz U, Braun J (2014) Therapie des chronischen Kreuzschmerzes. Aktuelle Standards. Internist 55: 1410–1418

Maurus B (2016) Psychologische Schmerztherapie im multimodalen Therapiekonzept. Schmerzmedizin 32: 24–31

Mayer TG, Gatchel RJ (1988) Functional restoration for spinal disorders. Lea & Febiger, Philadelphia

Meng K, Seekatz B, Rossband H, Worringen U, Faller H, Vogel H (2009) Entwicklung eines standardisierten Rückenschulungsprogramms für die orthopädische Rehabilitation. Rehabilitation 48: 335–344

Meng K, Seekatz B, Roßband H, Worringen U, Vogel H, Faller H (2011) Intermediate and long-term effects of a standardized back school for inpatient orthopedic rehabilitation on illness knowledge and self-management behaviors: a randomized controlled trial. Clin J Pain 27: 248–257

Michalski D, Hinz A (2006) Schmerzchronifizierung bei ambulanten Rückenschmerzpatienten. Anwendung des Mainzer Stadienmodells der Schmerzchronifizierung. Schmerz 20: 198–209

Nachemson AL (1998) Perspectives of low back pain research. Unveröffentlichter Vortrag auf dem 62. Deutschen Schmerzkongress, Düsseldorf

Nagel B, Gerbershagen HU, Lindena G, Pfingsten M (2002) Entwicklung und empirische Überprüfung des Deutschen Schmerzfragebogens der DGSS. Schmerz 16: 263–270

Nagel B, Pfingsten M, Brinkschmidt T, Casser H, Gralow I, Irnich D, Klimczyk K, Sabatowski R, Schiltenwolf M, Sittl R, Söllner W, Arnold B (2012) Struktur- und Prozessqualität multimodaler Schmerztherapie. Ergebnisse einer Befragung von schmerztherapeutischen Einrichtungen. Schmerz 26: 661–669

Naghavi M, Wang H, Lozano R, Davis A, Liang X, Zhou M, Vollset SE (2015) Global, regional, and national age-sex specific all-cause and cause-specific mortality for 240 causes of death, 1990–2013: a systematic analysis for the Global Burden of Disease Study 2013. Lancet 385: 117–171

Neuhauser H, Ellert U, Ziese T (2005) Chronische Rückenschmerzen in der Allgemeinbevölkerung in Deutschland 2002/2003: Prävalenz und besonders betroffene Bevölkerungsgruppen. Gesundheitswesen 67: 685–693

Nicholas MK, Linton SJ, Watson PJ, Main CJ (2011) Early identification and management of psychological risk factors (»yellow flags«) in patients with low back pain: a reappraisal. Phys Ther 91: 737–753

Nilges P, Diezemann A (2017) Schmerzanamnese und Verhaltensanalyse. In: Kröner-Herwig B, Frettlöh J, Klinger R, Nilges P (Hrsg)

Schmerzpsychotherapie. Grundlagen – Diagnostik – Krankheitsbilder – Behandlung, 8. Aufl. Springer, Berlin Heidelberg, S 179–238
Pfingsten M, Hildebrandt J (2017) Rückenschmerzen. In: Kröner-Herwig B, Frettlöh J, Klinger R, Nilges P (Hrsg) Schmerzpsychotherapie. Grundlagen – Diagnostik – Krankheitsbilder – Behandlung, 8. Aufl. Springer, Berlin Heidelberg, S 531–554
Pfingsten M, Flor H, Nilges P (2015) Psychologie und Schmerz in Deutschland. Rückblick und Ausblick. Schmerz 29: 544–549
Pincus T, Burton AK, Vogel S, Field AP (2002) A systematic review of psychological factors as predictors of chronicity/disability in prospective cohorts of low back pain. Spine 27: E109–E120
Raspe H (2012) Gesundheitsberichterstattung des Bundes. Heft 53. Rückenschmerzen. Robert Koch-Institut, Berlin. https://www.rki.de/DE/Content/Gesundheitsmonitoring/Gesundheitsberichterstattung/GBEDownloadsT/rueckenschmerzen.html. Zugegriffen: 09. August 2016
Raspe A, Mathis C, Héon-Klin V, Raspe H (2003a) Chronische Rückenschmerzen: Mehr als Schmerzen im Rücken. Ergebnisse eines regionalen Surveys unter Versicherten einer Landesversicherungsanstalt. Rehabilitation 42: 195–203
Raspe H, Hüppe A, Mathis C (2003b) Theorien und Modelle der Chronifizierung: Auf dem Weg zu einer erweiterten Definition chronischer Rückenschmerzen. Schmerz 17: 359–366
Roch S, Fydrich T, Küch D, Meyer J, Rabe K, Besch D, Worringen U, Hampel P (2016) Erfassung von Depressivität und Ängstlichkeit in der stationären verhaltensmedizinisch orthopädischen Rehabilitation – eine Fragebogenvalidierung mithilfe des SKID. Phys Med Rehab Kuror 26: 130–136
Roch S & Hampel P (2016) Psychologische Aspekte in der Behandlung von chronischen Rückenschmerzen in Deutschland: Eine Literaturübersicht. Rehabilitation 55: 326–332
Schmidt CO, Raspe H, Pfingsten M, Hasenbring M, Basler HD, Eich W, Kohlmann T (2007) Back pain in the German adult population. Prevalence, severity, and sociodemographic correlates in a multiregional survey. Spine 32: 2005–2011
Schmidt CO, Lindena G, Pfingsten M, Kohlmann T, Chenot J (2014) Vergleich zweier Screening-Fragebogen für Patienten mit Rückenschmerzen. Schmerz 28: 365–373
Scholich SL, Hallner D, Wittenberg RH, Rusu AC, Hasenbring MI (2011) Schmerzverarbeitungspattern bei chronischen Rückenschmerzen. Pilotstudie. Schmerz 25: 184–190
Schürer R (2014) Unspezifische Rückenschmerzen – low back pain. http://www.schuerer-hoffmann.de/dokumente/low_back_pain_chapter01.pdf. Zugegriffen: 05. Februar 2016
Tlach L, Hampel P (2009) Psychosoziale Faktoren der Schmerzchronifizierung bei Patienten in der stationären orthopädischen Rehabilitation von chronisch unspezifischem Rückenschmerz. Analyse anhand der Achsenstadien des MPSS. Schmerz 23: 489–501
Vlaeyen JWS, Crombez G & Linton SJ (2016) The fear-avoidance model of pain. Pain 157: 1588–1589
von Wachter M (2014) Chronische Schmerzen. Selbsthilfe und Therapiebegleitung, Orientierung für Angehörige und konkrete Tipps und Fallbeispiele. Springer, Berlin Heidelberg
Waddell G (2004) The biopsychosozial model. In: Waddell G (ed) The back pain revolution. Churchill Livingstone, Edinburgh, S 265–282
Wenig CM, Schmidt CO, Kohlmann T, Schweikert B (2009) Costs of back pain in Germany. Eur J Pain 13: 280–286
Wurmthaler C, Gerbershagen HU, Dietz G, Korb J, Nilges P, Schillig S (1996) Chronifizierung und psychologische Merkmale. Die Beziehung zwischen Chronifizierungstadien bei Schmerz und psychophysischem Befinden, Behinderung und familiären Merkmalen. Z Gesundheitspsychol 2: 113–136

Störungsbild unipolare Depression

Beate Mohr, Sabrina Korsch, Svenja Roch, Petra Hampel

B. Mohr et al., *Debora – Trainingsmanual Rückenschmerzkompetenz und Depressionsprävention*,
DOI 10.1007/978-3-662-52739-9_3,

3

Zusammenfassung

Depressionen sind psychische Störungen aus dem Bereich der affektiven Störungen (unipolare und bipolare depressive Störungen) und können auch im Rahmen von Anpassungsstörungen auftreten. Affektive Störungen umfassen neben den **unipolaren depressiven Störungen** auch manische bzw. manisch-depressive Erkrankungen (synonym **bipolare Störungen**; ► Exkurs 3.1). Die Ausführungen im Rahmen dieses Manuals beschränken sich auf die unipolaren depressiven Erkrankungsformen und orientieren sich an den aktuellen S3-Leitlinien/NVL für unipolare Depression der Deutschen Gesellschaft für Psychiatrie und Psychotherapie, Psychosomatik und Nervenheilkunde (DGPPN et al. 2015). Unipolare Depressionen zählen zu den häufigsten Ausprägungsformen und sind bedeutsam mit chronischen Schmerzerkrankungen assoziiert (DGPPN et al. 2015, S. 18f., S. 144; Hautzinger 1998, S. 7–10). Zu den unipolaren depressiven Erkrankungen gehören **depressive Episoden, rezidivierende depressive Störungen** und **Dysthymien**. Bei Anpassungsstörungen können **kurze oder verlängerte depressive Reaktionen** diagnostiziert werden.
Neben der Definition und dem Erscheinungsbild, der Epidemiologie, Risikofaktoren, Erklärungsansätze und Folgen sowie Klassifikation und Diagnostik von unipolaren Depressionen sind die Behandlungsbausteine und Maßnahmen einer Depressionsbehandlung zusammenfassend dargelegt.

Exkurs 3.1

Das wesentliche Unterscheidungskriterium zwischen unipolaren depressiven Störungen und bipolaren bzw. manischen Störungen besteht darin, dass bei unipolaren Depressionen keine Phasen gehobener, euphorischer oder gereizter Stimmungslagen vorkommen.

3.1 Definition und Erscheinungsbild

Definition

Die **unipolaren depressiven Erkrankungen** sind durch ihre 3 Hauptsymptome definiert: niedergeschlagene, traurige Stimmung (lat. »deprimere« = niederdrücken), Interessensverlust und Freudlosigkeit sowie eine Antriebs- und Aktivitätsminderung mit den damit einhergehenden Kognitionen. Sie müssen die Intensität und Dauer einer normalen Reaktion auf belastende Erfahrungen wie Tod, Krankheit, Misserfolg und Einsamkeit überschreiten, um als Erkrankung klassifiziert zu werden (Dilling et al. 2015, S. 159; Hautzinger 1998, S. 3; Wittchen et al. 2010, S. 7). Depressive Erkrankungen sind zudem durch eine deutliche Beeinträchtigung im Wohlbefinden, in der Lebensführung und in der Bewältigung von alltäglichen Aufgaben gekennzeichnet. Sie gehen mit einem hohen subjektiven Leidensdruck und deutlich eingeschränkter Lebensqualität einher (DGPPN et al. 2015, S. 15).

Symptomvielfalt und heterogenes klinisches Erscheinungsbild

Die Symptomatologie von unipolaren depressiven Erkrankungen ist nicht auf den affektiven Bereich reduziert (Hautzinger 1998, S. 4, 2013, S. 12–14), sondern umfasst auch somatische (vegetative und psychomotorische), motivationale, kognitive, emotionale, behaviorale und sozialinteraktive Symptome. Diese Symptomvielfalt depressiver Erkrankungen kann nach funktionellen Gesichtspunkten in ein **biopsychosoziales Krankheitsmodell** eingeordnet werden und ist nachfolgend in Anlehnung an Hautzinger zusammenfassend dargestellt (Hautzinger 1998, S. 3, 2013, S. 12–14).

Symptomvielfalt für unipolare depressive Erkrankungen

Biologische (körperliche) Ebene

- Psychomotorische/behaviorale Symptome:
  - Psychomotorische Unruhe (agitierte Depression)
  - Psychomotorische Hemmung bis zur Inaktivität (depressiver Stupor)
  - Verlangsamung von Bewegungen
  - Gebeugte kraftlose Körperhaltung
  - Leise, monotone Stimme mit langsamer Sprache
- Vegetative Symptome:
  - Schlafstörungen
  - Müdigkeit
  - Appetit- und Gewichtsveränderungen
  - Libidoverlust
  - Sonstige körperliche Beschwerden (z. B. Schmerzen, Druckgefühle im Herz)

Psychologische Ebene

- Motivationale Symptome:
  - Antriebsminderung
  - Misserfolgsorientierung
  - Interessensverlust
  - Erleben von Nichtkontrollierbarkeit und Hilflosigkeit
  - Entscheidungsschwierigkeiten

- Emotionale Symptome:
  - Niedergeschlagenheit, Traurigkeit
  - Hilf- und Hoffnungslosigkeit
  - Verlassenheit und Einsamkeit
  - Innere Leere
  - Unzufriedenheit
  - Schuld
  - Wertlosigkeit
  - Selbstunsicherheit
  - Feindseligkeit
  - Angst oder Ärger
- Kognitive Symptome:
  - Pessimistische Einstellung zur eigenen Person, zu Situationen und der Zukunft
  - Selbstkritik
  - Konzentrations- und Aufmerksamkeitsstörungen
  - Zirkuläres Grübeln
  - Wahnhafte Vorstellungen (z. B. Bestrafung, Katastrophen)
  - Suizidgedanken

Soziale Ebene

- Behaviorale/Interaktive Symptome:
  - Sozialer Rückzug
  - Klagender oder feindseliger Interaktionsstil

Die unterschiedlichen Symptome können vereinzelt oder gemeinsam auftreten, wodurch das klinische Erscheinungsbild erheblich variieren kann (z. B. gehemmt depressives Syndrom, somatisches Syndrom; ▶ Abschn. 3.4; ▶ Exkurs 3.2).

3.2 Epidemiologie

Unipolare depressive Erkrankungen zählen in den industrialisierten Ländern aufgrund ihrer Häufigkeit sowie der hohen individuellen und gesundheitsökonomischen Krankheitslast infolge des jungen Erkrankungsalters, der Arbeitsunfähigkeit und Frühberentung zu den größten und bedeutsamsten Volkskrankheiten (global burden of disease, GBD; Ferrari et al. 2013; Jacobi 2012; Wittchen et al. 2011). Dabei tragen unipolare Depressionen am meisten dazu bei und haben den höchsten Anteil an Lebensjahren mit Beeinträchtigung über die Lebensspanne (years lived with disability, YLD) und an verlorenen Lebensjahren (disability adjusted life years, DALY) im Vergleich zu Menschen mit anderen Erkrankungen (Jacobi 2012, S. 16–23; vgl. auch Härter et al. 2007, S. 1f.).

Die nachfolgend berichteten Auftrittshäufigkeiten basieren auf dem Zusatzmodul psychische Gesundheit (Mental Health) der Gesamtstudie zur Gesundheit Erwachsener in Deutschland aus den Jahren 2010–2013 (DEGS1-MH; Jacobi et al. 2013, 2014a, b). Die Prävalenzangaben gelten für die Altersgruppe der 18- bis 65-Jährigen als vergleichbar mit den Angaben aus dem ersten gesamtdeutschen Gesundheitssurvey (12–15 Jahre früher) mit dem Zusatzmodul Mental Health (GHS-MHS) im Bundesgesundheitssurvey 1998 (BGS98; vgl. auch Bellach et al. 1998; Jacobi et al. 2002, 2004, 2014a; Wittchen et al. 2000; zusammenfassend s. DGPPN et al. 2015, S. 15–17).

In Deutschland leiden ca. 4,9 Mio. erwachsene Menschen an einer behandlungsbedürftigen unipolaren Depression (Jacobi et al. 2014a). Sie zählen nach den Angststörungen (spezifische Phobie: 6,6 Mio. Erwachsene) zu den zweithäufigsten psychischen Störungen der Erwachsenenbevölkerung in Deutschland (Jacobi et al. 2014a, b). Europaweit sind 30 Mio. Menschen an einer unipolaren Depression erkrankt (Wittchen et al. 2011, S. 663). Weltweit leiden nach Angaben der World Health Organization (WHO 2015) schätzungsweise 350 Mio. Menschen an depressiven Erkrankungen. Laut Hochrechnungen der WHO wird erwartet, dass Depressionen im Jahr 2020 weltweit nach ischämischen Herzerkrankungen die zweithäufigste und in den Industrienationen sogar die häufigste Volkskrankheit und Ursache für gesundheitliche Beeinträchtigung sein wird (Härter et al. 2007; Schneider et al. 2011, S. 9; WHO 2015).

▪ Inzidenz und Ersterkrankungsalter

Die Anzahl der Menschen, die jährlich neu an Depressionen erkranken (**Jahresinzidenz**), beläuft sich auf 1–2 Neu-

Exkurs 3.2

Die meisten Zusatzsymptome sind nach Dilling et al. (2015, S. 159) zwar sekundär im Zusammenhang und als Folge der Hauptsymptome zu verstehen, dennoch können verschiedene Zusatzsymptome das klinische Erscheinungsbild dominieren. Beispielsweise können bei der sogenannten **larvierten** bzw. **maskierten** Depression (lat. »larva« = die Maske) vorwiegend körperliche Beschwerden wie Kopf- und Rückenschmerzen, Herz- oder Atembeschwerden im Vordergrund stehen und der Grund für einen ersten Arztbesuch sein. Die typischen Hauptsymptome werden dagegen von den Betroffenen häufig nicht spontan erkannt und berichtet, sondern erst auf gezieltes Nachfragen des Arztes bestätigt. Dies führt dazu, dass depressive Erkrankungen übersehen werden können, sodass eine sorgfältige Diagnostik erforderlich ist (Hegerl u. Niescken 2013, S. 11–16).

erkrankungen auf 100 Menschen (DGPPN et al. 2015, S. 15). Das **durchschnittliche Ersterkrankungsalter** liegt deutlich jünger als erwartet zwischen dem 25. und 30. Lebensjahr (50 % aller Patienten erkranken vor dem 31. Lebensjahr; Härter et al. 2007, S. 2; Jacobi et al. 2004). Die höchste Anzahl an Neuerkrankungen liegt zwischen der Adoleszenz (ab dem 15. Lebensjahr) und dem 30. Lebensjahr (Wittchen et al. 2010, S. 21).

12-Monats-Prävalenzen unipolarer depressiver Erkrankungen in Deutschland und Lebenszeitprävalenz

Insgesamt sind jährlich 4,9 Mio. (7 %) der deutschen Allgemeinbevölkerung an unipolarer Depression erkrankt (Tab. 3.1). In Bezug auf verschiedene Ausprägungsformen unipolarer Depressionen liegt die jährliche Erkrankungsrate (**12-Monats-Prävalenz**) für eine depressive Episode und rezidivierende depressive Störungen (Major Depression) mit 3,9 Mio. (6 %) Betroffenen deutlich höher als für Dysthymien mit 1,3 Mio. (2 %) jährlich (Jacobi et al. 2014a).

Im Verlauf des Lebens erkranken über 10 Mio. Menschen (16–20 %) in der deutschen Allgemeinbevölkerung an mindestens einer depressiven Störung (Busch et al. 2013; DGPPN et al. 2015, S. 15; Härter et al. 2007, S. 1).

Geschlechtsunterschiede

Sowohl in der Lebenszeitprävalenz als auch im Zeitraum eines Jahres erkranken Frauen (10,6 %) aller Altersgruppen nahezu doppelt so häufig an unipolar depressiven Erkrankungen wie Männer (4,8 %; DGPPN et al. 2015, S. 15f.; Jacobi et al. 2014a). Ebenso ist bei Frauen das Rückfallrisiko doppelt so hoch wie bei Männern (Kühner 2003; ► Exkurs 3.3).

Exkurs 3.3

Die 12-Monats-Prävalenz liegt bei Frauen aller Altersgruppen sowohl für die einmalige und rezidivierende depressive Episode (8,4 %) als auch für die Dysthymia (2,5 %) deutlich höher als bei Männern (einmalige depressive Episode: 3,4 %, Dysthymia: 1,4 %; Jacobi et al. 2014b). Darüber hinaus zeigten die Ergebnisse aus dem Zusatzmodul »Psychische Störungen« des BGS98, dass Frauen häufiger und am deutlichsten in der Altersgruppe zwischen 40 und 65 Jahren an rezidivierender Depression und Dysthymia erkranken sowie häufiger chronische depressive Erkrankungsverläufe haben als Männer (Wittchen et al. 2010, S. 19).

Altersunterschiede

In der DEGS1-MH-Studie werden vier Altersgruppen differenziert: 18–34, 35–49, 50–64 und 65–79 Jahre (Jacobi et al. 2014b). Alle untersuchten Ausprägungsformen der unipolaren Depression ergaben, dass depressive Erkrankungen in der jüngsten Untersuchungsgruppe am häufigsten vorkommen (18- bis 34-Jährige: 11,3 % vs. 35- bis 49-Jährige: 7,9 %, 50- bis 64-Jährige: 5,9 % und 65- bis 79-Jährige: 5,4 %; Jacobi et al. 2014b).

Sozioökonomischer Status

Ein niedrigerer sozioökonomischer Status (SES) geht sowohl für diagnostizierte unipolare Depressionen als auch für depressive Symptomatik mit einer höheren Erkrankungsrate in der Lebenszeitprävalenz und den 12-Monats-Prävalenzen einher (gemessen mit dem Skalensummenwert »Depressivität« des Patient Health Questionnaire PHQ-D: PHQ-9 ≥10; Löwe et al. 2002). Dasselbe gilt für eine depressive Symptomatik, die ebenfalls mit niedrigerem SES häufiger auftritt als mit höherem SES (Busch

Tab. 3.1 12-Monats-Prävalenzen in der deutschen Allgemeinbevölkerung (Jacobi et al. 2014a)

Affektive Störungen	Frauen	Männer	Gesamt	Betroffene (in Mio.)
Unipolare Depression	10,6 %	4,8 %	7,7 %	4,9
Major Depression	8,4 %	3,4 %	6 %	3,9
Dysthymie	2,5 %	1,4 %	2 %	1,3

Tab. 3.2 Lebenszeit- und 12-Monats-Prävalenzen in Abhängigkeit vom SES (Busch et al. 2013)

	Niedriger SES	Mittlerer SES	Hoher SES
Diagnostizierte unipolare Depression: Lebenszeitprävalenz	14,5 %	11 %	9,9 %
Diagnostizierte unipolare Depression: 12-Monats-Prävalenz	8,5 %	5,4 %	4,3 %
Depressive Symptomatik (PHQ-9 ≥10, ohne Angabe zum Prävalenzzeitfenster)	13,6 %	7,6 %	4,6 %

et al. 2013; vgl. auch Jacobi et al. 2014b; Lampert et al. 2013a, b). Die Ergebnisse sind in ◘ Tab. 3.2 zusammengefasst.

Der Zusammenhang zwischen niedrigem SES und Depression wurde im BGS98 am häufigsten für die jüngste Altersgruppe (18–29 Jahre) gefunden (Lampert et al. 2005; Wittchen et al. 2010, S. 20). Demgegenüber ergaben die aktuelleren Ergebnisse der DEGS1-MH-Studie den stärksten Zusammenhang in der zweitjüngsten Altersgruppe (33–44 Jahre; Lampert et al. 2013b).

3.3 Risikofaktoren, Erklärungsansätze und Folgen

Die Entstehung und Aufrechterhaltung depressiver Störungen ist komplex und bis heute nicht abschließend geklärt. Jedoch wird aktuell von einer multikausalen Krankheitsentwicklung und einem **multifaktoriellen biopsychosozialen Erklärungs- und Krankheitsmodell** ausgegangen. Hierbei wird angenommen, dass durch eine Wechselwirkung von biologischen, psychologischen, sozialen und anderen Risikofaktoren depressive Erkrankungen ausgelöst oder aufrechterhalten werden können (◘ Abb. 3.1). Die Bedeutung und das Gewicht der einzelnen Faktoren können interindividuell von Mensch zu Mensch sehr stark variieren (Härter et al. 2007).

3.3.1 Biopsychosoziale Risikofaktoren

Durch den multikausalen biopsychosozialen Erklärungsansatz soll das heterogene Krankheitsbild von depressiven Störungen erklärt und verständlicher werden. Die Vielzahl dieser ursächlichen Einflussfaktoren und anderer Risikofaktoren sind in folgender Übersicht zusammengefasst und werden nun kurz erläutert.

Biopsychosoziale Faktoren für die Entstehung und Aufrechterhaltung depressiver Erkrankungen

Biologische Faktoren:
- Genetische Faktoren
- Neurobiologische Dysfunktionen in noradrenergen und serotonergen Transmittersystemen
- Neuroendokrinologisch vermehrte Ausschüttung von Kortisol

Psychologische Faktoren:
- Verstärkerverlust und dysfunktionale Affektregulation
- Dysfunktionale Kognitionen und Einstellungen
- Ungünstige Verhaltens- und Interaktionsstile
- Ungünstige Stressreaktion und -verarbeitung
- Unzureichende soziale Kompetenzen

Soziale Faktoren:
- Familiäre und berufliche Belastungssituationen
- Anhaltende unangenehme Situationen

Biologische Risikofaktoren

Auf neurobiologischer Ebene existiert eine **genetische Disposition** für depressive Erkrankungen, die durch familiäre Häufung von Depressionen und Zwillingsstudien belegt wurde (Wittchen et al. 2010, S. 15f.). Allerdings wird davon ausgegangen, dass die **genetische Vulnerabilität** für depressive Erkrankungen erst im Zusammenwirken mit psychosozialen Faktoren zum Auftreten von Depressionen führt. Dies wird im Rahmen des Vulnerabilitäts-Stress-Modells erklärt (▶ Abschn. 3.3.2; Brakemeier et al. 2008; Wittchen et al. 2010). Ein wesentlicher genetischer Vulnerabilitätsfaktor ist eine Dysfunktion in den serotonergen und noradrenergen Transmittersystemen, die zu einer ver-

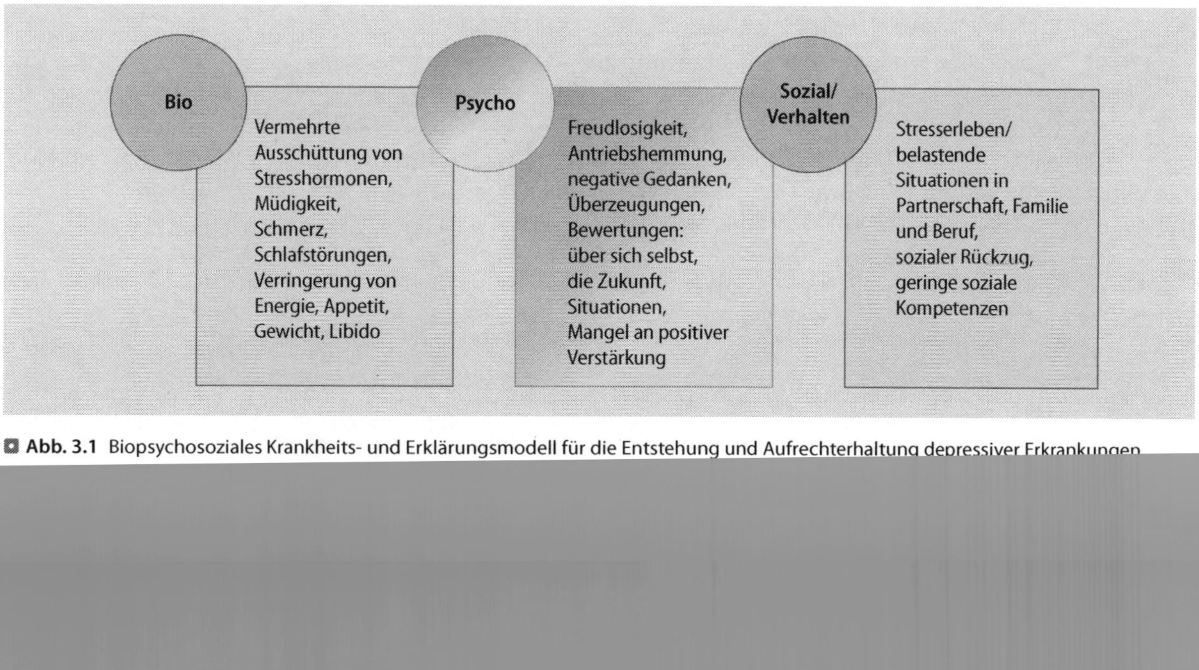

◘ **Abb. 3.1** Biopsychosoziales Krankheits- und Erklärungsmodell für die Entstehung und Aufrechterhaltung depressiver Erkrankungen stärkten Stressreaktion auf psychosoziale Stresssituationen führt. Weiterhin stellen auf neuroendokrinologischer Ebene hormonelle Veränderungen (z. B. die dauerhafte Ausschüttung des Stresshormons Kortisol) eine Disposition für depressive Erkrankungen dar.

▪ Psychologische Risikofaktoren

Die Gesamtheit psychologischer Faktoren umfassen emotionale (dysfunktionale Affektregulation), kognitive (dysfunktionale Einstellungen und Bewertungen), behaviorale und sozial-interaktive Faktoren (dysfunktionale Verhaltens- und Interaktionsstile, ungünstige Stressverarbeitung), deren Ursachen meist in fehlenden persönlichen oder sozialen Kompetenzen liegen. Es wird davon ausgegangen, dass psychologische Faktoren sowohl für die Entstehung als auch für die Aufrechterhaltung depressiver Erkrankungen eine sehr wesentliche Bedeutung haben. Von zentraler Bedeutung sind neben den behavioralen Faktoren insbesondere die kognitiven Faktoren und dysfunktionale Gedanken (kognitive Triade, Schemata, kognitive Fehler), die nachfolgend bei den kognitionstheoretischen Erklärungsmodellen beschrieben werden (▶ Abschn. 3.3.2).

▪ Soziale Risikofaktoren

Bei den sozialen Faktoren handelt es sich um Stressfaktoren wie aktuelle Belastungssituationen oder Lebensveränderungen, die zu einer anhaltend unangenehmen Stresssituation geführt haben. Hierzu gehören u. a. familiäre Belastungssituationen (z. B. Trennung, Krankheit, Tod, familiäre Konflikte) und berufliche Belastungssituationen (z. B. Arbeitslosigkeit, Unzufriedenheit am Arbeitsplatz, berufliche Konflikte).

▪ Weitere Risikofaktoren für die Entstehung und Aufrechterhaltung depressiver Störungen

Neben den zahlreichen biopsychosozialen Einflussfaktoren und Erklärungsansätzen sind heute weitere Risikofaktoren bekannt. Hierzu gehören insbesondere soziodemografische Faktoren, die in vielen epidemiologischen Studien nachgewiesen wurden wie weibliches Geschlecht, jüngeres Alter, niedriger sozioökonomischer Status, städtische Umgebung und allein bzw. getrennt lebend (▶ Abschn. 3.2; Jacobi et al. 2014b; Wittchen et al. 2010). Weitere Faktoren sind komorbide somatische oder psychische Erkrankungen, Substanzmissbrauch, aktuell belastende Lebensereignisse sowie chronischer Stress mit ungünstiger Stressverarbeitung und mangelnde soziale Unterstützung (Härter et al. 2007; Wittchen et al. 2010, S. 14–18).

Risikofaktoren für die Entstehung einer depressiven Erkrankung

- Weibliches Geschlecht
- Jüngeres Alter (18- bis 25-Jährige)
- Frühere depressive Episoden
- Depressive Erkrankungen in der Familiengeschichte (Verwandte 1. Grades)
- Städtische Umgebung
- Niedriger sozioökonomischer Status
- Allein oder getrennt lebend
- Substanzmissbrauch bzw. Substanzabhängigkeit
- Komorbide somatische oder psychische Erkrankungen
- Aktuell belastende Lebenssituationen (Verluste, Krankheit, Konflikte)
- Chronischer Stress mit ungünstiger Stressverarbeitung
- Mangelnde soziale Unterstützung

3.3.2 Erklärungsansätze

Für einzelne oder für das Zusammenwirken mehrerer der zuvor aufgeführten Faktoren existieren vereinfachte Erklärungsmodelle. So können die einzelnen Modelle zur Erklärung für die Entstehung, Aufrechterhaltung und Heterogenität depressiver Erkrankungen beitragen, sie jedoch nicht vollständig erklären. Dies wird erst durch das Zusammenwirken verschiedener Faktoren im Sinne einer multikausalen Genese möglich. Die nachfolgenden Ausführungen beschränken sich auf die gängigsten Modelle: das **Vulnerabilitäts-Stress-Modell** sowie 2 zentrale kognitiv-verhaltenstherapeutische Erklärungsmodelle (das **verstärkungstheoretisches Modell** von Lewinsohn 1974 sowie das **kognitionstheoretisches Modell** nach Beck 1974; Beck et al. 1999). In beiden kognitiv-verhaltenstherapeutischen Erklärungsmodellen gelten das Verhalten eines Menschen durch unzureichende soziale und persönliche Kompetenzen (ungünstige Interaktionsstile, z. B. ungünstige Stressverarbeitungsstile) oder die Kognitionen eines Menschen (z. B. dysfunktionale Einstellungen und Bewertungen; s. Hautzinger 2013, S. 38–53) als entscheidende Auslöser. Ergänzend wird kurz auf das Modell der **erlernten Hilflosigkeit** eingegangen.

▪ Vulnerabilitäts-Stress-Modell

Nach dem Vulnerabilitäts-Stress-Modell wird eine depressive Erkrankung erst durch die Interaktion von psychosozialen Auslösern (z. B. aktuelle belastende Lebenssituationen, chronischer Stress, mangelnde soziale Unterstützung) bei einer zugrunde liegenden genetischen Disposi-

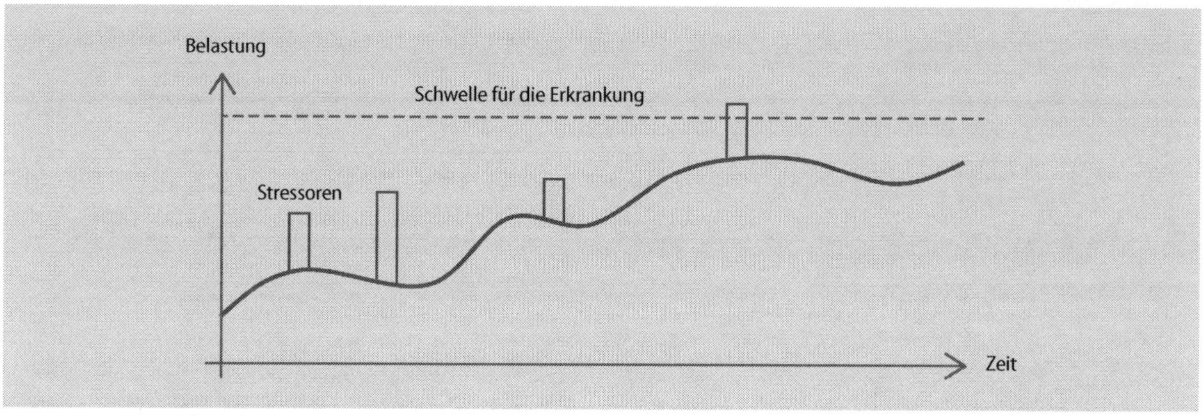

Abb. 3.2 Vulnerabilitäts-Stress-Modell zur Erklärung der Interaktion von Stressoren mit einer zugrunde liegenden biologischen Vulnerabilität für das Auslösen einer depressiven Erkrankung

tion (biologische Vulnerabilität) ausgelöst (Abb. 3.2). Es konnte in Studien belegt werden, dass die Wahrscheinlichkeit für die Entstehung depressiver Erkrankungen bei genetisch vulnerablen Menschen höher liegt (DGPPN et al. 2015, S. 22; Wittchen et al. 2010, S. 14–18; Wittchen u. Hoyer 2011, S. 11–22).

Verstärkungstheoretisches Modell: Verstärker-Verlust-Modell

Im Verstärker-Verlust-Modell ist der auslösende Faktor für die Entwicklung und Aufrechterhaltung depressiver Erkrankungen der Mangel oder Verlust an positiver Verstärkung im Sinne von Belohnung. Hierdurch werden das Wohlbefinden verringert und negative Affekte wie Niedergeschlagenheit, Traurigkeit und Resignation ausgelöst. Es wird davon ausgegangen, dass dies zu einer abwärts gerichteten Gefühlsspirale (auch sogenannte Depressionsspirale) führt, d. h., die negativen Affekte mit einem zunehmenden sozialen Rückzug und Verminderung von angenehmen Aktivitäten begleitet sind, die dann wiederum den Verstärkerverlust wie in einem Circulus vitiosus verstärken. Solche Verstärkerverluste können durch Trennung, Krankheit oder Tod ausgelöst werden. Dieser Zusammenhang zwischen dem Verhalten eines Menschen und seinem emotionalen Erleben wird meist durch unzureichende soziale Kompetenzen und ungünstige Interaktionsstile vermittelt. Das ursprüngliche Verstärker-Verlust-Modell wurde von Coyne (1976) und Linden (1976) auf die partnerschaftliche Interaktion depressiver Menschen ausgeweitet. Demnach wird durch einen typisch depressiven, ungünstigen Interaktions- und Kommunikationsstil von depressiven Menschen (z. B. Klagen, geringes Einfühlungsvermögen in den Gesprächspartner, keine Wahrnehmung bzw. Vermittlung von positiven Verstärkern) in der partnerschaftlichen Aktion die depressive Symptomatik langfristig negativ verstärkt (Coyne 1976; Hautzinger 2013, S. 38–53; Lewinsohn 1974; Linden 1976).

Kognitionstheoretische Modelle: kognitive Triade

Die Grundlage für die Entwicklung und Aufrechterhaltung depressiver Störungen bilden im kognitionstheoretischen Modell nach Beck (1974; Beck et al. 1999) die dysfunktionalen Kognitionen. Diese betreffen sowohl die selektive Wahrnehmung von Negativem als auch deren fehlerhafte kognitive Verarbeitung und Bewertung. Das kognitive Modell geht von 3 Annahmen aus, durch die eine Entwicklung depressiver Erkrankungen erklärt werden kann: von der kognitiven Triade als zentrale Theorie, von Schemata und von kognitiven Fehlern (Beck et al. 1999, S. 41–51).

Die **kognitive Triade** bildet die zentrale Annahme des kognitiven Modells. Sie ist definiert durch eine idiosynkratische pessimistische Sichtweise über sich selbst (z. B. als wertlos und nicht begehrenswert), die Welt und die eigenen Erfahrungen (z. B. negative Fehlinterpretationen als Niederlage und Misserfolg) sowie die negativen Zukunftserwartungen (z. B. Erwarten von Frustration, Benachteiligung und Mühsal, Abb. 3.3).

Die **Schemata** bilden den zweiten wesentlichen Bestandteil des kognitiven Modells. Die bei depressiven Menschen negativen (Denk-)Schemata sind automatische, sich wiederholende Gedankenketten (z. B. wenn ein Mensch auf ähnliche Reize mit einem konsistenten, gleichförmigen kognitiven Verarbeitungs- und Bewertungsmuster reagiert). Dies soll erklären, warum trotz objektiver Belege von positiven Faktoren die eigene Person, Erfahrungen und die Zukunft durch irrationale Kognitionen stabil negativ interpretiert werden.

Den dritten Bestandteil des kognitiven Modells bilden die **kognitiven Fehler** bei der Informationsverarbeitung. Es handelt sich um automatische, spontane (unwillkürliche), unbewusste und unzensierte systematische Denkfehler (synonym **kognitive Verzerrungen**) und negative Überzeugungen, die den Glauben eines Menschen an die Gültigkeit seiner pessimistischen Sichtweisen trotz rationaler Gegenbeweise aufrechterhalten. Beispiele für solche

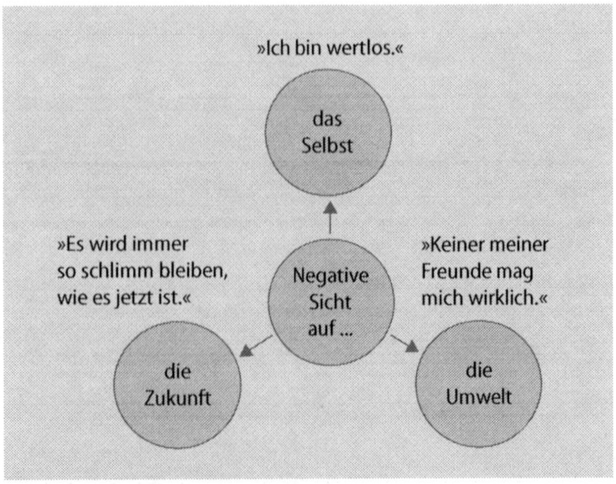

Abb. 3.3 Kognitive Triade (nach Beck 1979)

systematischen Denkfehler und kognitiven Verzerrungen in der gedanklichen Interpretation und Bewertung von der eigenen Person, Situationen und der Zukunft sind u. a. willkürliche Schlussfolgerung, Übertreibungen (z. B. im Sinne von Maximierung von Misserfolg bzw. Minimierung von Erfolg), Personalisierung (z. B. etwas auf sich beziehen, ohne dass ein Zusammenhang besteht) und Dichotomisierung durch das Alles-oder-Nichts-Denken, das die Grundlage für den Perfektionismus darstellt (Beck et al. 1999, S. 44–46).

Erlernte Hilflosigkeit

Die Theorie der erlernten Hilflosigkeit von Seligman (1974; vgl. auch Wittchen et al. 2010), geht davon aus, dass die wiederholte Erfahrung, unangenehme Situationen und Konsequenzen nicht selbst kontrollieren und beeinflussen zu können, Gefühle von Selbstunwirksamkeit und Hilflosigkeit verfestigen. Somit werden subjektiv bedeutsame negative Ereignisse als unkontrollierbar erlebt, was zu Handlungsunfähigkeit als Verhaltenskonsequenz führt. Dies hat Passivität und Resignation zur Folge und kann depressive Erkrankungen auslösen. Die Theorie schließt heute das Konzept der Attribution (Abramson u. Seligman 1978; vgl. auch Wittchen et al. 2010) und die Hoffnungslosigkeitstheorie mit ein (Abramson et al. 1989; vgl. auch Wittchen et al. 2010). Demnach spielt der **Attributionsstil**, bei dem Misserfolge der eigenen Unzulänglichkeit zugeschrieben werden, eine entscheidende Rolle für die Abnahme des Selbstwertgefühls und die Entwicklung von erlernter Hilflosigkeit.

3.3.3 Folgen depressiver Erkrankungen

Die wesentlichen gesundheitsökonomischen Folgen depressiver Erkrankungen resultieren aus dem frühen Erkrankungsalter (beruflich produktive Altersgruppe), Arbeitsunfähigkeitstagen, Frühberentung und Erwerbsunfähigkeitsrente (indirekte Kosten) sowie der Inanspruchnahme des Gesundheitssystems (direkte Kosten). Zusätzlich

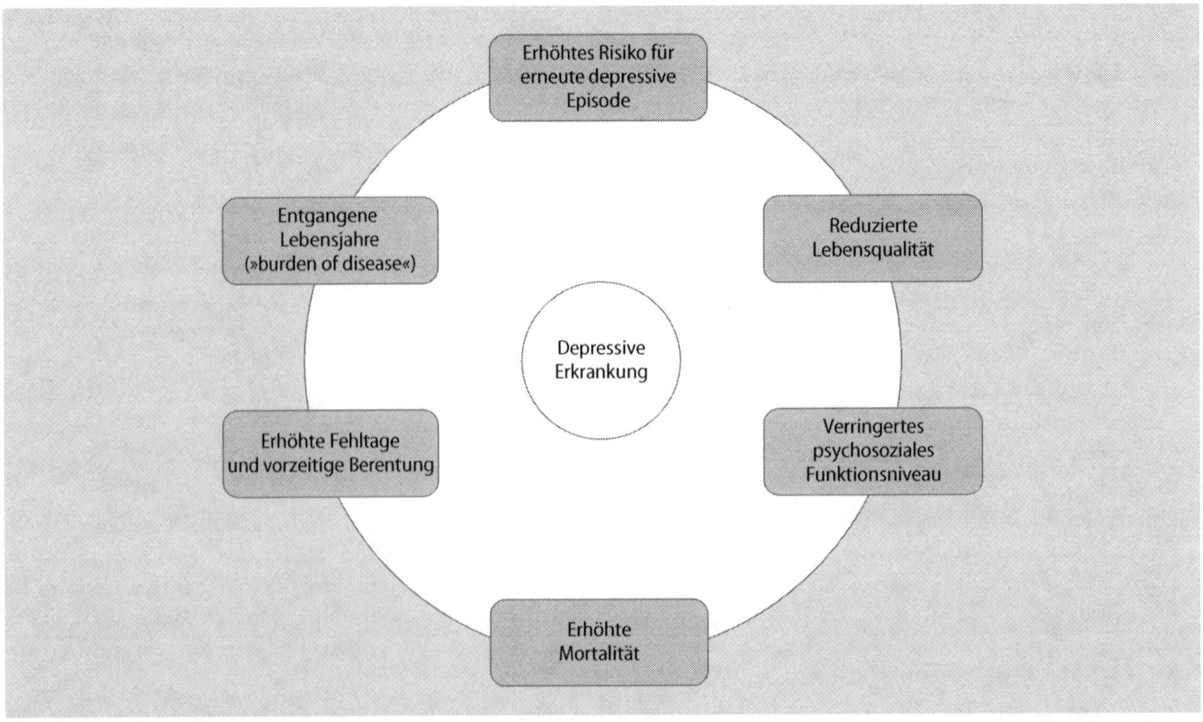

Abb. 3.4 Folgen depressiver Erkrankungen (Jacobi 2012; Wittchen et al. 2010, S. 24–26)

zu diesen gesundheitsökonomischen Krankheitsfolgen bestehen individuelle Krankheitsfolgen. Hier ist insbesondere ein verringertes psychosoziales Funktionsniveau mit Partizipationsstörungen der Betroffenen an alltäglichen und sozialen Aktivitäten (z. B. Beruf, Freizeit, Haushalt, Familie) zu nennen (◘ Abb. 3.4).

3.4 Klassifikation und Diagnostik

Im international und in Deutschland verwendeten Klassifikationssystem der ICD-10 (Dilling u. Freyberger 2016; Dilling et al. 2015) sind die unterschiedlichen Ausprägungsformen unipolarer depressiver Erkrankungen im Kapitel V (F) den **affektiven Störungen** (F3) zugeordnet (▶ Exkurs 3.4). Einige Formen können auch bei den **Anpassungsstörungen** (F43.2) verortet werden. Im Weiteren beschränken sich die Ausführungen auf die Klassifikation nach ICD-10 für die folgenden unipolaren depressiven Störungen:

- Einmalige depressive Episode (F32)
- Rezidivierende depressive Störung (F33)
- Dysthymia (F34.1)
- Kurze (F43.20) und verlängerte depressive Reaktion (F43.21).

Exkurs 3.4

Die ICD-10 und das amerikanische Diagnosesystem **DSM-5** (Diagnostic and Statistical Manual of Mental Disorders, 5. Auflage; Falkai u. Wittchen 2015) zeigen eine weitgehend gute Übereinstimmung in Bezug auf depressive Störungen. Unterschiede bestehen (wie auch schon in der 4. Auflage des DSM) in den Symptomgruppen, Schwellenwerten und der Schweregradeinteilung (Wittchen et al. 2010, S. 7). Analog zur ICD-10 werden im DSM-5 depressive Episoden unter dem Begriff **Major Depression** und die Dysthymia als **Persistierende Depressive Störung (Dysthymie)** sowie kurze und verlängerte depressive Reaktionen gemeinsam als **Anpassungsstörung mit depressiver Stimmung** klassifiziert.

3.4.1 Allgemeine Klassifikationskriterien

Die Klassifikation der verschiedenen Ausprägungsformen von klinisch relevanten unipolaren depressiven Erkrankungen erfolgt nach ICD-10 anhand der folgenden Klassifikationskriterien: Art und Anzahl der **Symptome** (syndromale Klassifikation), **Schweregrad** sowie **Dauer** (Persistenz), **Frequenz** und **Verlauf** wiederkehrender Erkrankungsphasen (DGPPN et al. 2015, S. 26–29). Diese bilden die Grundlage für einen mehrstufigen diagnostischen Entscheidungsprozess und die Differenzialdiagnostik der unterschiedlichen Ausprägungsformen unipolarer depressiver Erkrankungen (Wittchen et al. 2010, S. 9).

Klassifikation nach Symptomen (syndromale Klassifikation)

Die Kriterien für die Klassifikation und Diagnostik depressiver Erkrankungen nach ICD-10 unterscheiden zunächst zwischen **Hauptsymptomen** (synonym Kernsymptome) und **Zusatzsymptomen**, die in der folgenden Übersicht zusammengefasst sind (DGPPN et al. 2015, S. 26–29; Dilling u. Freyberger 2016, S. 132–144; Dilling et al. 2015, S. 159, 170–180; Wittchen et al. 2010, S. 9f.). Bei der Diagnostik wird davon ausgegangen, dass sich das Hauptsymptom **depressive, gedrückte Stimmung** wenig im Verlauf der 2 Wochen ändert und nicht auf Veränderungen in den Lebensumständen reagiert. Es kann jedoch charakteristische Tagesschwankungen zeigen.

Haupt- und Zusatzsymptome einer depressiven Episode (F32) und rezidivierenden depressiven Störung (F33) nach ICD-10

Hauptsymptome:

1. Depressive, gedrückte Stimmung, Niedergeschlagenheit und Traurigkeit:
   - In einem für den Betroffenen deutlich ungewöhnlichen Ausmaß
   - Die meiste Zeit des Tages
   - Fast jeden Tag
   - Weitgehend unbeeinflusst von äußeren Umständen
   - Mindestens 2 Wochen anhaltend
2. Verlust von Interesse oder Freude an Aktivitäten, die normalerweise angenehm waren (emotionale Leere)
3. Verminderung von Antrieb und Energie oder gesteigerte Ermüdbarkeit (Hinweis: Die Verminderung der Energie führt zu erhöhter Ermüdbarkeit und Aktivitätseinschränkung.)

Zusatzsymptome:

1. Verlust des Selbstvertrauens oder Selbstwertgefühls (Gefühle der Wertlosigkeit)
2. Negative und pessimistische Zukunftsperspektiven, unbegründete Selbstvorwürfe oder ausgeprägte, unangemessene Schuldgefühle
3. Wiederkehrende Gedanken an den Tod oder an Suizid oder suizidales Verhalten
4. Verminderte Aufmerksamkeit, verringertes Denk- und Konzentrationsvermögen
5. Psychomotorische Agitiertheit oder Hemmung
6. Schlafstörungen jeder Art
7. Verminderter oder gesteigerter Appetit mit entsprechender Gewichtsveränderung

Klassifikation nach Schweregrad

Die Differenzierung depressiver Episoden in die 3 Schweregrade **leicht**, **mittelgradig** und **schwer** wird sowohl für die einmalige als auch rezidivierende depressive Episode angewendet (Wittchen et al. 2010, S. 10). Die klinische Beurteilung der Schweregrade erfolgt anhand der Anzahl, Art und Schwere der vorliegenden Symptome sowie dem psychosozialen Funktionsniveau (soziale Integration) und ist in Tab. 3.3 zusammengefasst (Dilling et al. 2015, S. 171–175).

Subtypisierung Bei leichten und mittleren Schweregraden wird das Fehlen oder Vorhandensein von somatischen Symptomen und beim 3. Schweregrad von psychotischen Symptomen differenziert und weitere Subtypen klassifiziert: das Fehlen oder Vorhandensein eines **somatischen Syndroms** (mindestens 4 von 8 Symptomen, z. B. Appetit- oder Gewichtsveränderung, frühmorgendliches Erwachen, Libidoverlust) bei leichten und mittelgradigen depressiven Episoden (bei der schweren Form liegen meist somatische Symptome vor) sowie das Fehlen oder Vorhandensein **psychotischer Symptome** (nur bei schweren depressiven Episoden). Als psychotische Symptome können stimmungskongruente, von der depressiven Stimmung hervorgerufene Wahnideen (z. B. Schuld, Versündigung oder bevorstehenden Katastrophen) und akustischen Halluzinationen (z. B. anklagende Stimmen) oder ein depressiver Stupor (schwere psychomotorische Hemmung bis zur völligen Erstarrung) auftreten (Dilling et al. 2015, S. 171–175; Hautzinger 1998, S. 7; Härter et al. 2007, S. 7–10; Wittchen et al. 2010, S. 10; Tab. 3.3).

Klassifikation nach Dauer und Frequenz

Hinsichtlich der Zeitdauer müssen depressive Episoden aller 3 Schweregrade mindestens 2 Wochen andauern, um die Kriterien für die Diagnose einer depressiven Erkrankung zu erfüllen (DGPPN et al. 2015, S. 27). Ist die depressive Erkrankung mindestens 2 Jahre andauernd, zählt sie zu den chronischen Verläufen.

Zudem wird anhand der Frequenz von depressiven Episoden unterschieden, ob es sich um eine einmalige depressive Episode (F32) oder rezidivierende depressive Störung (F33) handelt (Abb. 3.5a–c; DGPPN et al. 2015, S. 27).

Klassifikation nach Verlauf

In Bezug auf den Verlauf wird unterschieden, ob die Symptome bei wiederholten Episoden zwischen den depres-

Tab. 3.3 Kriterien zur Klassifikation nach Schweregrad für eine einmalige depressive Episode (F32) und die gegenwärtige Episode bei rezidivierenden depressiven Störungen (F33) nach ICD-10

Schweregrad	Kriterien
Leicht F32.0 F33.0	– Insgesamt mindestens **4 Symptome** – Mindestens **2** von 3 **Hauptsymptomen** – Mindestens 1–2 Zusatzsymptome – Mindestens **2 Wochen** andauernd – Betroffene sind beeinträchtigt, können jedoch oft die meisten Aktivitäten bewältigen
Mittelgradig F32.1 F33.1	– Insgesamt mindestens **6 Symptome** – Mindestens **2** von 3 **Hauptsymptomen** – Mindestens 3–4 Zusatzsymptome – Mindestens **2 Wochen** andauernd – Betroffene haben meist große Schwierigkeiten, ihre alltäglichen Aktivitäten fortzusetzen
Schwer, ohne psychotische Symptome F32.2 F33.2	– Insgesamt mindestens **8 Symptome** – Alle 3 Hauptsymptome – Mindestens 5 Zusatzsymptome – Mindestens **2 Wochen** andauernd – Typischerweise bestehen quälend empfundene Symptome wie Verlust des Selbstwertgefühls, Gefühle von Wertlosigkeit/Nutzlosigkeit und Schuld – Suizidgedanken/-handlungen sind häufig – Meist liegen somatische Symptome vor – Betroffene zeigen meist erhebliche Verzweiflung – Betroffene können meist nicht oder nur sehr begrenzt ihre sozialen, häuslichen und beruflichen Aktivitäten fortsetzen
Schwer, mit psychotischen Symptomen F32.3 F33.3	– Zusätzliche stimmungskongruente wahnhafte Vorstellungen von Versündigung, Schuld, Verarmung, Strafe oder einer bevorstehenden Katastrophe, für die sich die Betroffenen verantwortlich fühlen – Akustische Halluzinationen (z. B. mit anklagenden Stimmen)

siven Episoden voll remittieren (F.33.4: rezidivierende depressive Störung, gegenwärtig remittiert) oder nur partiell remittieren oder chronisch verlaufen (>2 Jahre; DGPPN et al. 2015, S. 27; Dilling u. Freyberger 2016, S. 144).

Der **Beginn** klinisch relevanter Depressionen kann akut (Tage bis wenige Wochen), subakut (mehrere Wochen) oder schleichend sein und die **Dauer** kann sich sehr unterschiedlich von mindestens 2 Wochen über Monate bis zu Jahren erstrecken (DGPPN et al. 2015, S. 55f.; Wittchen et al. 2010; S. 12).

Depressive Erkrankungen verlaufen meist episodisch, d. h., die Krankheitsepisoden sind zeitlich begrenzt und dauern im Durchschnitt 6–8 Monate. Bei ca. einem Drittel der Betroffenen kommt es nur zu einer einmaligen depressiven Episode im Lebensverlauf. Bei einem weiteren Drittel kommt es zu rezidivierenden und beim letzten Drittel zu chronischen depressiven Erkrankungen (Beesdo-Baum u. Wittchen 2011, S. 885). In 15–20 % der Erkrankungsfälle liegt eine Dysthymie vor (Härter et al. 2007). Aus einer Dysthymie kann sich zudem eine zusätzliche depressive Episode entwickeln, eine sogenannte **double depression** (▶ Exkurs 3.5).

Exkurs 3.5

Weitere Sonderformen depressiver Störungen sind u. a. die saisonale, jahreszeitlich gebundene depressive Episode mit Beginn im Herbst/Winter und Ende im Frühjahr (Wittchen et al. 2010, S. 12).

Der Verlauf depressiver Erkrankungen ist interindividuell sehr verschieden und spiegelt sich in den verschiedenen Ausprägungsformen unipolarer depressiver Störungen wider (◻ Abb. 3.5a–f).

3.4.2 Diagnostische Kriterien unipolarer depressiver Erkrankungen

▪ Depressive Episoden (F32)

Um die Kriterien für die Diagnostik einer depressiven Episode zu erfüllen, müssen mindestens 2 Haupt- und 2 Nebensymptome über den Zeitraum von mindestens 2 Wochen anhaltend vorhanden sein (s. Übersicht in ▶ Abschn. 3.4.1). Die depressive Episode wird in 3 Schweregrade eingeteilt: leichte (F32.0), mittelgradige (F32.1) und schwere depressive Episode (F.32.2 ohne/F32.3 mit psychotischen Symptomen; ◻ Tab. 3.3). Die monophasische depressive Episode (F32) besteht nur aus einer einmaligen Erkrankungsphase von mindestens 2 Wochen bis über 2 Jahre bei chronischen Verläufen (im Überblick s. DGPPN et al. 2015, S. 26–36; Dilling u. Freyberger 2016, S. 132–139; Dilling et al. 2015, S. 169–176).

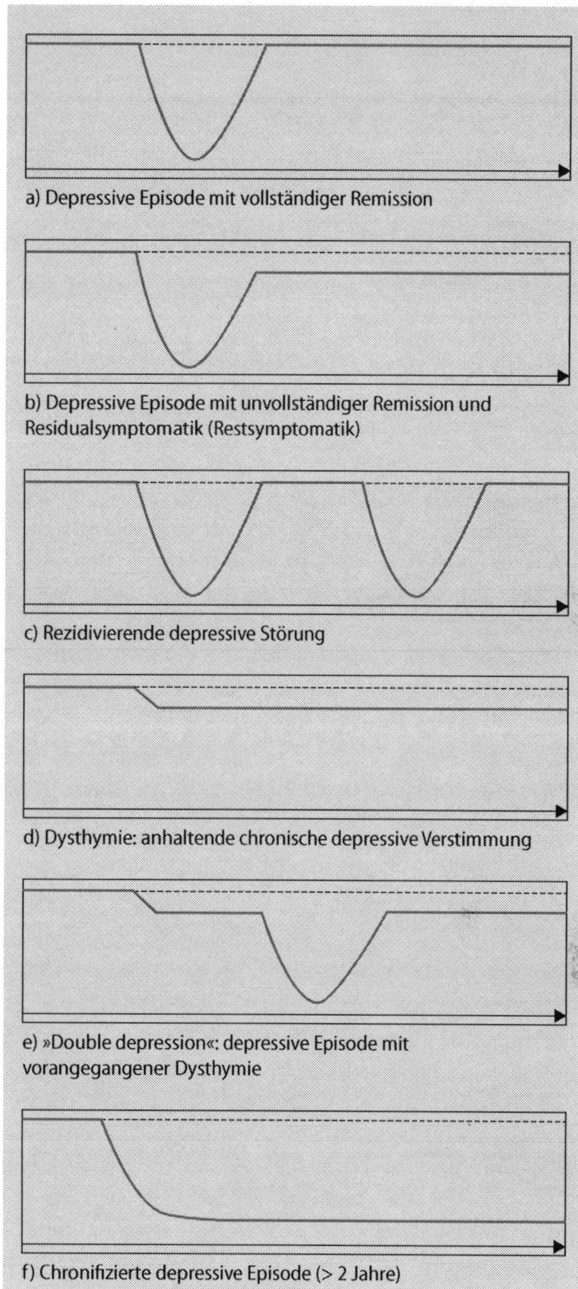

◻ **Abb. 3.5a–f** Verläufe unipolar depressiver Erkrankungen (angelehnt an DGPPN et al. 2015, S. 24)

▪ Rezidivierende depressive Störung (F33)

Rezidivierende depressive Störungen (F33) sind definiert durch mindestens eine vorhergehende depressive Episode und schließen manische bzw. hypomanische Episoden in der Vorgeschichte aus. Des Weiteren sind sie durch einen phasenhaften Verlauf mit wiederholten einzelnen depressiven Episoden und längeren symptomfreien Zeiten definiert und in der Kategorie F33 der ICD-10 klassifiziert (Dilling et al. 2015, S. 145–148). So treten einzelne depressive Episoden auf, klingen zwischenzeitlich ab und treten erneut (**rezidiv**) wieder auf. Um die Kriterien für eine rezidivierende depressive Störung zu erfüllen, muss die **gegenwärtige Episode** die Kriterien einer leichten, mittelgradigen oder schweren depressiven Episode (F32.0–F32.3) erfüllen. Wenigstens 2 Episoden müssen mindestens 2 Wochen gedauert haben und von mehreren Monaten ohne eindeutige affektive Symptomatik abgrenzbar sein. Des Weiteren dürfen in den symptomfreien Intervallen keine unabhängigen Episoden mit gehobener Stimmung und Überaktivität sowie andere Kriterien einer Manie vorhanden sein. Eine gegenwärtige Episode kann bis zu 12 Monaten andauern (durchschnittliche Dauer ca. 6 Monate). Sie wird ebenfalls in 3 Schweregrade differenziert (Wittchen et al. 2010, S. 10) und meist durch belastende Lebensereignisse ausgelöst (Dilling et al. 2015, S. 145). Die Besserung zwischen den einzelnen Episoden kann vollständig erfolgen (F33.4: rezidivierende depressive Störung, gegenwärtig remittiert). Teilweise kann sich zwischen den Episoden eine chronisch anhaltende Depression entsprechend einer Dysthymie entwickeln (zusammenfassend s. DGPPN et al. 2015, S. 30f., 176–181; Dilling u. Freyberger 2016, S. 140–144).

▪ Dysthymia (F34.1)

Die Dysthymia zählt zu den lang anhaltenden affektiven Störungen und ist in der ICD-10 unter F34.1 in der Kategorie **anhaltender affektiver Störungen** (F34) klassifiziert. Es handelt sich um eine leichter ausgeprägte, jedoch mindestens 2 Jahre lang anhaltende chronische depressive Verstimmung mit schwankenden Stimmungsstörungen, die im Schweregrad und der Dauer nicht die Kriterien für eine rezidivierende depressive Störung erfüllt (d. h., für die Dysthymie ist auch keine Schweregradeinteilung möglich; DGPPN et al. 2015, S. 26). Der Beginn liegt häufig im frühen Erwachsenenalter, und sie kann jahrelang, teils den größten Zeitraum des Erwachsenenlebens, andauern. Dysthymien führen zu Beeinträchtigungen und klinisch bedeutsamem subjektiven Leiden. Die Betroffenen fühlen sich müde und depressiv, sie erleben ihren Alltag als anstrengend und können meist nicht genießen. Die wesentlichen Anforderungen des alltäglichen Lebens können jedoch in der Regel bewältigt werden (zusammenfassend s. Dilling u. Freyberger 2016, S. 147f.; Dilling et al. 2015, S. 183f.).

▪ Anpassungsstörung mit kurzer und verlängerter depressiver Reaktion (F43.20/F43.21)

Besonders belastende Veränderungen oder ein belastendes Lebensereignis (z. B. chronische körperliche Erkrankungen), die zu einer anhaltenden unangenehmen Situation führen, können eine Anpassungsstörung mit kurzer oder verlängerter depressiver Reaktion hervorrufen. Dieses Kriterium gilt als primärer und ausschlaggebender Kausalfaktor, ohne dessen Einwirkung die Anpassungsstörung nicht entstanden wäre (zusammenfassend s. DGPPN et al. 2015, S. 209–211; Dilling u. Freyberger 2016, S. 175–178). Bei der Anpassungsstörung ist eine erfolgreiche Bewältigung der andauernden unangenehmen Situation und kontinuierlichen Belastung nicht möglich. Die Anpassungsstörung beginnt im Allgemeinen innerhalb eines Monats. Allgemeine Kriterien der Anpassungsstörung sind die emotionale Beeinträchtigung und Zustände von subjektivem Leiden, die Störung sozialer Funktionen und Leistungen.

Bei der **kurzen depressiven Reaktion** (F43.20) handelt es sich um eine Anpassungsstörung, die die Merkmale einer vorübergehenden leichten depressiven Episode erfüllt, jedoch nicht länger als einen Monat andauert (Dilling u. Freyberger 2016, S. 175–178; Dilling et al. 2015, S. 209–211).

Bei der **verlängerten depressiven Reaktion** (F43.21) handelt es sich ebenfalls um eine leichte depressive Episode als Reaktion auf eine länger anhaltende Belastungssituation, die bis zu 2 Jahren andauern kann (Dilling u. Freyberger 2016, S. 175–178; Dilling et al. 2015, S. 209–211).

3.4.3 Diagnostischer Prozess

Die nachfolgenden Ausführungen beschränken sich auf die Diagnostik und differenzialdiagnostische Abgrenzung von unipolaren depressiven Störungen anhand der zuvor beschriebenen Klassifikationskriterien der ICD-10 (Dilling u. Freyberger 2016; Dilling et al. 2015).

▪ Mehrstufiger diagnostischer Prozess

Die Diagnostik depressiver Erkrankungen ist ein mehrstufiger Prozess, der 3 aufeinanderfolgende Phasen mit unterschiedlichen Zielsetzungen umfasst (zusammenfassend s. DGPPN et al. 2015, S. 26–43):

1. **Screening** bei Verdacht auf eine depressive Erkrankung
2. **Diagnosestellung** mit Differenzial- und Ausschlussdiagnostik durch Erhebung und Objektivierung depressiver Symptome nach den Kriterien der ICD-10
3. **Erfassung komorbider Erkrankungen** auf psychischer und somatischer Ebene

Für die Umsetzung von Diagnostik und Differenzialdiagnostik existieren vielfältige diagnostische Verfahren und Dokumentationshilfen.

▪ Screening

Ein Screening dient der Identifizierung und Früherkennung von depressiven Störungen. Das Erkennen depressiver Erkrankungen ist häufig erschwert, da viele Patienten (insbesondere in Allgemeinarztpraxen) selten spontan über typische Symptome einer Depression berichten, sondern oftmals vordergründig über körperliche Beschwerden (DGPPN et al. 2015, S. 33; Wittchen et al. 2010, S. 14). Die **S3-Leitlinien/NVL unipolare Depression** (DGPPN et al. 2015, S. 36) empfehlen ein gezieltes Screening (kein breites Routinescreening) bei bestimmten Hochrisikogruppen. Hierzu zählen u. a. Patienten mit relevanten **psychosozialen Risikofaktoren** wie frühere depressive Störung und komorbide somatische Erkrankungen und Patienten mit **primär körperlichen Beschwerden**, die auf eine depressive Störung hinweisen (DGPPN et al. 2015, S. 33–36.). Für das Depressionsscreening durch gezieltes Fragen werden verschiedene Instrumente zur Früherkennung empfohlen: u. a. der **Gesundheitsfragebogen für Patienten** (Kurzform PHQ-D, Löwe et al. 2002) und die **Allgemeine Depressionsskala** (ADS, Hautzinger et al. 2012). Werden in einem Screening erhöhte Depressionswerte festgestellt, soll anschließend eine direkte, vollständige Diagnostik und Differenzialdiagnostik einer behandlungsrelevanten Depression erfolgen.

Diagnosestellung mit Differenzial- und Ausschlussdiagnostik

Im Rahmen der Differenzialdiagnostik wird zunächst die Anzahl und Dauer von Haupt- und Zusatzsymptomen erfasst und entschieden, ob sie die Schwellenkriterien für eine depressive Episode erfüllen. Dazu zählen auch die Erhebung des Schweregrades sowie die Subtypisierung (somatische und psychotische Symptome). Die Differenzialdiagnostik zwischen einer monophasischen und rezidivierenden depressiven Störung erfolgt anhand der Frequenz wiederkehrender Erkrankungsphasen. Schließlich müssen differenzialdiagnostisch **andere Ursachen** für die depressive Störung ausgeschlossen werden. Hierzu gehören die normale Trauerreaktion, bipolare Störungen, schizoaffektive Störungen, medizinische Krankheitsfaktoren und der Missbrauch psychotroper Substanzen. Detailliertere Informationen zu den jeweiligen Ausschlusskriterien finden sich u. a. in den S3-Leilinien/NVL Unipolare Depression (DGPPN et al. 2015, S. 37–39) und bei Schaub et al. (2013, S. 7–9).

Erfassung komorbider Erkrankungen

Der diagnostische Prozess schließt die Abgrenzung sowohl psychischer als auch somatischer Komorbiditäten mit ein. Sie wirken sich ungünstig auf die Therapie (z. B. Complianceprobleme mit unregelmäßiger Medikamenteneinnahme), den Verlauf und die Prognose aus. Bei Komorbiditäten kann es zu Fehldiagnosen oder zum Übersehen einer depressiven Störung kommen, wenn andere Symptome (z. B. Angstsymptomatik) im Vordergrund stehen. Depressive Erkrankungen weisen eine sehr hohe Komorbiditätsrate mit anderen psychischen und somatischen Erkrankungen auf. Die häufigsten psychischen Komorbiditäten sind Angststörungen, somatoforme Störungen, Substanzmissbrauch, die posttraumatische Belastungsstörung (PTBS) sowie Persönlichkeitsstörungen (DGPPN et al. 2015, S. 70; Jacobi et al. 2014b; Schaub et al. 2013, S. 9–15). Zu den häufigsten somatischen Komorbiditäten zählen u. a. muskuloskelettale, kardiovaskuläre, endokrinologische sowie neurologische Erkrankungen (DGPPN et al. 2015, S. 39–41).

3.4.4 Prognose

Die Prognose ist abhängig vom bisherigen Verlauf und verschiedenen ungünstigen Einflussfaktoren (z. B. Anzahl früherer Episoden, Episodendauer, erfolgte Behandlung, Komorbidität, soziale Faktoren; im Überblick s. DGPPN et al. 2015, S. 23–25, Härter et al. S. 3–5). Durch eine Behandlung können einzelne depressive Episoden durchschnittlich um die Hälfte der Zeit (von 6 auf 3 Monate) reduziert werden (Härter et al. 2007, S. 3). Während eine einmalige depressive Episode gut behandelbar ist, kennzeichnet unipolare depressive Erkrankungen eine hohe Wiedererkrankungsrate (DGPPN et al. S. 24; Härter et al. 2007, S. 3–5). Nur bei einem Drittel aller behandelten Patienten verläuft die unipolare Depression als einmalige depressive Episode und wird nach einer Erkrankungsphase eine vollständige und anhaltende Remission erlangt. Bei unvollständiger (partieller) Remission mit bleibender Residualsymptomatik erhöht sich das Risiko für das Wiederauftreten einer weiteren depressiven Episode. Zudem erhöht sich die Wahrscheinlichkeit einer Wiedererkrankung stetig mit jeder weiteren Episode (nach 2 Erkrankungsphasen auf 70 %, nach der 3. Episode bereits auf 90 %; DGPPN et al. 2015, S. 24; Härter et al. 2007, S. 3). Verschiedene prognostisch ungünstige Faktoren sind in der nachfolgenden Übersicht zusammengefasst.

Prognostisch ungünstige Faktoren bei einer depressiven Episode

- Anzahl und Dauer früherer Episoden
- Vorliegen einer double depression
- Psychische oder somatische Komorbidität
- Später Behandlungsbeginn
- Jüngeres Alter bei Ersterkrankung
- Weibliches Geschlecht
- Lediger Familienstatus
- Mangelnde soziale Unterstützung

3.5 Therapie

Da sich das Trainingsmanual zum kombinierten Gruppentraining an Patienten richtet, bei denen die Depression nicht im Vordergrund steht, wird im Folgenden nur kurz auf die Therapie eingegangen, die bei einer klinischen Depression außerhalb des Gruppentrainings zusätzlich erfolgen sollte (vertiefend s. Beesdo-Baum u. Wittchen, 2011, S. 898–910; DGPPN et al. 2015, S. 44–169; Härter et al. 2007, S. 18–38; Wittchen et al. 2010, S. 28–32).

3.5.1 Ziele der Behandlung unipolarer Depressionen

Im Vordergrund jeder Depressionsbehandlung stehen die Linderung der depressiven Symptome und eine möglichst vollständige Remission derselben. Darüber hinaus sind eine bejahende Lebenseinstellung, ein angemessenes psychosoziales Funktionsniveau, die Verbesserung der Beziehungsqualität und die Bewältigung von Alltagsstress weitere spezifische Therapieziele aktueller Depressionsleitlinien (DGPPN et al. 2015, S. 74; Härter et al. 2007, S. 18–38). Hierzu müssen Mechanismen, die eine depressive Symptomatik aufrechterhalten, abgebaut werden. Dies erfordert häufig – neben medizinischen Behandlungsmaßnahmen – eine psychotherapeutische Bearbeitung von dysfunktionalen Mechanismen und Verarbeitungsstilen auf emotionaler, kognitiver und behavioraler Ebene. Die Ziele der S3-Leitlinien (DGPPN et al. 2015, S. 44) sind in der nachfolgenden Übersicht zusammengefasst.

Ziele einer Depressionsbehandlung (S3-Leitlinien)

- Deutliche Reduktion der Symptome und möglichst vollständige Remission
- Wiederherstellung der beruflichen und psychosozialen Leistungsfähigkeit
- Erreichen eines seelischen Gleichgewichts
- Reduktion der Wahrscheinlichkeit für einen direkten Rückfall (Rückfallprophylaxe)
- Reduktion der Wahrscheinlichkeit einer späteren Wiedererkrankung (Rezidiv)
- Verringerung der Mortalität, insbesondere durch Verringerung des Suizidrisikos

3.5.2 Behandlungsstrategien für unipolare depressive Erkrankungen

Für die Behandlung unipolarer Depressionen werden 4 grundlegende Behandlungsstrategien unterschieden:

- Aktiv beobachtendes Abwarten (watchful waiting)
- Medikamentöse Behandlung
- Psychotherapeutische Behandlung
- Kombinationsbehandlung

Darüber hinaus stellen weitere Verfahren (z. B. körperliche Therapiemaßnahmen zur Aktivitätssteigerung, Lichtthera-

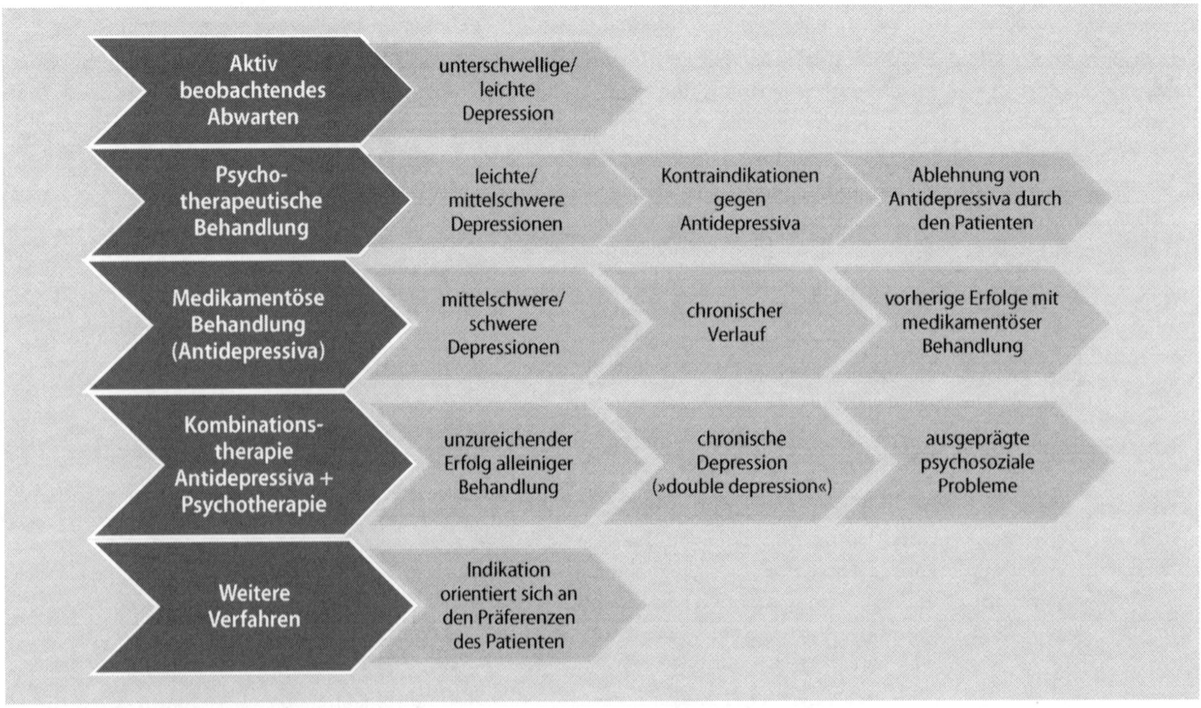

Abb. 3.6 Behandlungsstrategien einer Depressionsbehandlung mit zugehörigen Indikationen

pie, Ergotherapie) eine zusätzliche Behandlungsalternative dar (▪ Abb. 3.6).

Die Wahl der aufgeführten Behandlungsalternativen richtet sich nach klinischen Faktoren und orientiert sich im Wesentlichen an der Therapiephase, dem Schweregrad der Symptome, dem Erkrankungsverlauf (z. B. einmalige Episode vs. rezidivierende depressive Störungen) sowie der Patientenpräferenz im Sinne einer partizipativen Entscheidung und gewünschten aktiven Beteiligung des Patienten (DGPPN et al. 2015, S. 44; Härter et al. 2007, S. 18–38).

3.5.3 Drei Phasen einer Depressionsbehandlung

Die Therapie für unipolare depressive Störungen lässt sich in 3 Phasen von unterschiedlicher Dauer und mit unterschiedlichen Zielsetzungen unterteilen (DGPPN et al. 2015, S. 44–47; Wittchen et al. 2010, S. 28–34, ▪ Abb. 3.7):

- Akuttherapie (bis 12 Wochen)
- Erhaltungstherapie (4–9 Monate)
- Rezidivprophylaxe (>10 Monate)

Akuttherapie (Phase 1)

Die Dauer der Akuttherapie beträgt in der Regel 6–12 Wochen (DGPPN et al. 2015, S. 46). Die Akuttherapie einer Depressionsbehandlung schließt für alle Ausprägungsformen und Schweregrade einer unipolaren Depression als erste zentrale Maßnahme die Aufklärung und Psychoedukation des Patienten mit ein.

Die weitere Behandlungsstrategie orientiert sich im Wesentlichen am Schweregrad der gegenwärtigen depressiven Episode (s. Algorithmus der S3-Leitlinien; DGPPN et al. 2015, S. 60). Bei leichter Depression kann eine aktiv abwartende ärztliche Begleitung mit einer Kontrolle der Symptomatik nach 2 Wochen erfolgen, bei mittelgradiger Depression in Abstimmung mit dem Patienten (partizipative Entscheidung) eine Psychotherapie oder Pharmakotherapie. Bei schweren depressiven Erkrankungen wird eine Kombinationsbehandlung mit Psychotherapie und Pharmakotherapie empfohlen.

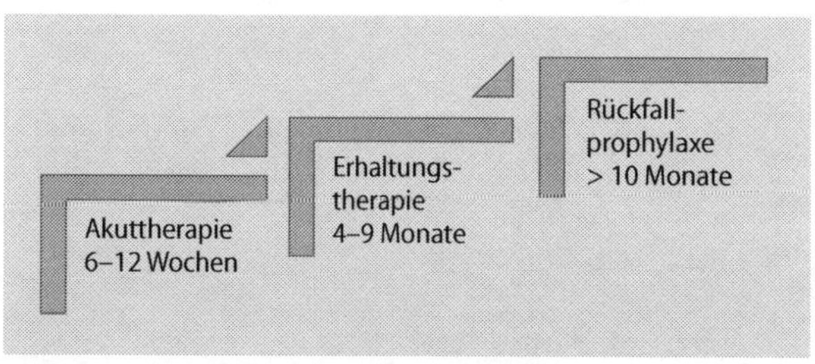

▪ **Abb. 3.7** Behandlungsphasen unipolarer depressiver Erkrankungen

Die nachfolgende Übersicht fasst die Indikationen für eine aktiv abwartende Begleitung in der Akutphase in Anlehnung an die S3-Leitlinie/NVL Unipolare Depression (DGPPN et al. 2015, S. 74–76) und das Kompetenznetz Depression zusammen.

Indikationen für eine aktiv abwartende Begleitung in der Akuttherapie

- Unterschwellige bis leichte Depression
- Keine Selbstgefährdung
- Ablehnung einer Behandlung
- Prognose einer Rückbildung depressiver Symptomatik auch ohne Behandlung (Spontanremission)

Erhaltungstherapie (Phase 2)

Eine Erhaltungstherapie sollte immer im direkten Anschluss an eine Akuttherapie erfolgen und dieselbe Therapiestrategie fortsetzen, die zur Remission geführt hat bzw. wirksam war (S3-Leitlinie/NVL Unipolare Depression; DGPPN et al. 2015, S. 46). Selbst wenn die depressiven Symptome weitgehend abgeklungen sind oder eine vollständige Symptomremission in der Akuttherapie erzielt wurde, gilt die eigentliche Krankheitsepisode noch nicht als vollständig abgeklungen und ist mit einem hohen Rückfallrisiko verbunden. Die Fortsetzung der medikamentösen Therapie für 4–9 Monate in gleicher Dosis oder psychotherapeutischen Behandlung für 8–12 Monate mit niedrigerer Therapiefrequenz soll den Zustand des Betroffenen stabilisieren, sodass ein Rückfall vermieden wird. Erfolgte in der Akutphase eine Kombinationsbehandlung (Pharmakotherapie und Psychotherapie), sollten beide Therapien wie zuvor beschrieben fortgesetzt werden. Untersuchungen zeigen, dass durch die Erhaltungstherapie ein Rückfallrisiko um 70 % gesenkt werden kann (DGPPN et al. 2015, S. 46; vgl. auch Geddes et al. 2003).

Rezidivprophylaxe (Phase 3)

Die Rezidivprophylaxe bezeichnet den Behandlungsabschnitt nach der Erhaltungstherapie für einen Zeitraum von mindestens 2 Jahren. Eine Rezidivprophylaxe ist nicht obligatorisch für alle notwendig, sondern für Patienten, bei denen ein erhöhtes Risiko für eine Wiedererkrankung (Rezidiv) vorliegt (S3-Leitlinie/NVL Unipolare Depression; DGPPN et al. 2015, S. 46f.). Zu den Hauptrisikofaktoren für eine Wiedererkrankung (rezidivierende depressive Episode) zählen u. a. eine unvollständige Remission mit Restsymptomen am Ende einer depressiven Episode, mehrere depressive Episoden in der Anamnese sowie ungünstige Krankheits- und Bewältigungsmuster oder andere Risikofaktoren, die zu einer Chronifizierung

3

Tab. 3.4 Einstufung der Symptomreduktion und des Therapieerfolges

Symptomreduktion	Beschreibung
<20 %	Keine Wirkung
20–50 %	Geringe Wirkung
>50 %	Teilremission
100 %	Vollständige Remission

beitragen könnten (s. nachfolgende Übersicht). Das Ziel der Rezidivprophylaxe ist, durch das Fortsetzen der erfolgreichen Therapiestrategie in der Akutphase (Pharmakotherapie, Psychotherapie oder Kombinationsbehandlung) das Auftreten einer erneuten depressiven Episode langfristig zu verhindern (▶ Exkurs 3.6, ◻ Tab. 3.4).

Risikofaktoren für eine Wiedererkrankung (Rezidiv)

- Residualsymptomatik
- Vorangegangene depressive Episoden (hohe Anzahl und Schwere)
- Ungünstige Bewältigungsstrategien
- Familiäre Belastung
- Komorbidität
- Schlechtes Ansprechen auf die initiale Therapie

Exkurs 3.6

Der Therapieerfolg lässt sich anhand der Symptomreduktion einstufen und wird in Anlehnung an die S3-Leitlinie/NVL Unipolare Depression (DGPPN et al. 2015, S. 45f.) und das Kompetenznetz Depression in der ◻ Tab. 3.4 dargestellt.

3.5.4 Behandlungsmaßnahmen und -bausteine

Die Bausteine einer Depressionsbehandlung sind vorrangig **medizinische** (Pharmakotherapie, Aufklärung u. a.) und **psychotherapeutische Maßnahmen** (Richtlinienbehandlung; DGPPN et al. 2015, S. 74–169). Additive Bausteine sind nicht-medikamentöse Therapieverfahren (z. B. körperliches Training, Schlafentzug, Lichttherapie), weitere Maßnahmen (z. B. Ergotherapie oder Sozialberatung) sowie Maßnahmen zur Mitbehandlung psychischer oder somatischer Komorbiditäten. Eine Zusammenfassung aller möglichen Behandlungsmaßnahmen ist der nachfolgenden Übersicht zu entnehmen.

Behandlungsbausteine und Maßnahmen einer Depressionsbehandlung

Medizinische Maßnahmen:
- Aufklärung mit Einbezug von Patient und Angehörigen (partizipative Entscheidungsfindung, Empowerment)
- Aufbau einer empathischen Arzt-Patienten-Beziehung und eines therapeutischen Bündnisses
- Psychoedukation: Vermittlung von Hoffnung und Entlastung, Ermutigung zu Aktivitäten
- Aktivierung
- Förderung der aktiven Mitarbeit an der Behandlung (Adhärenz/Compliance)
- Medikamentöse Behandlung
- Regelmäßige Kontrolluntersuchung, ggf. Anpassung der Behandlung, Erkennen und Behandeln suizidaler Impulse

Psychologische Maßnahmen:
- Psychoedukation
- Kognitiv-behaviorale Verhaltenstherapie (KVT)
- Akzeptanz- und Commitment-Therapie (ACT)
- Interpersonelle Psychotherapie (IPT)
- Entspannungsverfahren
- Psychotherapeutische Beratung

Nicht-medikamentöse somatische Maßnahmen:
- Körperliches Training (Aktivitätssteigerung)
- Schlafentzugstherapie (Wachtherapie)
- Lichttherapie (Fototherapie, z. B. bei saisonal abhängiger Winterdepression)
- Elektrokonvulsive Therapie

Weitere unterstützende Maßnahmen:
- Sozialberatung
- Ergotherapie

Maßnahmen zur Behandlung von psychischer oder somatischer Komorbidität:
- Indikationsspezifische Maßnahmen zur Behandlung einer psychischen Komorbidität

Im Folgenden werden die medikamentöse Behandlung als medizinische Maßnahme sowie die KVT bei Vorliegen einer Depression als psychologische Maßnahme zusammenfassend beschrieben.

Medikamentöse Behandlung

Die medikamentöse Therapie der unipolaren Depression kann in allen 3 Therapiephasen (Akuttherapie, Erhaltungstherapie, Rezidivprophylaxe) als alleinige Therapiemaßnahme oder als Kombinationsbehandlung mit Psychotherapie kombiniert eingesetzt werden. Eine medikamentöse Therapie ist bei mittelgradigen und schweren Depressionen indiziert und von den Präferenzen des Patienten abhängig (► Exkurs 3.7). Bei schwerer Depression wird im Algorithmus der S3-Leitlinie/NVL Unipolare Depression (zusammenfassend s. DGPPN et al. 2015, S. 65–93) eine Kombinationsbehandlung aus medikamentöser Behandlung und Psychotherapie vorgegeben.

Kognitiv-behaviorale Verhaltenstherapie

Es gibt mehrere psychotherapeutische Verfahren, deren Wirksamkeit für die Depressionsbehandlung nachgewiesen ist: KVT, IPT bzw. psychodynamische Psychotherapie (zusammenfassend s. DGPPN et al. 2015, S. 97f.). Allen Verfahren liegen als unspezifischer gemeinsamer Wirkfaktor eine qualitativ gute therapeutische Beziehung und ein tragfähiges Arbeitsbündnis zugrunde. Die weiteren Ausführungen beschränken sich auf die wesentlichen Behandlungsstrategien der KVT beim Vorliegen einer Depression.

Am Beginn der kognitiv-verhaltenstherapeutischen Behandlung stehen psychoedukative Interventionen, die das Vermitteln eines biopsychosozialen Krankheitsverständnisses, die Aufklärung über Symptome und Behandlungsmöglichkeiten sowie das Fördern eines aktiven, selbstverantwortlichen Umgangs in der Krankheitsbewältigung zum Ziel haben. Als Implikationen aus dem Verstärker-Verlust-Modell und dem kognitiven Modell ergeben sich folgende spezifische Behandlungsziele für die KVT:

- Förderung von positiven Aktivitäten und die Verminderung von sozialem Rückzug
- Verbesserung von sozialen Kompetenzen und der Problemlösefähigkeit
- Veränderung und Abbau dysfunktionaler Einstellungen und Kognitionen

Im Einzelsetting wird zunächst eine individuelle Problemanalyse erstellt, um auslösende und aufrechterhaltende Bedingungen zu analysieren. Nachfolgend werden die Behandlungsmaßnahmen und -methoden für die Umsetzung der Behandlungsziele zusammengefasst. Ausführlichere Informationen finden sich u. a. in Beck et al. (1999), Hautzinger (2008, 2013) sowie Schaub et al. (2013).

Förderung von positiven Aktivitäten und Verminderung von sozialem Rückzug Alle Maßnahmen sollen dazu dienen, die Rate positiver Verstärker zu steigern, um dadurch eine Verbesserung der Stimmung zu erlangen. Zur Steigerung positiver Aktivitäten werden Aktivitäts- und Stimmungsprotokolle bzw. Tagebücher geführt. Der Patient wird in der Planung zur Steigerung positiver Aktivitäten angeleitet. Hierbei wird auf die Ausgewogenheit zwischen Aktivitäten, die als angenehm erlebt werden, und Aktivitäten, die als neutral oder unangenehm erlebt werden, die aber im Alltag ausgeführt werden müssen, Wert gelegt. Der Patient lernt, diese Aktivitätsarten zu unterscheiden und depressionsfördernde Aktivitäten zu reduzieren und positive Aktivitäten zu steigern.

Verbesserung sozialer Kompetenzen und Problemlösefähigkeit Durch Verbesserung sozialer Kompetenzen soll die langfristig negative Verstärkung und Aufrechterhaltung von Depressionen abgebaut werden. Hierzu soll der Interaktionsstil so verändert werden, dass sich beide Gesprächspartner wohlfühlen. Dazu zählen kommunikative Kompetenzen in der Sprecher- und Zuhörerrolle (z. B. Ich-Botschaften, eigene Gefühle benennen, aktives Zuhören), Fähigkeiten zur Konfliktbewältigung (z. B. konstruktive Kritik formulieren: Situation konkret beschreiben, eigene Gefühle ausdrücken, eigene Wünsche und Erwartungen direkt formulieren) sowie die Verbesserung der Problemlösefähigkeit durch Erlernen von Problemlösungsschritten. Hierfür eignen sich Gruppenbehandlungen, in denen interaktiv mit Methoden wie Brainstorming und Rollenspielen gearbeitet werden kann.

Veränderung und Abbau dysfunktionaler Einstellungen und Kognitionen Der erste Schritt ist das Beobachten und Erkennen eigener dysfunktionaler Kognitionen und der

Exkurs 3.7

Es folgen die wesentlichen **Wirkstoffgruppen**, die bei unipolarer Depression zur Anwendung kommen entsprechend der S3-Leitlinien (DGPPN et al. 2015, S. 68–71):

- Tri- (und tetrazyklische) Antidepressiva (TZA)
- Selektive Serotonin-Wiederaufnahme-Hemmer (SSRI)
- Selektive Noradrenalin-Wiederaufnahme-Hemmer (SNRI)
- Selektive Serotonin-Noradrenalin-Wiederaufnahme-Hemmer (SSNRI)
- Monoaminoxidase-Hemmer (MAOI)
- Weitere Medikamente: z. B. Johanniskraut, Melatonin-Rezeptor-Agonist

Für die medikamentöse Behandlung bei depressiven Patienten mit komorbiden somatischen Erkrankungen gelten die Antidepressiva aus den Wirkstoffgruppen der **SSRI** und **Trizyklika** als am wirksamsten (DGPPN et al. 2015, S. 144f.). Bei der Komorbidität von Depression und chronischen Schmerzerkrankungen ist eine zusätzliche analgetische Wirkung für die Trizyklika (insbesondere Amitriptylin, Imipramin, Desipramin und Clomipramin), die SSNRI (Venlafaxin und Duloxetin) sowie dem SSRI Fluoxetin nachgewiesen (DGPPN et al. 2015, S. 144).

damit verbundenen negativen Gefühle, in einem nächsten Schritt erfolgt die Realitätsprüfung sowie das Erlernen alternativer Kognitionen und Bewertungen. Hierzu werden Methoden zur **Selbstbeobachtung** durch Gedankenprotokolle (z. B. das ABC-Schema bzw. die Fünf-Spalten-Technik) sowie der **sokratische Dialog** zur Realitätsprüfung eingesetzt.

Literatur

Abramson LY, Metalsky G, Alloy L (1989) Hopelessness depression: a theory-based subtype of depression. Psychol Rev 96: 358–372

Abramson LY, Seligman M (1978) Learned helplessness in humans: critique and reformulation. J Abnorm Psychol 87: 49–74

Beck AT (1974) The development of depression: a cognitive model. In: Friedmann RJ, Katz MM (Hrsg) The psychology of depression. Winston-Wiley, New York

Beck AT, Rush AJ, Shaw BF, Emery G (1999) Kognitive Therapie der Depression. Beltz, Weinheim

Beesdo-Baum K, Wittchen H-U (2011) Depressive Störungen: Major Depression und Dysthymie. In: Wittchen HU, Hoyer J (Hrsg) Klinische Psychologie & Psychotherapie. Springer, Berlin Heidelberg, S 878–914

Bellach B, Knopf H, Thefeld W (1998) Der Bundes-Gesundheitssurvey 1997/98. Gesundheitswesen 60 (Sonderheft 2): 59–68

Brakemeier EL, Normann C, Berger M (2008) Ätiopathogenese der unipolaren Depression: Neurobiologische und psychosoziale Faktoren. Bundesgesundheitsblatt Gesundheitsforschung Gesundheitsschutz 51: 379–391

Busch MA, Maske UE, Ryl L, Schlack R, Hapke U (2013) Prävalenz von depressiver Symptomatik und diagnostizierter Depression bei Erwachsenen in Deutschland. Ergebnisse der Studie zur Gesundheit Erwachsener in Deutschland (DEGS1). Bundesgesundheitsblatt Gesundheitsforschung Gesundheitsschutz 56: 733–739

Coyne JC (1976) Toward an interactional description of depression. Psychiatry 39: 28–40

DGPPN – Deutsche Gesellschaft für Psychiatrie und Psychotherapie, Psychosomatik und Nervenheilkunde, Bundesärztekammer, Kassenärztliche Bundesvereinigung, Arbeitsgemeinschaft der Wissenschaftlichen Medizinischen Fachgesellschaften, Ärztliches Zentrum für Qualität in der Medizin (2015) S3-Leitlinie/Nationale VersorgungsLeitlinie Unipolare Depression. Langfassung. 2. Aufl., Version 2. AWMF-Register-Nr.: nvl-005. ÄZQ – Redaktion Nationale VersorgungsLeitlinien, Berlin. http://www.leitlinien.de/mdb/downloads/nvl/depression/depression-2aufl-vers3-lang.pdf. Zugegriffen: 09. Februar 2016

Dilling H, Mombour W, Schmidt MH (Hrsg) (2015) Internationale Klassifikation psychischer Störungen ICD-10 Kapitel V (F) Klinisch diagnostische Leitlinien, 10. Aufl. Hogrefe, Bern

Dilling H, Freyberger HJ (Hrsg) (2016) Taschenführer zur ICD-10-Klassifikation psychischer Störungen, 8. Aufl. Hogrefe, Bern

Falkai P, Wittchen HU (2015) Diagnostisches und Statistisches Manual Psychischer Störungen DSM-5. Hogrefe, Göttingen

Ferrari AJ, Charlson FJ, Norman RE, Patten SB, Freedman G, Murray CJL, Vos T, Whiteford HA (2013) Burden of depressive disorders by country, sex, age, and year: findings from the Global Burden of Disease Study 2010. PLoS Med 10: e1001547

Geddes JR, Carney SM, Davies C, Furukawa TA, Kupfer DJ, Frank E, Goodwin GM (2003) Relapse prevention with antidepressant drug treatment in depressive disorders: a systematic review. Lancet 361: 653–661

Härter M, Bermejo I, Niebling W (2007) Praxismanual Depression. Fortbildung und Einsatz in der Praxis. Deutscher Ärzteverlag, Köln

Hautzinger M (1998) Fortschritte der Psychotherapie. Manuale für die Praxis: Depression. Hogrefe, Göttingen

Hautzinger M (2008) Psychotherapie der Depression. Bundesgesundheitsblatt Gesundheitsforschung Gesundheitsschutz 51: 422–429

Hautzinger M (2013) Kognitive Verhaltenstherapie bei Depression. 7. Aufl. Beltz, Weinheim

Hautzinger M, Bailer M, Hofmeister D, Keller F (2012) Allgemeine Depressionsskala (ADS), 2. Aufl. Hogrefe, Göttingen

Hegerl U, Niescken S (2013) Depressionen bewältigen. Die Lebensfreude wiederfinden. Trias, Stuttgart

Jacobi F (2012) Warum sind psychische Störungen Volkskrankheiten? In: Berufsverband Deutscher Psychologinnen und Psychologen (Hrsg) Die großen Volkskrankheiten. BDP-Bericht. Psychologie Gesellschaft Politik. Deutscher Psychologen Verlag GmbH, Berlin, S 16–23

Jacobi F, Wittchen HU, Müller N, Hölting C, Sommer S, Höfler M, Pfister H (2002) Estimating the prevalence of mental and somatic disorders in the community: aims and methods of the German National Health Interview and Examination Survey. Int J Methods Psychiatr Res 11: 1–19

Jacobi F, Klose M, Wittchen H (2004) Psychische Störungen in der deutschen Allgemeinbevölkerung: Inanspruchnahme von Gesundheitsleistungen und Ausfalltage. Bundesgesundheitsblatt Gesundheitsforschung Gesundheitsschutz 47: 736–744

Jacobi F, Mack S, Gerschler A et al (2013) The design and methods of the Mental Health Module in the German Health Interview and Examination Survey for Adults (DEGS1-MH). Int J Methods Psychiatr Res 22: 83–99

Jacobi F, Höfler M, Strehle J et al (2014a) Psychische Störungen in der Allgemeinbevölkerung. Studie zur Gesundheit Erwachsener in Deutschland und ihr Zusatzmodul Psychische Gesundheit (DEGS1-MH). Der Nervenarzt 85:77–87. doi:10.1007/s00115-013-3961-y.

Jacobi F, Höfler M, Siegert J, Mack S, Gerschler A, Scholl L, Busch MA, Hapke U, Maske U, Seiffert I, Gaebel W, Maier W, Wagner M, Zielasek J, Wittchen H (2014b) Twelve-month prevalence, comorbidity and correlates of mental disorders in Germany: the Mental Health Module of the German Health Interview and Examination Survey for Adults (DEGS1-MH). Int J Methods Psychiatr Res 23: 304–319

Kühner C (2003) Gender differences in unipolar depression: an update of epidemiological findings and possible explanations. Acta Psychiatr Scand 108: 163–174

Lampert T, Schneider S, Klose M (2005) Schichtspezifische Unterschiede im Vorkommen psychischer Störungen. Public Health Forum 13: 7–8

Lampert T, Kroll L, Müters S, Stolzenberg H (2013a) Messung des sozioökonomischen Status in der Studie zur Gesundheit Erwachsener in Deutschland (DEGS1). Bundesgesundheitsblatt Gesundheitsforschung Gesundheitsschutz 56: 631–636

Lampert T, Kroll LE, Lippe von der E, Müters S, Stolzenberg H (2013b) Sozioökonomischer Status und Gesundheit. Bundesgesundheitsblatt Gesundheitsforschung Gesundheitsschutz 56: 814–821

Lewinsohn PM (1974) A behavioral approach to depression. In: Friedman RJ, Katz MM (Hrsg) The psychology of depression. Winston-Wiley, New York, S 157–178

Linden M (1976) Depression als aktives Verhalten. In: Hoffmann N (Hrsg) Depressives Verhalten. Müller, Salzburg, S 271–292

Löwe B, Spitzer RL, Zipfel S, Herzog W (2002) Gesundheitsfragebogen für Patienten (Kurzform PHQ-D). Manual Komplettversion und

Kurzform. Autorisierte deutsche Version des Prime MD Patient Health Questionnaire (PHQ). Pfizer, Karlsruhe
Schaub A, Roth E, Goldmann U (2013) Kognitiv-psychoedukative Therapie zur Bewältigung von Depressionen. Ein Therapiemanual. Hogrefe, Göttingen
Schneider F, Falkai P, Maier W (2011) Psychiatrie 2020. Perspektiven, Chancen und Herausforderungen. Springer, Berlin Heidelberg
Seligman M (1974) Depression and learned helplessness. In: Friedman RJ, Katz MM (Hrsg) The psychology of depression. Winston-Wiley, New York
WHO – World Health Organization (2015) Depression, a hidden burden. Let's recognize and deal with it. http://www.who.int/mental_health/management/depression/flyer_depression_2012.pdf. Zugegriffen: 08. Februar 2016
Wittchen H-U, Hoyer J (Hrsg) (2011). Was ist Klinische Psychologie? Definitionen, Konzepte und Modelle. In: Wittchen HU, Hoyer J (Hrsg) Klinische Psychologie & Psychotherapie. Springer, Berlin Heidelberg, S 3–26
Wittchen H-U, Müller N, Schmidtkunz B, Winter S (2000) Erscheinungsformen, Häufigkeit und Versorgung von Depressionen. Ergebnisse des bundesweiten Gesundheitssurveys »Psychische Störungen«. MMW Fortschr Med 118: 1–41
Wittchen H-U, Jakobi F, Klose M, Ryl L (2010) Gesundheitsberichterstattung des Bundes; Heft 51: Depressive Erkrankungen. Robert Koch-Institut, Berlin. http://www.gbe-bund.de/gbe10/ergebnisse.prc_pruef_verweise?p_fid=13165&sprache=D&p_ftyp=TXT&p_uid=gast&p_aid=83415060&p_hlp_nr=3&p_vtrau=4&p_pspkz=D&p_sspkz=&p_wsp=&p_sprachkz=D&p_lfd_nr=22&p_news=&p_window=&p_modus=2&p_th_id=&p_suchstring=schizophrenie&p_janein=J. Zugegriffen: 08. Februar 2016
Wittchen H-U, Jacobi F, Rehm J et al (2011) The size and burden of mental disorders and other disorders of the brain in Europe 2010. Eur Neuropsychopharmacol 21: 655–679

Komorbide Depression bei chronischem Rückenschmerz

Beate Mohr, Sabrina Korsch, Svenja Roch, Petra Hampel

B. Mohr et al., *Debora – Trainingsmanual Rückenschmerzkompetenz und Depressionsprävention*,
DOI 10.1007/978-3-662-52739-9_4,

Zusammenfassung

Depressionen zählen zur häufigsten Komorbidität bei CRS (Baumeister u. Härter 2011; Deutsche Rentenversicherung Bund 2014; Härter et al. 2007b; Raspe 2012), wie die in diesem Kapitel vorgestellten Daten zur Epidemiologie verdeutlichen. Die Ätiologie der somatopsychischen Komorbidität von Rückenschmerzen und Depression ist bis heute nicht vollständig geklärt. Bisher gibt es kein ätiologisches Modell, welches die Komplexität der zeitlichen und kausalen Zusammenhänge hinreichend abbildet. Bekannt ist hingegen, dass das zeitgleiche Vorhandensein depressiver Symptome beim unspezifischen CRS – unabhängig von der Entstehung – zu einem ungünstigeren Krankheitsverlauf und einer ungünstigeren Prognose führt, woraus sich ableiten lässt, dass eine frühzeitige Diagnostik depressiver Symptome sowie deren Prävention und Mitbehandlung unerlässlich sind.

4.1 Definition

Definition

Der Begriff **Komorbidität** bezeichnet das zeitgleiche Vorhandensein von mehr als einer Erkrankung bzw. Störung bei einem Menschen in einem definierten Zeitraum (Brieger u. Marneros 2000; vgl. auch Baumeister et al. 2011b; DGPPN et al. 2015, S. 17–19).

Eine psychische Komorbidität bei somatischer Grunderkrankung wird als somatopsychische Komorbidität bezeichnet (Baumeister et al. 2011b).

4.2 Epidemiologie

Allgemeinbevölkerung

Menschen mit chronischen körperlichen Erkrankungen haben im Vergleich zu Gesunden und zur Allgemeinbevölkerung ein 1,5- bis 2-fach erhöhtes Risiko für komorbide psychische Störungen (Deutsche Rentenversicherung Bund 2014, S. 16f.; zusammenfassend s. Härter et al. 2003; vertiefend s. Härter et al. 2007a, S. 29–69). Depressive Störungen zählen neben Angsterkrankungen zu den häufigsten Komorbiditäten bei CRS (Baumeister et al. 2004; Buchner et al. 2007a; Demyttenaere et al. 2007; Härter et al. 2007b; Raspe 2012). Zudem konnte beobachtet werden, dass die Prävalenzen kontinuierlich mit der Verlängerung des Prävalenzzeitfensters zunehmen (4 Wochen, 12 Monate, Lebenszeit), wobei sich der Unterschied zugunsten der Allgemeinbevölkerung vergrößerte (Tab. 4.1; Baumeister et al. 2004). Das Risiko einer Major Depression für Menschen mit CRS ist in Deutschland doppelt so hoch (Odds Ratio: 2,0, 95%-Konfidenzintervall = 1,1–3,8) und das Risiko einer dysthymen Störung 3- bis 4-mal so hoch (Odds Ratio: 3,6, 95%-Konfidenzintervall = 1,3–9,8) im Vergleich zu Menschen aus der Allgemeinbevölkerung ohne Rückenschmerzen (Demyttenaere et al. 2007). Andere Studien konnten sogar ein 3-mal so hohes Risiko für eine Major Depression bei chronischen Rückenschmerzpatienten im Vergleich zur Allgemeinbevölkerung ohne Rückenschmerzen nachweisen (19,8 % vs. 5,9 %; Currie u. Wang 2004; Härter et al. 2007a, S. 5).

Medizinische Rehabilitation

In der medizinischen Rehabilitation sind knapp 40 % der orthopädischen Patienten psychisch belastet, jeder 4. bis 5. Rehabilitand erfüllt die Kriterien einer psychischen Störung, und bei 7,6 % aller Rehabilitanden liegt mehr als eine psychische Störung vor (Deutsche Rentenversicherung Bund 2014, S. 17; vgl. Härter et al. 2007a, S. 55–69). Allerdings schwanken die Angaben zu den Häufigkeiten für komorbide depressive Symptome bei CRS erheblich, was auf eine Heterogenität der Erhebungsinstrumente (klinisches Interview, Screeningverfahren, Selbstbeurteilung), der Prävalenzzeitfenster sowie auf unterschiedliche demografische Charakteristika zurückzuführen ist (Baumeister et al. 2004; Härter 2002; Härter et al. 2003; Pfingsten 2005, S. 28). So zeigte die Studie von Hampel und Moergel (2009) bei 303 erwachsenen orthopädischen Patienten (zwischen

Tab. 4.1 Prävalenzen von affektiven Störungen und Angststörungen bei Patienten mit muskuloskelettalen Schmerzen (MS) im Vergleich mit der Bevölkerungsstichprobe aus dem Bundesgesundheitssurvey (BGS 1998/1999; Bellach et al. 2000) zu verschiedenen Prävalenzzeitpunkten (4 Wochen, 12 Monate und Lebenszeit; modifiziert nach Baumeister et al. 2004, S. 37)

	4-Wochen-Prävalenz		12-Monats-Prävalenz		Lebenszeitprävalenz	
	MS	BGS	MS	BGS	MS	BGS
Irgendeine psychische Störung	28,4 %	22,9 %	44,1 %	35,2 %	59,3 %	47,9 %
Affektive Störungen	10 %	7,7 %	20,8 %	14,8 %	34,9 %	22,5 %
Angststörungen	16 %	10,7 %	27,1 %	16,5 %	33,8 %	18,4 %

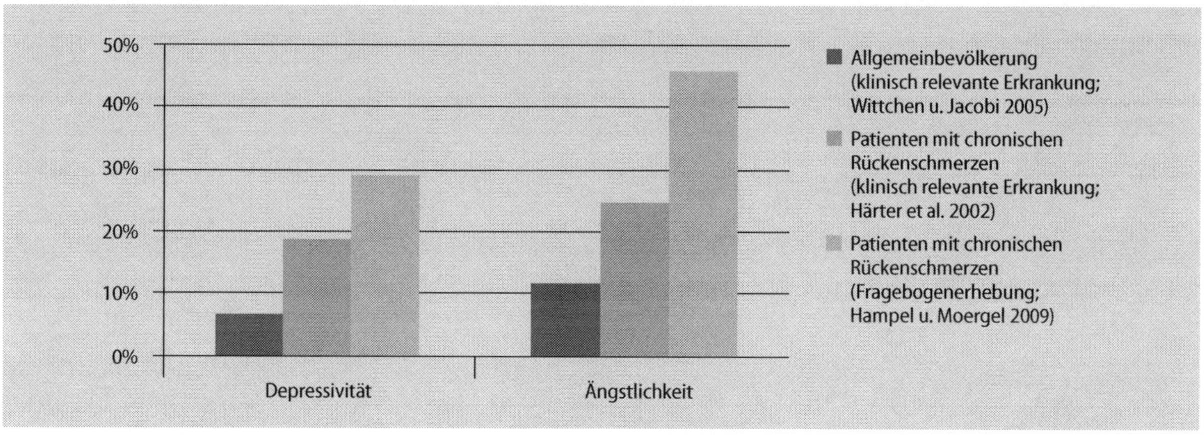

Abb. 4.1 Das Auftreten von Depressivität und Ängstlichkeit bei Menschen mit CRS im Vergleich zur Allgemeinbevölkerung

19 und 69 Jahren), dass 27 % auffällige depressive Symptome (ADS >23) und ca. 45 % Angstsymptome aufwiesen. Im Vergleich dazu ermittelte eine aktuelle Studie von Jacobi et al. (2014) in der 12-Monats-Prävalenz einen deutlich niedrigeren Wert für das Vorliegen einer unipolaren Depression in der Allgemeinbevölkerung von 7,7 %, was die Ergebnisse aus dem BGS98 bestätigt (Abb. 4.1; Wittchen u. Jacobi 2005).

Somit sind Menschen mit CRS deutlich häufiger von Depressivität betroffen als die Allgemeinbevölkerung (Härter et al. 2002, 2003, 2007b). Entsprechend klinischer Erfahrungen wird davon ausgegangen, dass bei 60 % der Schmerzpatienten zwar manifeste depressive Symptome vorhanden sind, jedoch nur bei ca. 30 % eine Diagnose nach ICD-10- oder DSM-5-Kriterien vorliegt, was sich ebenfalls mit den Ergebnissen von Hampel und Moergel (2009) deckt: 30 % wiesen einen Summenwert von 15–23 in der ADS (mittlere depressive Symptomatik) auf, 27 % zeigten dagegen einen auffälligen Summenwert (ADS: >23; Hampel u. Moergel 2009; Pfingsten 2005, S. 28). Ebenso konnten Gureje et al. (2008) nachweisen, dass die Prävalenzraten von affektiven bzw. Angststörungen bei Patienten ohne Schmerzen am niedrigsten, bei Patienten mit einer Schmerzlokalität höher und bei Patienten mit multiplen Schmerzorten am höchsten ausfallen. Auch die Untersuchung von Tlach und Hampel (2009) bei 280 Patienten mit unspezifischen CRS ergab mit steigender Anzahl von Schmerzlokalisationen ausgeprägtere Depressionssymptome in der ADS. Außerdem konnten mehrere Studien zeigen, dass die Anzahl komorbider Erkrankungen und die Intensität depressiver Symptome mit zunehmendem Chronifizierungsstadium steigt (Buchner et al. 2007b; Hampel u. Moergel 2009; Hüppe u. Raspe 2009; Tlach u. Hampel 2009).

4.3 Erklärungsansätze und Folgen

Die Ätiologie der somatopsychischen Komorbidität von Rückenschmerzen und Depression ist bis heute nicht vollständig geklärt. Bisher gibt es kein ätiologisches Modell, welches die Komplexität der zeitlichen und kausalen Zusammenhänge hinreichend abbildet. Die vielfältigen Einfluss- und Risikofaktoren mit ihren komplexen Wechselwirkungen auf biologischer, psychologischer und sozialer Ebene und mit ihren zeitlichen und kausalen Zusammenhängen bleiben nach wie vor lückenhaft. Dennoch gibt es klinisch relevante, stark vereinfachte Möglichkeiten, die kausale Beziehung und zeitliche Abfolge zwischen der Komorbidität von CRS und Depressionen zu erklären, die jedoch die Komplexität nur unzureichend abbilden können (Härter et al. 2007a, S. 2–13; vgl. auch Härter 2002). Nach aktuellem Kenntnisstand wird von komplexen biopsychosozialen Wechselwirkungsprozessen zwischen Rückenschmerzen, prädisponierenden Faktoren sowie biologischen, psychologischen und sozialen Reaktionen ausgegangen.

4.3.1 Zeitlicher Zusammenhang

Bezogen auf den zeitlichen Zusammenhang kann die Frage, ob depressive Symptome und unipolare depressive Erkrankungen vor (also primär), unabhängig oder infolge von CRS auftreten, bis heute nicht zuverlässig beantwortet werden. Hierzu existieren 3 unterschiedliche Hypothesen:

1. Bei der **Antecedent-Hypothese** wird davon ausgegangen, dass die Depression der Schmerzerkrankung vorausgeht und hierdurch die Schmerzschwelle verringert bzw. die Schmerzempfindung erhöht wird (Carroll et al. 2004; Gureje et al. 2008).

2. Demgegenüber geht die **Consequence-Hypothese** davon aus, dass Depressionen als Folgeerkrankung von chronischen Schmerzen auftreten (z. B. Fishbain et al. 1997).
3. Schließlich besteht bei der **Scar-Hypothese** eine Vulnerabilität für eine Depression aufgrund depressiver Episoden, die bereits vor der Schmerzerkrankung aufgetreten sind, was die Wahrscheinlichkeit für erneute depressive Episoden im Verlauf der Schmerzerkrankung erhöht (Campbell et al. 2003; Fishbain et al. 1997; Ormel et al. 2004).

Nach aktuellem Erkenntnisstand wird eher davon ausgegangen, dass depressive Störungen als Folgeerkrankung von CRS auftreten (Consequence- und Scar-Hypothese; Carroll et al. 2004; Fishbain et al. 1997; vgl. auch Härter et al. 2007a, S. 2–13).

4.3.2 Kausaler Zusammenhang

Erklärungsmöglichkeiten für den kausalen Zusammenhang zwischen der somatopsychischen Komorbidität unterscheiden einen direkten, indirekten und keinen kausalen Zusammenhang zwischen CRS und Depressionen (◘ Abb. 4.2 und nachfolgende Übersicht, vgl. auch Härter 2002).

Beim **direkten Zusammenhang** lösen biologische Mechanismen, Behandlungsmedikamente oder eine genetische Vulnerabilität depressive Störungen aus. Hierzu werden folgende Neurotransmitter diskutiert: Serotonin, Noradrenalin, Substanz P und der Corticotropin-Releasing-Faktor. Es wird vermutet, dass sie den Verlauf von Rückenschmerzen und Depression unabhängig von der zeitlichen Abfolge beeinflussen (◘ Abb. 4.2; Campbell et al. 2003). Darüber hinaus wird ein zugrunde liegender neurobiologischer Mechanismus vermutet, der beide Erkrankungen triggert. Die Hypothese geht von frühen allergischen Reaktionen (z. B. Asthma, Heuschnupfen) aus, die zu einer Dysregulation der Hypothalamus-Hypophysen-Nebennierenrinden-Achse (HHN-Stressachse) mit einer veränderten Stressreagibilität führen (Härter et al. 2007a, S. 4). Ebenso gibt es Hinweise darauf, dass Analgetika (z. B. Opiate) depressiogene Effekte nach sich ziehen können (Kapfhammer 2008, S. 512).

Beim **indirekten Zusammenhang** sind es die Folgen von Rückenschmerzen, die als Mediatoren durch biopsychosoziale Wechsel- und Rückkoppelungsprozesse eine komorbide Depression vermitteln. Hierzu gehören entsprechend des Folgemodells (z. B. reduzierte Lebensqualität, körperliche Dekonditionierung und sozialer Rückzug; vertiefend s. Pfingsten u. Hildebrandt 2017, S. 542–547), mangelnde Bewältigungsressourcen (z. B. Genussfähigkeit, Wissen, Hobby, Ausgleich zwischen Be- und Entlastung; Jegan et al. 2013) sowie maladaptive Schmerzverarbeitungsstrategien und Schmerzverhalten (z. B. Angst-Vermeidungs-Kognitionen/Schon- und Vermeidungsverhalten, suppressives Schmerzverhalten mit Durchhalteappellen; Hasenbring et al. 2014; Klasen et al. 2006; Kröner-Herwig 2014; Seekatz et al. 2013).

Wenn **kein kausaler Zusammenhang** zwischen CRS und Depression vorliegt, sind diese lediglich zeitlich koinzident.

Wie oben angeführt, sind eher Kombinationen verschiedener Mechanismen und komplexe Wechselwirkungsprozesse bei der Entwicklung einer somatopsychischen Komorbidität anzunehmen. Es muss davon ausgegangen werden, dass an der Entstehung einer komorbiden Depression beim CRS sowohl direkte als auch indirekte Zusammenhänge eine Rolle spielen (◘ Abb. 4.2).

Eine besondere Bedeutung für die Erklärung der Komorbidität von CRS und Depression kommt dem **Vulnerabilitäts-Stress-Modell** zu. Hierbei ist es die Interaktion zwischen genetischer Prädisposition bzw. Vulnerabilität für eine Depression und der erhöhten Belastung infolge von CRS, die zur Entstehung einer komorbiden Depression bei Rückenschmerzen führen kann (◘ Abb. 3.2).

In der nachfolgenden Übersicht sind die zeitlichen Hypothesen mit den isolierten kausalen Erklärungsmöglichkeiten für die Entstehung der somatopsychischen Komorbidität von Rückenschmerzen und Depression ver-

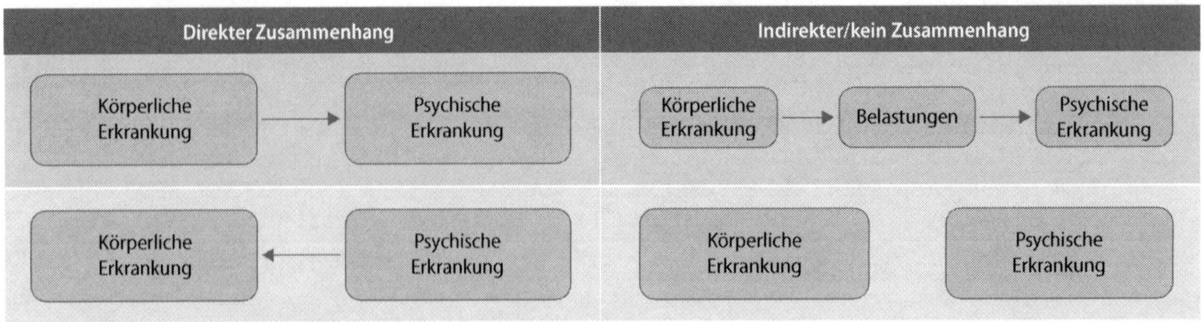

◘ **Abb. 4.2** Vereinfachte Erklärungsmöglichkeiten für Zusammenhänge bei der Entstehung der Komorbidität von CRS und Depression einfacht in Anlehnung an Härter et al. (2007a, S. 3) zusammengefasst. Sie bilden jedoch nicht die komplexen Interaktionen der zeitlichen und einzeln aufgeführten ätiologischen Erklärungsmöglichkeiten ab.

Vereinfachte Erklärungsmöglichkeiten für die zeitliche und kausale Assoziation von CRS und Depression

Consequence-Hypothese
Die Depression (depressive Belastung/Störung) entwickelt sich zeitlich nach den CRS und wird auf biologischer/physiologischer Ebene ausgelöst durch:

a. Gemeinsame Neurotransmitter mit Einfluss auf den Verlauf von Schmerz und Depression (Serotonin, Noradrenalin, Substanz P, Corticotropin-Releasing-Faktor)
b. Behandlungsmedikamente (z. B. Analgetika)
c. Neurobiologische Mechanismen (Überaktivität der HHN-Achse mit veränderter Stressreagibilität durch frühe allergische Reaktionen)
d. Genetische Prädisposition (Vulnerabilität)

Die Depression entwickelt sich auf psychosozialer Ebene als Reaktion (Anpassungsstörung) auf die von CRS hervorgerufenen Beeinträchtigungen und Belastungen. Akute und chronische Schmerzen erhöhen die Wahrscheinlichkeit für das Auftreten einer Depression.

Scar-Hypothese
Eine zeitlich vor den Rückenschmerzen aufgetretene depressive Episode erhöht die Wahrscheinlichkeit für eine erneute Depression als Reaktion auf die Belastungen durch CRS. Erhöhte Vulnerabilität für eine Depression und die Belastung durch den Schmerz führen zu einer verstärkten Stressreaktion (vgl. Vulnerabilitäts-Stress-Modell, ◘ Abb. 3.2).

Antecedent-Hypothese
Die Depression geht den CRS voraus. Die Depression ist ein Risikofaktor auf biologischer, psychologischer und sozialer Ebene für die Entwicklung von CRS. Sie trägt zur Chronifizierung bei, indem Sie den Übergang von akuten zu CRS begünstigt, und zwar auf folgenden Ebenen:

a. Biologische Ebene (verringerte Schmerzschwelle/ erhöhte Schmerzempfindung)
b. Psychologische Ebene (weniger Freude, dysfunktionale Kognitionen, weniger positive Aktivitäten)
c. Soziale Ebene (sozialer Rückzug, soziale Konflikte, vermehrter Stress)

Kein kausaler Zusammenhang
Die Depression und CRS sind nicht kausal miteinander verbunden, sondern nur zeitlich koinzident.

4.3.3 Folgen komorbider Depressivität beim chronischen Rückenschmerz

Das zeitgleiche Vorhandensein depressiver Symptome beim unspezifischen CRS führt zu einem ungünstigeren Krankheitsverlauf und einer ungünstigeren Prognose (Baumeister et al. 2011b). Eine komorbide Depression bewirkt als Mediator eine höhere Beeinträchtigung, begünstigt allgemein eine Schmerzchronifizierung und geht mit einer niedrigeren Lebensqualität einher (Seekatz et al. 2013). Darüber hinaus können die Behandlungsmotivation sinken und der Behandlungs- bzw. Rehabilitationserfolg deutlicher reduziert sein (Härter et al. 2007a, S. 71–82). Zudem sind die Kosten infolge von CRS bei komorbiden depressiven Symptomen und Störungen ca. um das 2,8-fache erhöht (◘ Abb. 4.3; Ahrens et al. 2010).

▪ Begünstigung der Schmerzchronifizierung und Erhöhung der schmerzbezogenen Beeinträchtigung

Zahlreiche Studien belegen eine Assoziation von Depressivität bzw. Ängstlichkeit mit höherer schmerzbezogener Beeinträchtigung (Schmerzintensität, Funktionsbeeinträchtigung) und steigendem Chronifizierungsstadium bei Patienten mit Rückenschmerzen (Glombiewski et al. 2010; Hampel u. Moergel 2009; Hasenbring et al. 2006; Hüppe u. Raspe 2009; Klasen et al. 2006; Pincus et al. 2002; Raspe 2012; Schwarz et al. 2008; Tlach u. Hampel 2009). So ist eindeutig nachgewiesen, dass psychologische Faktoren, insbesondere Depressivität, Ängstlichkeit, Distress, Somatisierung, dysfunktionale schmerzbezogene Kognitionen sowie ungünstige Schmerzverarbeitungsstrategien (Passivität und Rückzugsverhalten) bedeutsame Prädiktoren für einen ungünstigen Chronifizierungsverlauf darstellen (BÄK et al. 2015, S. 48; Huijnen et al. 2010; Klasen et al. 2006; Kröner-Herwig 2014; Raspe 2012; Seekatz et al. 2013; vgl. auch Hasenbring et al. 2014).

Insbesondere suppressives Durchhalteverhalten mit Durchhalteappellen (z. B. »Reiß dich zusammen«, »Stell dich nicht so an«) in Verbindung mit erhöhter Depressivität erwiesen sich als Risikofaktoren für eine zukünftige Chronifizierung. Hierbei ist die muskuloskelettale Überbelastung und muskuläre Überaktivität für den Beginn der Schmerzchronifizierung verantwortlich (Hasenbring et al. 2006; Kröner-Herwig 2014; Kröner-Herwig et al. 2017). Demgegenüber sind dysfunktionale Kognitionen der Hilf- und Hoffnungslosigkeit für die Aufrechterhaltung und

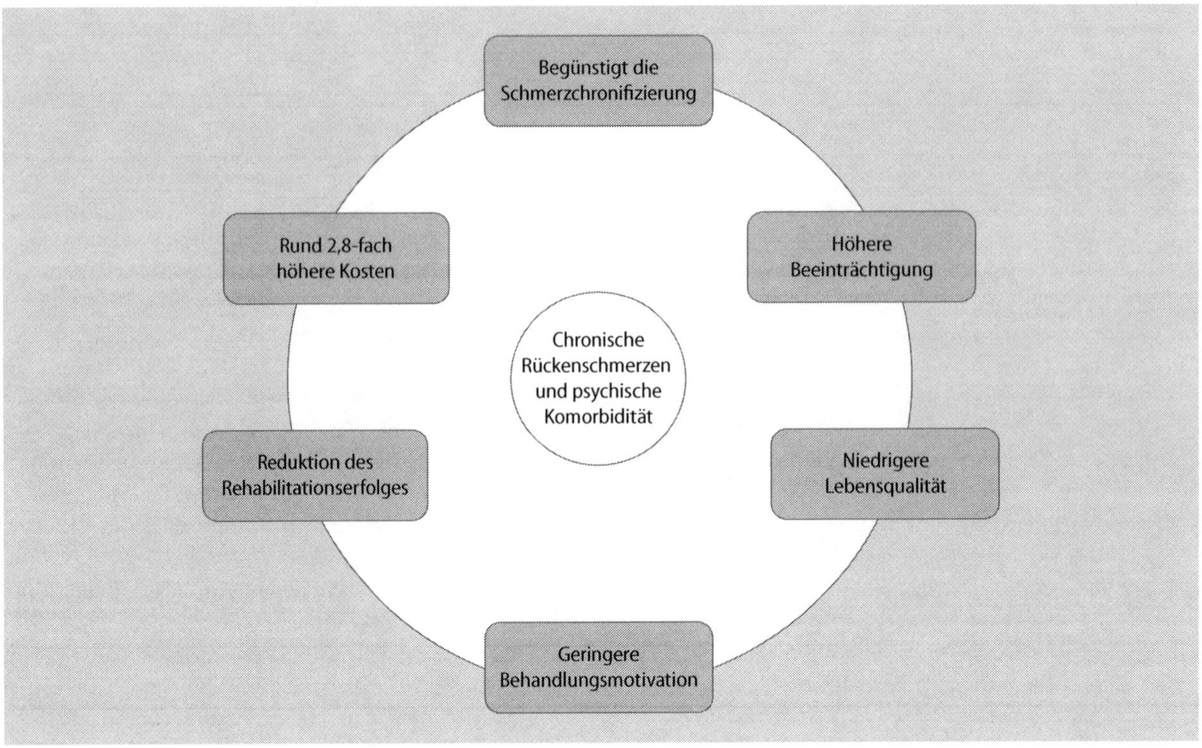

Abb. 4.3 Folgen psychischer Komorbidität bei CRS

den weiteren Verlauf der Chronifizierung bedeutsamer (Hasenbring et al. 2014; Kröner-Herwig 2014).

▪ Reduzierte Lebensqualität

Eine neuere Metaanalyse von Baumeister et al. (2011a) zeigt, dass Patienten mit CRS und einer psychischen Komorbidität eine niedrigere Lebensqualität aufweisen. Weitere Einzelstudien konnten bei Patienten mit CRS und komorbider Depressivität ebenfalls eine signifikant geringere Lebensqualität nachweisen (Ahrens et al. 2010; Baumeister u. Härter 2005; Hampel u. Moergel 2009; Seekatz et al. 2013).

▪ Einfluss von Depressivität auf die Behandlungsmotivation

Der Behandlungserfolg einer psychischen Störung hängt maßgeblich von der Motivation des Patienten ab (Härter et al. 2007a, S. 86). Zum Einfluss von Depressivität auf die Behandlungsmotivation liegen differenzielle Befunde vor. So zeichnen sich körperlich Erkrankte mit depressiver Komorbidität durch einen signifikant erhöhten Leidensdruck, eine erhöhte Änderungsbereitschaft und mehr Einschränkungen im Alltag aus. Gemäß des Adhärenzmodells sind diese Prädiktoren mit einer erhöhten Behandlungsmotivation assoziiert (Härter et al. 2007a, S. 76). Demgegenüber kann sich eine erhöhte Hoffnungslosigkeit und Skepsis bei erhöhter Depressivität körperlich erkrankter Patienten über eine niedrigere Ergebniserwartung negativ auf die Behandlungsmotivation auswirken (Härter et al. 2007a, S. 76). Dieselbe Studie differenziert die Motivation von Patienten mit vs. ohne psychische Belastung zur Bereitschaft, eine psychotherapeutische Behandlung in Anspruch zu nehmen. Hierbei zeigt sich, dass die psychisch belastete Patientengruppe sowohl mit als auch ohne Empfehlung des behandelnden Arztes häufiger eine psychotherapeutische Behandlung (60–70 %) anstrebt im Vergleich zur nicht psychisch belasteten Patientengruppe (ca. 20 %; Härter et al. 2007a, S. 76).

Eine verminderte Compliance im Zusammenhang mit Depressivität ergab die Metaanalyse von DiMatteo et al. (2000; vgl. Baumeister u. Härter 2005). Es wird davon ausgegangen, dass bei komorbiden depressiven Störungen insbesondere die depressive Stimmung (emotionale Komponente), die kognitiven Verzerrungen (kognitive Komponente) sowie die Antriebslosigkeit (behaviorale/soziale Komponente) als zentrale Barrieren von Motivation und Volition für die Verhaltensänderung und Non-Compliance im Interventionsprozess verantwortlich sein dürften (Baumeister et al. 2008).

▪ Verschlechterung des Behandlungserfolges

Zudem belegen Studien, dass sich Depressivität negativ auf den Behandlungserfolg auswirkt, solange keine spezifischen Behandlungsmaßnahmen für die depressive Symptomatik im Rahmen der multimodalen Schmerztherapie erfolgen (Bandemer-Greulich et al. 2008; Mohr et al. 2008; Schwarz et al. 2008; Sullivan et al. 2008).

- **Ungünstige gesundheitsökonomische Folgen**

Die Komorbidität von Rückenschmerz und Depressivität verursacht bis zu 2,8-mal höhere Krankheitskosten (Ahrens et al. 2010). Allgemein gelten psychologische Beeinträchtigungen als bedeutsamer Prädiktor (ca. 80 %) zur Vorhersage der Return-to-Work-Rate (Linton 2000; Pincus et al. 2002). So ergaben auch die Studien von Watson et al. (2004) sowie von Gureje et al. (2008) eine ungünstige Auswirkung von Depressivität auf die Return-to-Work-Rate. Darüber hinaus steigt bei einer psychischen Komorbidität das Risiko für eine Frühberentung durch verminderte Erwerbsfähigkeit (Schmidt et al. 2014).

4.4 Konsequenzen für die Diagnostik und Therapie

Die Diagnostik depressiver Symptome sowie die Prävention und Mitbehandlung müssen bei der Behandlung unspezifischer CRS ebenfalls berücksichtigt werden (Arnold et al. 2014; Deutsche Rentenversicherung Bund 2011, 2014; Mohr et al. 2008; Seekatz et al. 2013). Hierdurch können der Behandlungserfolg, Krankheitsverlauf und die Prognose günstig beeinflusst werden. Darüber hinaus werden die individuellen und gesundheitsökonomischen Folgen verringert, was die Kosten einer Mitbehandlung vermutlich ausreichend kompensieren kann (vgl. Schmidt et al. 2014).

Literatur

Ahrens C, Schiltenwolf M, Wang H (2010) Gesundheitsbezogene Lebensqualität (SF-36) bei chronischen Rückenschmerzen und gleichzeitiger Depression. Schmerz 24: 251–256

Arnold B, Brinkschmidt T, Casser H, Diezemann A, Gralow I, Irnich D, Kaiser U, Klasen B, Klimczyk K, Lutz J, Nagel B, Pfingsten M, Sabatowski R, Schesser R, Schiltenwolf M, Seeger D, Söllner W (2014) Multimodale Schmerztherapie für die Behandlung chronischer Schmerzsyndrome. Schmerz 28: 459–472

BÄK – Bundesärztekammer, Kassenärztliche Bundesvereinigung, Arbeitsgemeinschaft der Wissenschaftlichen Medizinischen Fachgesellschaften (2015) Nationale Versorgungsleitlinie Kreuzschmerz – Langfassung, 1. Aufl. Version 5. http://www.leitlinien.de/mdb/downloads/nvl/kreuzschmerz/kreuzschmerz-1aufl-vers5-lang.pdf. Zugegriffen: 05. Februar 2016

Bandemer-Greulich U, Bosse B, Fikentscher E, Konzag TA, Bahrke U (2008) Wirksamkeit psychologischer Interventionen auf die Schmerzverarbeitung innerhalb einer orthopädischen Rehabilitation von chronischen Rückenschmerzen. Psychother Psychosom Med Psychol 58: 32–37

Baumeister H, Härter M (2005) Auswirkungen komorbider psychischer Störungen bei chronischen körperlichen Erkrankungen. Z Med Psychol 14: 175–189

Baumeister H, Härter H. (2011) Psychische Komorbidität bei muskuloskelettalen Erkrankungen. Bundesgesundheitsblatt 54: 52–58

Baumeister H, Höfler M, Jacobi F, Wittchen H, Bengel J, Härter M (2004) Psychische Störungen bei Patienten mit muskuloskelettalen und kardiovaskulären Erkrankungen im Vergleich zur Allgemeinbevölkerung. Z Klin Psychol Psychother 33: 33–41

Baumeister H, Krämer L, Brockhaus B (2008) Grundlagen psychologischer Interventionen zur Änderung des Gesundheitsverhaltens. Prax Klin Verhaltensmed Rehab 82: 254–264

Baumeister H, Hutter N, Bengel J, Härter M (2011a) Quality of life in medically ill persons with comorbid mental disorders: a systematic review and meta-analysis. Psychother Psychosom 80: 275–286

Baumeister H, Kury S, Bengel J (2011b) Somatopsychische Komorbidität. Definition und Verständnis. Bundesgesundheitsblatt Gesundheitsforschung Gesundheitsschutz 54: 9–14

Bellach B, Ellert U, Radoschewski M (2000) Epidemiologie des Schmerzes – Ergebnisse des Bundes-Gesundheitssurveys 1998. Bundesgesundheitsblatt Gesundheitsforschung Gesundheitsschutz 43: 424–431

Brieger P, Marneros A (2000) Komorbidität bei psychiatrischen Störungen. Einige theoretische Überlegungen. Nervenarzt 71: 525–534

Buchner M, Neubauer E, Barie A, Schiltenwolf M (2007a) Komorbidität bei Patienten mit chronischen Rückenschmerzen. Schmerz 21: 218–225

Buchner M, Neubauer E, Zahlten-Hinguranage A, Schiltenwolf M (2007b) The influence of the grade of chronicity on the outcome of multidisciplinary therapy for chronic low back pain. Spine 32: 3060–3066

Campbell LC, Clauw DJ, Keefe FJ (2003) Persistent pain and depression: a biopsychosocial perspective. Biol Psychiatry 54: 399–409

Carroll LJ, Cassidy DJ, Côté P (2004) Depression as a risk factor for onset of an episode of troublesome neck and low back pain. Pain 107: 134–139

Currie SR, Wang J (2004) Chronic back pain and major depression in the general Canadian population. Pain 107: 54–60

Demyttenaere K, Bruffaerts R, Lee S et al (2007) Mental disorders among persons with chronic back or neck pain: results from the World Mental Health Surveys. Pain 129: 332–342

Deutsche Rentenversicherung Bund (2011) Reha-Therapiestandards Chronischer Rückenschmerz. http://www.deutsche-rentenversicherung.de/BraunschweigHannover/de/Inhalt/2_Rente_Reha/02_Reha/05_Fachinformationen/03_Infos_Reha_Einrichtungen/RH_Therapiestandards_chronischer_Rueckenschmerz.pdf.pdf?__blob=publicationFile&v=4. Zugegriffen: 09. Februar 2016

Deutsche Rentenversicherung Bund (2014) Psychische Komorbidität. Leitfaden zur Implementierung eines psychodiagnostischen Stufenplans in der medizinischen Rehabilitation. http://forschung.deutsche-rentenversicherung.de/ForschPortalWeb/ressource?key=broschuere_psych_komorb.pdf. Zugegriffen: 09. Februar 2016

DGPPN – Deutsche Gesellschaft für Psychiatrie und Psychotherapie, Psychosomatik und Nervenheilkunde, Bundesärztekammer, Kassenärztliche Bundesvereinigung, Arbeitsgemeinschaft der Wissenschaftlichen Medizinischen Fachgesellschaften, Ärztliches Zentrum für Qualität in der Medizin (2015) S3-Leitlinie/Nationale VersorgungsLeitlinie Unipolare Depression. Langfassung. 2. Aufl., Version 2. AWMF-Register-Nr.: nvl-005. ÄZQ – Redaktion Nationale VersorgungsLeitlinien, Berlin. http://www.leitlinien.de/mdb/downloads/nvl/depression/depression-2aufl-vers3-lang.pdf. Zugegriffen: 09. Februar 2016

DiMatteo MR, Lepper HS, Croghan TW (2000) Depression is a risk factor for noncompliance with medical treatment: meta-analysis of the effects of anxiety and depression on patient adherence. Arch Intern Med 160: 2101–2107

Fishbain DA, Cutler R, Rosomoff HL, Rosomoff RS (1997) Chronic pain-associated depression: antecedent or consequence of chronic pain? A review. Clin J Pain 13: 116–137
Glombiewski JA, Hartwich-Tersek J, Rief W (2010) Depression in chronic back pain patients: prediction of pain intensity and pain disability in cognitive-behavioral treatment. Psychosomatics 51: 130–136
Gureje O, Korff M von, Kola L et al (2008) The relation between multiple pains and mental disorders: results from the World Mental Health Surveys. Pain 135: 82–91
Hampel P, Moergel MF (2009) Schmerzchronifizierung bei Rückenschmerzpatienten in der stationären Rehabilitation: Zur Validität des Mainzer Stadienmodells der Schmerzchronifizierung. Schmerz 23: 154–165
Härter M (2002) Ätiologie psychischer Störungen bei chronischen körperlichen Erkrankungen. Rehabilitation 41: 357–366
Härter M, Weisser B, Reuter K, Bengel J (2003) Prävalenz und Risikofaktoren psychischer Störungen bei Patienten mit muskuloskelettalen Erkrankungen. Ein Review empirischer Studien. Schmerz 17: 50–59
Härter M, Baumeister H, Bengel J (Hrsg) (2007a) Psychische Störungen bei körperlicher Krankheit. Springer, Berlin Heidelberg
Härter M, Baumeister H, Reuter K, Jacobi F, Höfler M, Bengel J, Wittchen H (2007b) Increased 12-month prevalence rates of mental disorders in patients with chronic somatic diseases. Psychother Psychosom 76: 354–360
Hasenbring MI, Plaas H, Fischbein B, Willburger R (2006) The relationship between activity and pain in patients 6 months after lumbar disc surgery: do pain-related coping modes act as moderator variables? Eur J Pain 10: 701–709
Hasenbring MI, Chehadi O, Titze C, Kreddig N (2014) Fear and anxiety in the transition from acute to chronic pain: there is evidence for endurance besides avoidance. Pain Manag 4: 363–374
Huijnen IPJ, Verbunt JA, Peters ML, Delespaul P, Kindermans HPJ, Roelofs J, Goossens M, Seelen HAM (2010) Do depression and pain intensity interfere with physical activity in daily life in patients with chronic low back pain? Pain 150: 161–166
Hüppe A, Raspe H (2009) Amplifizierte Rückenschmerzen und Komorbidität in der Bevölkerung. Schmerz 23: 275–278, 280–203
Jacobi F, Höfler M, Strehle J, Mack S, Gerschler A, Scholl L, Busch MA, Maske U, Hapke U, Gaebel W, Maier W, Wagner M, Zielasek J, Wittchen H (2014) Psychische Störungen in der Allgemeinbevölkerung. Studie zur Gesundheit Erwachsener in Deutschland und ihr Zusatzmodul Psychische Gesundheit (DEGS1-MH). Nervenarzt 85: 77–87
Jegan NRA, Viniol A, Becker A, Barth J, Leonhardt C (2013) Fragebogen zu Bewältigungsressourcen bei Rückenschmerzen. Evaluierung an einer Stichprobe chronischer Kreuzschmerzpatienten. Schmerz 27: 487–496
Kapfhammer, HP (2008) Depressive und Angststörungen bei somatischen Krankheiten. In: Möller HJ, Laux G, Kapfhammer, HP (Hrgs) Psychiatrie und Psychotherapie. Springer Berlin, S 1501–1566
Klasen BW, Brüggert J, Hasenbring M (2006) Der Beitrag kognitiver Schmerzverarbeitung zur Depressivität bei Rückenschmerzpatienten. Eine pfadanalytische Untersuchung an Patienten aus der primärärztlichen Versorgung. Schmerz 20: 398–410
Kröner-Herwig B (2014) Chronischer Schmerz: psychologische Behandlungsansätze und Stand der Evidenz. Verhaltenstherapie & Verhaltensmedizin 35: 57–74
Kröner-Herwig B, Frettlöh J, Klinger R, Nilges P (Hrsg) (2017) Schmerzpsychotherapie. Grundlagen – Diagnostik – Krankheitsbilder – Behandlung, 8. Aufl. Springer, Berlin Heidelberg
Linton SJ (2000) A review of psychological risk factors in back and neck pain. Spine 25: 1148–1156
Mohr B, Gräf T, Forster M, Krohn-Grimberghe B, Kurzeja R, Mantel F, Thomsen M, Hampel P (2008) Der Einfluss von Depressivität und Geschlecht auf den Rehabilitationserfolg bei chronischem Rückenschmerz: Eine Pilotstudie. Rehabilitation 47: 284–298
Ormel J, Oldenhiinkel AJ, Nolen WA, Vollebergh W (2004) Psychosocial disability before, during, and after a major depressive episode: a 3-wave population-based study of state, scar, and trait effects. Arch Gen Psychiatry 61: 387–392
Pfingsten M (2005) Psychologische Faktoren. In: Hildebrandt J, Müller G, Pfingsten M (Hrsg) Lendenwirbelsäule, Ursachen, Diagnostik und Therapie von Rückenschmerzen. Urban & Fischer, München, S 26–40
Pfingsten M, Hildebrandt J (2017) Rückenschmerzen. In: Kröner-Herwig B, Frettlöh J, Klinger R, Nilges P (Hrsg) Schmerzpsychotherapie. Grundlagen – Diagnostik – Krankheitsbilder – Behandlung, 8. Aufl. Springer, Berlin Heidelberg, S 531–554
Pincus T, Burton AK, Vogel S, Field AP (2002) A systematic review of psychological factors as predictors of chronicity/disability in prospective cohorts of low back pain. Spine 27: E109–E120
Raspe H (2012) Gesundheitsberichterstattung des Bundes. Heft 53. Rückenschmerzen. Robert Koch-Institut, Berlin. https://www.rki.de/DE/Content/Gesundheitsmonitoring/Gesundheitsberichterstattung/GBEDownloadsT/rueckenschmerzen.html. Zugegriffen: 09. August 2016
Schmidt C, Bernert S, Spyra K (2014) Zur Relevanz psychischer Komorbiditäten bei chronischem Rückenschmerz: Häufigkeitsbild, Erwerbsminderungsrenten und Reha-Nachsorge im Zeitverlauf der Reha-Kohorten 2002–2009. Rehabilitation 53: 384–389
Schwarz S, Mangels M, Sohr G, Holme M, Worringen U, Rief W (2008) Patienten mit vs. ohne psychische Störung in der orthopädischen Rehabilitation. Schmerz 22: 67–74
Seekatz B, Meng K, Faller H (2013) Depressivität als Mediator im Angst-Vermeidungs-Modell. Eine pfadanalytische Untersuchung an Patienten mit chronischen Rückenschmerzen. Schmerz 27: 612–618
Sullivan MJL, Adams H, Tripp D, Stanish WD (2008) Stage of chronicity and treatment response in patients with musculoskeletal injuries and concurrent symptoms of depression. Pain 135: 151–159
Tlach L, Hampel P (2009) Psychosoziale Faktoren der Schmerzchronifizierung bei Patienten in der stationären orthopädischen Rehabilitation von chronisch unspezifischem Rückenschmerz. Analyse anhand der Achsenstadien des MPSS. Schmerz 23: 489–501
Watson PJ, Booker CK, Moores L, Main CJ (2004) Returning the chronically unemployed with low back pain to employment. Eur J Pain 8: 359–369
Wittchen H, Jacobi F (2005) Size and burden of mental disorders in Europe – a critical review and appraisal of 27 studies. Eur Neuropsychopharmacol 15: 357–376

Stand der Therapieforschung

Beate Mohr, Sabrina Korsch, Svenja Roch, Petra Hampel

B. Mohr et al., *Debora – Trainingsmanual Rückenschmerzkompetenz und Depressionsprävention*,
DOI 10.1007/978-3-662-52739-9_5,

Zusammenfassung

In diesem Kapitel wird der aktuelle Stand der Therapieforschung vorgestellt. Neben Studien zur Wirksamkeit multimodaler Behandlung und Rehabilitation bei unspezifischen CRS werden Ergebnisse zur Notwendigkeit und nachhaltigen Effektivität störungsspezifischer psychologischer Interventionen aus dem ersten Forschungsprojekt sowie Ergebnisse zur Akzeptanz und Durchführbarkeit für das vorliegende Schmerzkompetenz- und Depressionspräventionstraining aus dem laufenden Forschungsprojekt zusammengefasst.

5.1 Effektivität und Wirksamkeit multimodaler Behandlung/Rehabilitation

Insgesamt wurde in nationalen und internationalen Studien die höhere Effektivität von multimodalen Behandlungs- und Rehabilitationsprogrammen mit kognitiv-verhaltenstherapeutischem Ansatz bei unspezifischen CRS im Vergleich zu rein medizinischen Behandlungen, Wartekontrollgruppen sowie im Placebovergleich nachgewiesen (Bethge u. Müller-Fahrnow 2008; Kamper et al. 2015; Scascighini et al. 2008; Schonstein et al. 2009). So wird in nationalen und internationalen Leitlinien für die multimodale, interdisziplinäre Behandlung von unspezifischen CRS, die kognitiv-behaviorale Verhaltenstherapie integriert und die Verbesserung der subjektiven Funktionsfähigkeit (functional restoration) zum Ziel hat, Schmerzen lindert und in Bezug auf eine Wiederaufnahme der Arbeit effektiv ist, eine Empfehlung mit hoher Evidenz ausgesprochen (Level A; Airaksinen et al. 2006; BÄK et al. 2015).

▪ Nachhaltigkeit von Rehabilitationseffekten

Trotz der zuvor beschriebenen hohen Evidenzlage multimodaler Rehabilitationsprogramme, die verhaltenstherapeutische Methoden integrieren, werden eine unzureichende Nachhaltigkeit mit geringen Effektstärken in mittel- und langfristigen Effekten sowie das Fehlen deutscher kontrollierter, randomisierter Effektivitätsstudien bei unspezifischen CRS bemängelt (Hüppe u. Raspe 2005). In einem Review der Cochrane Back Group (seit 2015 Cochrane Back and Neck, CBN) kamen Henschke et al. (2010) zu dem Ergebnis, dass nur kurzfristig positive Effekte in der Schmerzlinderung zu beobachten sind. Langfristig hatten behaviorale Behandlungen im Vergleich zur ausschließlich medizinischen Behandlung keinen additiven Effekt auf funktionelle Parameter oder depressive Symptome. Bethge und Müller-Fahrnow (2008) führen die unzureichende Umsetzung des multimodalen Ansatzes und beruflichen Kontextes sowie eine zu geringe Behandlungsintensität als Ursachen für die geringe Nachhaltigkeit an. Die am häufigsten diskutierten Faktoren für geringe Nachhaltigkeit von Rehabilitationseffekten nach Dibbelt et al. (2006) schließen u. a. »nicht behandelte psychische Belastung« sowie »unspezifische Behandlungsangebote« mit ein und sind in der folgenden Übersicht zusammengefasst.

Faktoren für geringe Nachhaltigkeit von Rehabilitationseffekten

- Fortgeschrittene Chronifizierung
- Nicht behandelte psychische Belastung
- Berufliche Problemlagen
- Inhomogene Behandlungsgruppen
- Unspezifische Behandlungsangebote und Fehlen differenzieller Behandlungsangebote
- Mangelnde Förderung und Kontrolle von Nachsorgemaßnahmen
- Mangelnde berufliche Wiedereingliederungsmöglichkeiten für ältere und chronisch Erkrankte

5.2 Evaluationsergebnisse zur Notwendigkeit und nachhaltigen Effektivität störungsspezifischer psychologischer Interventionen

Die Evaluationsergebnisse aus dem ersten Forschungsprojekt belegen die Notwendigkeit sowie nachhaltige Effektivität und ermöglichen erste Hinweise auf eine Kosteneffizienz störungsspezifischer psychologischer Interventionen zur Prävention und Behandlung komorbider depressiver Symptome in der verhaltensmedizinisch orthopädischen Rehabilitation (VMO; Hampel et al. 2009a, b; Hampel et al. 2014; Hampel u. Tlach 2015; Mohr et al. 2008; Tlach u. Hampel 2011).

5.2.1 Notwendigkeit von störungsspezifischen psychologischen Interventionen

Unspezifische CRS zählen zu den kostenintensivsten und häufigsten Erkrankungen des Gesundheitssystems (BÄK et al. 2015). Gleichzeitig weisen unspezifische CRS eine sehr hohe Komorbiditätsrate mit depressiven Störungen auf (Baumeister et al. 2004; Demyttenaere et al. 2007; Gureje et al. 2008; Härter et al. 2007). Psychische Komorbiditäten sind für die Chronifizierung, Aufrechterhaltung und gesundheitsökonomischen Folgen von großer Bedeutung (Hüppe u. Raspe 2009; Schmidt et al. 2014). Dennoch sind bis heute psychologische Interventionen im Rahmen multimodaler Behandlung und Rehabilitation auf die Schmerzindikation fokussiert und bislang noch keine störungsspezifische psychologische Intervention für komorbide Depressivität etabliert. Um die Notwendigkeit und den Bedarf störungsspezifischer psychologischer Interventionen in der stationären VMO abzuklären, wurde von Mohr et al. (2008) untersucht, ob Rehabilitanden mit unspezifischen CRS und psychischer Komorbidität mittelfristig (6 Monate nach Rehabilitationsende) geringer von den Rehabilitationsmaßnahmen profitieren als ohne komorbide Depressivität. Die Untersuchungsstichprobe umfasste 116 Rehabilitanden mit unspezifischen CRS. Hiervon hatten n = 41 (35,3 %) niedrige, n = 39 (33,6 %) mittlere und n = 36 (31 %) hohe Werte in der ADS (Hautzinger et al. 2012). Alle Rehabilitanden erhielten eine orthopädische Standardrehabilitation. Hierzu gehörten als psychologische Interventionen 4 Module Schmerzkompetenztraining und 6 Module Entspannungstraining in der Gruppe wie progressive Muskelrelaxation nach Jacobson (2011; vgl. auch Bernstein u. Borkovec 2000) sowie als weitere Therapiemaßnahmen physiotherapeutische Einzel- und Gruppeninterventionen, Bewegungsbad, Rückenschule und ggf. physikalische Anwendungen. Die Ergebnisse zeigen, dass die Rehabilitanden mit mittlerer und hoher Depressivität nur kurzfristig durch verbesserte behaviorale Schmerzbewältigungsstrategien (Entspannung und gegensteuernde Aktivitäten) profitierten, während die positiven Behandlungseffekte bei Rehabilitanden ohne bzw. mit geringer Depressivität insbesondere in behavioralen Schmerzbewältigungsstrategien bis zur 6-Monats-Katamnese anhielten. Somit konnte analog zu anderen Studien gezeigt werden, dass komorbide psychische Symptome mit einem geringeren Behandlungserfolg einhergehen und störungsspezifische Zusatzmodule beim unspezifischen CRS zur Prävention und Behandlung depressiver Symptome notwendig sind (Bandemer-Greulich et al. 2008; Schwarz et al., 2008; vgl. auch Deutsche Rentenversicherung Bund 2013, 2014).

5.2.2 Nachhaltige Effektivität des störungsspezifischen kombinierten Trainings zur Schmerzkompetenz und Depressionsbewältigung

Die beiden nachfolgend zusammengefassten Studien von Hampel et al. (2009a) sowie Tlach und Hampel (2011) untersuchten, ob das störungsspezifische Depressionsbewältigungstraining (erste Fassung von Mohr u. Hampel 2006) die Nachhaltigkeit der Rehabilitationseffekte auf psychologische und schmerzbezogene Parameter bei Rückenschmerzpatienten mit depressiver Komorbidität langfristig erhöht. Beide Studien analysierten die langfristigen Rehabilitationseffekte auf psychologische und schmerzbezogene Parameter bei 3 unterschiedlichen Behandlungsgruppen. Hierbei wurden 1 Interventionsgruppe (IG) und 2 Kontrollgruppen (KG) realisiert. Beide KG erhielten nur ein Schmerzkompetenztraining (4 Basismodule) innerhalb der orthopädischen Rehabilitation. Die IG erhielt darüber hinaus noch ein Depressionsbewältigungstraining (5 Zusatzmodule). Zudem wurden die Behandlungsgruppen in Abhängigkeit vom Depressivitätsgrad in der ADS (Hautzinger et al. 2012) unterschieden: Die IG umfasste Rehabilitanden, die mittlere und hohe Depressivitätswerte in der ADS aufwiesen (IG_{depr}; ADS >14). Eine KG bildeten die Rehabilitanden mit mittlerer bis hoher Depressivität in der ADS (KG_{depr}). Eine 2. KG setzte sich aus Rehabilitanden ohne oder mit niedriger Depressivität zusammen ($KG_{niedrig\ depr}$). Die Studie von Hampel et al. (2009b) erfasste neben kurz- und mittelfristigen auch die langfristigen Rehabilitationseffekte bis zur 12-Monats-Katamnese. Die ergänzende Studie von Tlach und Hampel (2011) erweiterte den Untersuchungsraum auf 2 Jahre nach Rehabilitationsende. In der ersten Studie von Hampel et al. (2009b) wurden insgesamt N = 199 Rehabilitanden mit der Diagnose unspezifische CRS (ICD-10: M54.4 und M54.5) mit und ohne Depressivität konsekutiv untersucht. In die Auswertung der 24-Monats-Katamnese von Tlach und Hampel (2011) gingen noch N = 153 Rehabilitanden ein. Weitere Informationen zur Stichprobe und der prozentualen Verteilung klinisch relevanter Werte von Angst und Depressivität können den Originalstudien entnommen werden.

Die Ergebnisse zeigten, dass die Rehabilitanden mit Depressivität ohne störungsspezifisches Depressionsbewältigungstraining (KG_{depr}) nur kurzfristig in den psychologischen Parametern Ängstlichkeit, Depressivität und psychische Lebensqualität von den Rehabilitationsmaßnahmen profitierten. Langfristig waren keine statistisch oder klinisch relevanten Rehabilitationseffekte in den psychosozialen Parametern Depressivität und psychische Lebensqualität nachweisbar. Lediglich in der Ängstlichkeit konnte nach 1 Jahr noch eine Reduktion festgestellt werden, die aber in der 24-Monats-Katamnese nicht mehr feststellbar war. Die Rehabilitanden der KG ohne oder mit niedriger Depressivität ($KG_{niedrig\ depr}$), die ebenfalls ausschließlich am Basismodul zur Schmerzkompetenz teilnahmen, zeigten sogar langfristig eine negative Entwicklung von Depressivität mit klinisch auffälligen Werten (◘ Abb. 5.1 für die Verläufe der Depressivitätswerte sowie ◘ Abb. 5.2 für die Verläufe der Ängstlichkeitswerte).

Die Rehabilitanden, die zusätzlich am störungsspezifischen Depressionsbewältigungstraining teilnahmen (IG_{depr}), hatten stabile Rehabilitationseffekte bis 2 Jahre nach der Rehabilitation. So war die Depressivität und Ängstlichkeit statistisch signifikant bis 2 Jahre nach Rehabilitationsende verringert. Zusätzlich durchgeführte χ^2-Tests im Verlauf der 2-Jahres-Katamnese konnten belegen, dass der negative Trend in der Entwicklung klinischer Depressivitäts- und Ängstlichkeitswerte abgepuffert

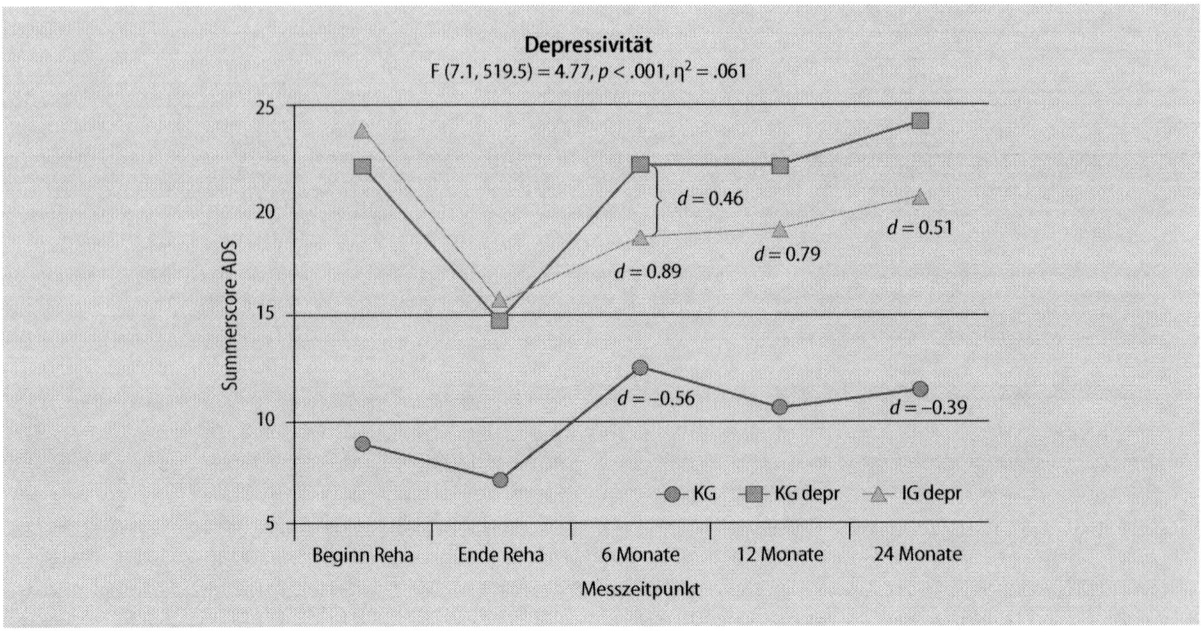

Abb. 5.1 Depressivität, Allgemeine Depressionsskala (ADS). d = Cohens d (Effektstärke Beginn Reha vs. 6, 12, 24 Monate); F = F-Wert; IG_{depr} = Interventionsgruppe; KG = Kontrollgruppe; KG_{depr} = Kontrollgruppe mit Depressivität; p = p-Wert; η2 = Eta-Quadrat (Effektstärke)

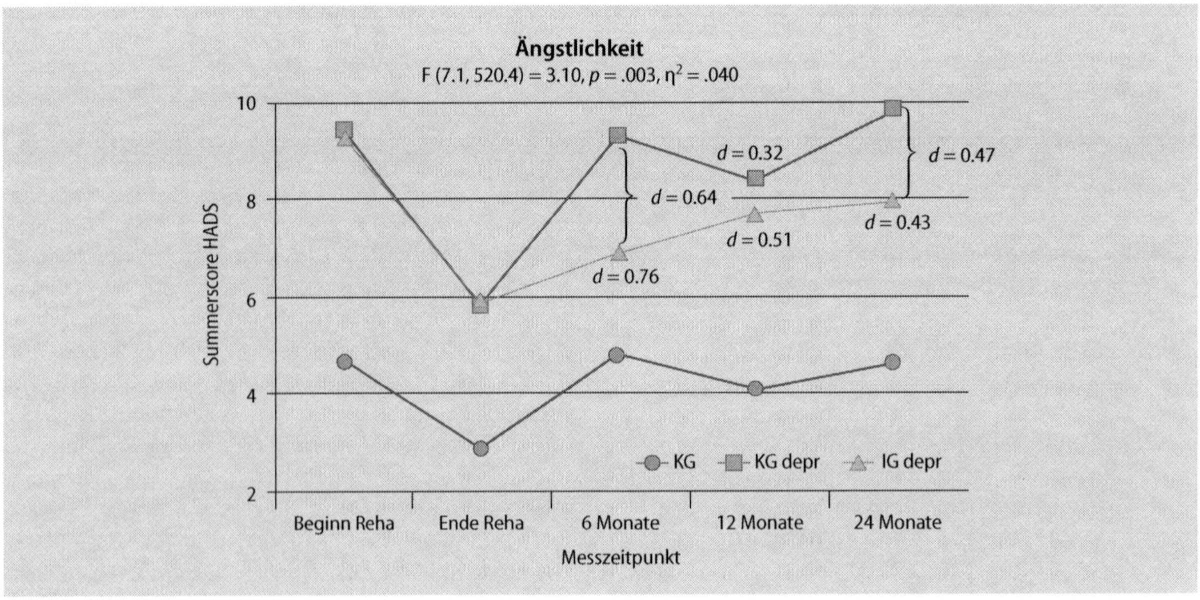

Abb. 5.2 Ängstlichkeit, Hospital Anxiety and Depression Scale – Deutsche Version (HADS). d = Cohens d (Effektstärke); F = F-Wert; IG_{depr} = Interventionsgruppe; KG = Kontrollgruppe; KG_{depr} = Kontrollgruppe mit Depressivität; p = p-Wert; η2 = Eta-Quadrat (Effektstärke)

werden konnte und sogar ein positiver Trend zur Rückbildung klinisch auffälliger Werte zu beobachten war (Hampel u. Tlach 2015). Schließlich war die Lebensqualität in Tlach und Hampel (2011) bis 6 Monate nach Rehabilitationsende erhöht.

Die Vergleiche zwischen den Behandlungsgruppen IG_{depr} und KG_{depr} ergaben, dass bei Patienten der Interventionsgruppe die Depressivität und Ängstlichkeit 6 Monate und die Ängstlichkeit zusätzlich noch nach 24 Monaten signifikant verringert war im Unterschied zur KG_{depr}.

Insgesamt ergaben die Studien im ersten Forschungsprojekt, dass Rehabilitanden mit somatopsychischer Komorbidität von CRS und Depressivität, die am Depressionsbewältigungstraining teilnahmen, nachhaltig stabilere Rehabilitationseffekte in psychosozialen Parametern aufwiesen als die psychisch vergleichbar belastete Teilnehmergruppe, die ausschließlich die Basismodule zur Schmerzkompetenz erhielt. Dies bestätigt die vorherigen Befunde von Mohr et al. (2008), dass für Rehabilitanden mit CRS und depressiven Symptomen eine störungsspezifische psychologische Intervention notwendig ist, um die Nachhaltigkeit von positiven Rehabilitationseffekten zu sichern (Mohr et al. 2008; vgl. auch Bandemer-Greulich et al. 2008; Schwarz et al. 2008; Schweikert et al. 2006).

5.2.3 Unspezifische Effekte des kombinierten Schmerzkompetenz- und Depressionsbewältigungstrainings

Die Auswertung von Hampel et al. (2014) untersuchte, ob ausschließlich das Schmerzkompetenztraining (4 Basismodule) bei Rehabilitanden mit CRS und komorbider Depressivität nachhaltig die Schmerzbewältigung verbessern kann. Es wurden die Daten von insgesamt N = 84 Rehabilitanden mit unspezifischen CRS (ICD-10: M54.4 und M54.5) und mittlerer bis hoher Depressivität (ADS ≥15) am Rehabilitationsende sowie 6, 12 und 24 Monate nach der Rehabilitation ausgewertet. Hiervon hatten 39 % klinisch auffällig erhöhte Werte in der Depressivität (ADS; Hautzinger et al. 2012) und 63 % klinisch auffällig erhöhte Werte in der Angst (HADS; Herrmann-Lingen et al. 2005). Die Gesamtstichprobe wurde in 2 Untersuchungsgruppen aufgeteilt. Die IG nahm sowohl am Schmerzkompetenz- als auch am störungsspezifischen Depressionsbewältigungstraining teil. Dagegen erhielt die KG nur die Basismodule zum Schmerzkompetenztraining innerhalb der orthopädischen Standardbehandlung (vgl. auch Mohr et al. 2008).

Beide Behandlungsgruppen ohne und mit additivem störungsspezifischem Depressionsbewältigungstraining zeigten kurz-, mittel- und langfristig bis 2 Jahre nach der Rehabilitation eine Verbesserung der kognitiven Schmerzbewältigung (Handlungsplanungskompetenzen und kognitive Umstrukturierung). Ebenso waren alle behavioralen Schmerzverarbeitungsstrategien (mentale Ablenkung, gegensteuernde Aktivitäten, Ruhe und Entspannung) in beiden Behandlungsgruppen kurz-, mittel- und langfristig bis 2 Jahre nach Abschluss der Rehabilitation verbessert (Hampel et al. 2014). In den psychosozialen Parametern Angst, Depressivität und psychische Lebensqualität konnten jedoch keine Verbesserungen erzielt werden.

Somit ist das Schmerzkompetenztraining im Rahmen einer orthopädischen Standardrehabilitation ausreichend wirksam für die nachhaltige Verbesserung der Schmerzbewältigung. Allerdings ist für die Verbesserung psychischer Symptome die Implementierung störungsspezifischer psychologischer Interventionen notwendig (Hampel et al. 2009b; Mohr et al. 2008; Tlach u. Hampel 2011).

5.2.4 Hinweise auf die Kosteneffektivität

In einer Untersuchung von Mohr (2012) zur Kosteneffizienz des neuen Depressionsbewältigungstrainings von Mohr und Hampel (2006) wurde an 105 Rehabilitanden zunächst die Veränderung des Schweregrades der Schmerzen nach von Korff (1992) 6 Monate nach Rehabilitationsende mit dem Schweregrad zu Rehabilitationsbeginn verglichen. Die KG erhielt nur ein Schmerzkompetenztraining (4 Basismodule), wohingegen die IG additiv am Depressionsbewältigungstraining (5 Zusatzmodule) teilnahm. Es zeigte sich in der IG insbesondere in den höheren Schweregradstufen eine deutlichere Reduktion des Schweregrades als in der KG. Die Veränderungen im Schweregrad wurden auf die Kostenschätzung von Wenig et al. (2009) angewendet. Es zeigte sich eine Reduktion der Gesamtkosten pro Jahr und Rehabilitand um 15 % in der KG und um 44 % in der IG. Somit ergab eine erste Kostenschätzung eine deutlich höhere Kostenreduktion in der IG. Die zusätzlichen Kosten für das kognitiv-behaviorale Training können verglichen mit den indirekten Kosten durch CRS als sehr gering eingestuft werden (vgl. auch Brandes et al. 2011). Insofern kann von einer Kompensation der Kosten entsprechend den Studien von Schweikert et al. (2006) sowie Linton und Nordin (2006) ausgegangen und eine Kosteneffektivität vermutet werden.

5.3 Formative Evaluationsergebnisse zur Akzeptanz und Durchführbarkeit des Schmerzkompetenz- und Depressionspräventionstrainings »Debora«

Hintergrund Die vorliegende Untersuchung hatte zum Ziel, die Akzeptanz und Durchführbarkeit des kombinierten Schmerzkompetenz- und Depressionspräventionstrainings (Debora) aus Sicht der Rehabilitanden zu untersuchen. Die Fragestellungen konzentrierten sich auf die Akzeptanz und Durchführbarkeit des Depressionspräventionstrainings Debora sowie die erlernten gesundheitsförderlichen Verhaltensweisen. Die Evaluation erfolgte im Vergleich der KG zur IG unter Berücksichtigung des Depressivitätsgrades (höhere Depressivitätswerte: KG_{depr} und IG_{depr}). Die Ergebnisse dienen als Grundlage für Handlungsempfehlungen zur Optimierung und Etablierung des Schmerzkompetenz- und Depressionspräventionstrainings in die stationäre VMO.

Methodik Für die Studie sind insgesamt 26 problemzentrierte Einzelinterviews in die Datenauswertung eingegangen. Die Stichprobe umfasste 18 Frauen und 8 Männer (Alter 28–60 Jahre; Mittelwert = 50,6 ± 7,4 Jahre). Jeweils 8 Rehabilitanden beider Untersuchungsgruppen (IG n = 8; KG n = 8) hatten unauffällige bis leichte Depressivitätswerte. Jeweils 5 Befragte aus beiden Gruppen (IG_{depr} n = 5; KG_{depr} n = 5) wiesen in der ADS klinisch auffällige Werte in der Depressivität auf (Cut-off = 22; Hautzinger et al. 2012). Die Rehabilitanden nahmen an einer 3- bis 4-wöchigen stationären VMO in den Kliniken Bad Gandersheim, Bad Sooden-Allendorf, Bad Steben oder Göhren teil. Das Basistraining für die KG umfasst die Trainingsmodule 1, 2, 3 und 4 zur Schmerzkompetenz. Die IG erhielt zusätzlich die Zusatzmodule 1a, 2a, 3a und 4a mit Inhalten zur Depressionsprävention (vertiefend s. ▶ Kap. 6). Die Interviews wurden elektronisch erfasst, transkribiert und anschließend unter Verwendung der Software MAXQDA 11 analysiert. Für eine Beantwortung der Fragestellung wurde die qualitative Inhaltsanalyse nach Mayring (2010) gewählt.

Ergebnisse

Die Darstellung der Ergebnisse der Interviewaussagen basiert auf einem deduktiven, theoriegeleiteten Verfahren zur Bildung von Hauptkategorien (◘ Abb. 5.3). Die Unterkategorien der erlernten Handlungsweisen wurden zum Teil induktiv gebildet. Die Zuordnung und Einteilung der Kategorien erfolgte in einem mehrstufigen Verfahren und wurde durch 3 weitere Projektbeteiligte auf Nachvollziehbarkeit überprüft.

Akzeptanz Die Rehabilitanden bewerteten das Training, in Anlehnung an das Schulnotensystem, in der IG (n = 8; Mittelwert = 1,63) als noch »sehr gut«, in der KG (n = 8; Mittelwert = 2,00), der IG_{depr} (n = 5; Mittelwert = 2,00) sowie der KG_{depr} (n = 5; Mittelwert = 2,40) hingegen als »gut«. Aus Sicht der Rehabilitanden wurde die Schulungsqualität maßgeblich durch den Therapeuten und die didaktische Umsetzung beeinflusst. Das Verhältnis von Theorie zu Praxis und die zielgruppengerechte Gestaltung wurden von beiden Gruppen überwiegend als ausgewogen empfunden. Unabhängig von der Bedingung berichteten alle Rehabilitanden über eine Vielzahl von favorisierten Inhalten, wie folgendes Beispiel zeigt:

»Eigentlich war alles gut. (…) – Ich habe auch jede Stunde genossen (…), wo man immer vorher dachte: ›Oh, 100 Minuten‹, aber die sind wie im Flug vergangen, weil das so interessant war, (…) ich fand alles super.« (I: Okay.) »Ich hätte auch gerne noch weiter gemacht, wenn das geklappt hätte, aber wir sind ja jetzt leider durch.« (2\2t1320\IG_{depr}: 43)

Insbesondere die Inhalte zum Erlangen eines biopsychosozialen Krankheitsverständnisses wurden, unabhängig von der Bedingung, als wichtig und positiv bewertet. Weder in der KG noch in der IG fehlten aus Sicht der Rehabilitanden wesentliche Trainingsinhalte. Die Hälfte der Rehabilitan-

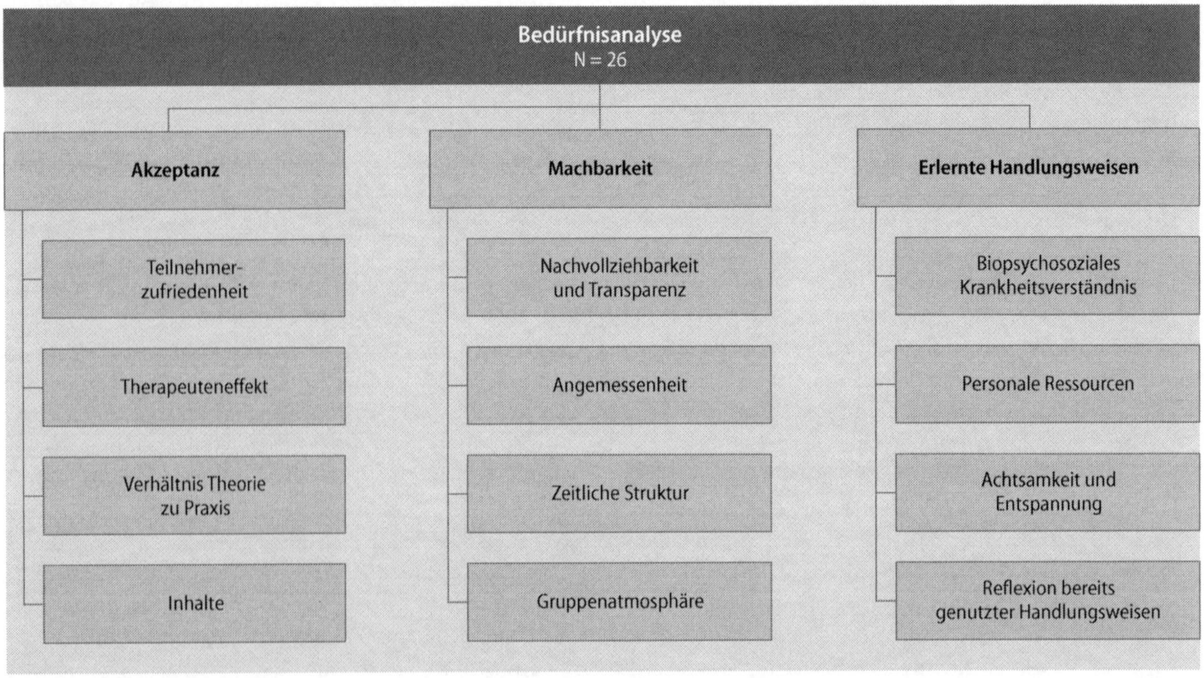

◘ **Abb. 5.3** Haupt- und Unterkategorien der Bedürfnisanalyse (N = 26)

den wünschte sich jedoch ergänzend eine intensivere Einzelfallbetreuung.

Durchführbarkeit Insgesamt empfanden alle Rehabilitanden das Training als nachvollziehbar und konnten seine Ziele beschreiben. Zudem bewerteten die Rehabilitanden die Arbeitsmaterialien in Form einer Broschüre als sehr positiv. Hinsichtlich der Durchführbarkeit des Trainings empfand die IG die zeitlichen Rahmenbedingungen als ausreichend. In der IG_{depr} und KG_{depr} hatten die Rehabilitanden hauptsächlich aufgrund von Konzentrationsverlust Schwierigkeiten, den Inhalten des Trainings zu folgen. Außerdem wurde von 6 Rehabilitanden mit einem höheren Depressivitätsgrad eine bessere Integration des Trainings in den Rehabilitationsablauf sowie eine Ausdehnung der Inhalte auf mehrere Stunden und eine Kürzung der Stunden im Allgemeinen gewünscht. Sowohl Rehabilitanden in der KG, IG als auch in die IG_{depr} beschrieben die Atmosphäre innerhalb der Gruppe als positiv:

»Wie gesagt, der theoretische Teil ist immer wichtig, war für mich aber zweitrangig und für mich war viel mehr wichtig in den Austausch mit den anderen Leuten zu kommen. Mehr oder weniger zu hören: ›Denen geht es ja genauso‹ oder ›Die haben auch so eine ähnliche Baustelle‹.« (1\1t1105\IG: 31)

Lediglich in der KG_{depr} wurde die Gruppenatmosphäre aufgrund des Mangels an Zeit zum Besprechen individueller Problemlagen negativ erlebt. Darüber hinaus berichteten in der KG nur halb so viele Rehabilitanden Gruppeneffekte in Form von sozialer Unterstützung.

Erlernte Handlungsweisen Sowohl in der KG als auch in der IG (N = 26) berichteten die Rehabilitanden mit insgesamt 118 Nennungen eine Vielzahl von erlernten Handlungsweisen. Zu diesen zählten das Erlangen eines biopsychosozialen Krankheitsverständnisses, der Erwerb personaler Ressourcen, Achtsamkeit und Entspannung sowie die Reflexion bereits genutzter Handlungsweisen. Hierbei wurde das Erlangen eines biopsychosozialen Krankheitsverständnisses unabhängig von der Bedingung am häufigsten genannt:

»Ja das ist, dass ich jetzt verstehe, dass es ein Kreislauf ist, wenn es mir nicht gut geht, geht es mir halt physisch auch nicht gut. Ja, wenn es mir psychisch nicht gut geht, wirkt es sich auf den Körper aus. Ja – (I: Und diese Verbindung war für Sie jetzt neu?) (…) Ja.« (2\2t1285\KG_{depr}: 35-39)

Die KG und KG_{depr} berichteten jedoch im Vergleich zur IG und IG_{depr} weniger erlernte Handlungsweisen und beschrieben diese auch unpräziser. Insgesamt gaben 17 Rehabilitanden aller Untersuchungsgruppen (IG = 6; KG = 6; IG_{depr} = 3; KG_{depr} = 2) an, dass sie über ausreichende Ressourcen für den Alltagstransfer verfügen.

▪ Diskussion

Debora erzielte bei den Rehabilitanden eine hohe Zufriedenheit hinsichtlich der Akzeptanz und Machbarkeit der Trainingsinhalte. Die Rehabilitanden erwarben ein biopsychosoziales Krankheitsverständnis, das in der Rehabilitationsforschung gefordert wird (Koch et al. 2011; Reese u. Mittag 2013). Sie gaben an, eine Vielzahl an Handlungsweisen erlernt zu haben. Darüber hinaus führten die erlernten Handlungsweisen bei den Rehabilitanden zu einer höheren Selbstwirksamkeitserwartung. So konnten sie sich gut vorstellen, diese gesundheitsförderlichen Verhaltensweisen im Alltag umzusetzen. Dies liefert erste Indizien für die Wirksamkeit der Intervention, die nach Baumeister (2014) gegeben ist, wenn sie auch unter Alltagsbedingungen effektiv bleibt.

Die im Rahmen der Gruppenarbeit aufgebaute soziale Unterstützung war in der IG erhöht. Eine positiv erlebte soziale Interaktion und soziale Unterstützung geht mit einer besseren gesundheitlichen Anpassung einher und kann insbesondere bei vorhandener sozialer Unterstützung im Alltag zu einer besseren Umsetzung gesundheitsförderlicher Verhaltensweisen beitragen (Mau u. Smolenski 2014).

▪ Implikationen

Die Rehabilitanden der KG äußerten vermehrt den Wunsch nach einem Ausbau der Trainingsinhalte. Im Bedarfsfall sollten **therapeutische Einzelbetreuungen** integriert werden, um individuellen Problemlagen bei Rehabilitanden mit einem hohen Grad an Depressivität gerecht zu werden. Ein Ausbau von Achtsamkeitsübungen könnte dazu dienen, den Konzentrationsschwierigkeiten vorzubeugen. Zudem empfiehlt es sich aufgrund der positiven Bewertung der Rehabilitanden, die Arbeitsmaterialien als Broschüre auszugeben. Darüber hinaus ist die kontinuierliche Unterstützung notwendig, um langfristige Effekte aufrechtzuerhalten und eine Nachhaltigkeit zu gewährleisten (Korsch et al. 2016). Zu diesem Zweck würden sich **telefonische Nachsorgemaßnahmen** (Faller et al. 2011), aber v. a. Gruppenangebote zur Aufrechterhaltung der positiven Effekte **sozialer Unterstützung** anbieten (Morfeld u. Friedrichs 2011). Schließlich ist für die Wirksamkeit einer Intervention die **Berücksichtigung spezifischer Gruppen- und Klinikgegebenheiten**, z. B. das Bildungsniveau der Rehabilitanden und die zeitlichen Rahmenbedingungen, zu beachten (Reese u. Mittag 2013), um eine optimale Integration des Trainings in den Rehabilitationsalltag zu ermöglichen.

■ **Schlussfolgerung**

Abschließend ist festzuhalten, dass insgesamt alle Rehabilitanden präventiv vom Angebot depressionsspezifischer Inhalte und somit von der Teilnahme am Training profitierten. Dennoch wurde deutlich, dass die Rehabilitanden der IG insgesamt positiver von der Intervention berichteten als die Rehabilitanden der KG. Diese berichteten zudem im Vergleich zur IG und IG_{depr} weniger erlernte Handlungsweisen. Die Ergebnisse deuten darauf hin, dass die kombinierte Anwendung des Trainings sowohl für die Prävention als auch Behandlung leichter bis moderater depressiver Symptome geeignet ist. Herausfordernd ist dabei, das Training in einem Zeitraum von 3 Wochen durchzuführen, während die Integration in einer 4-wöchigen Rehabilitationsmaßnahme einfacher gelingt (Bahrke et al. 2006). Aus diesem Blickwinkel ist es überaus positiv zu betrachten, dass bereits erste Erfolge von den Befragten benannt wurden und für die Wirksamkeit der Intervention mit 8 Trainingsmodulen à 100 Minuten sprechen. Darüber hinaus entspricht das Training Debora den Praxisempfehlungen von Reese und Mittag (2013) sowie dem Anforderungsprofil der Deutschen Rentenversicherung Bund (2013), wonach bei Depressionen ergänzende psychologische Interventionen, z. B. in Form von Zusatzmodulen im Rahmen multimodaler Behandlung der VMO, angeboten werden sollten. In Anbetracht der Zunahme psychischer Komorbiditäten ist eine Implementation des Trainings Debora im Rahmen der VMO indiziert und sollte sowohl das Schmerzkompetenz- als auch das Depressionspräventionstraining beinhalten (Hampel et al. 2014).

Literatur

Airaksinen O, Brox JI, Cedraschi C, Hildebrandt J, Klaber-Moffett J, Kovacs F, Mannion AF, Reis S, Staal JB, Ursin H, Zanoli G (2006) European guidelines for the management of chronic nonspecific low back pain. Eur Spine J 15: 192–300

Bahrke U, Bandemer-Greulich U, Fikentscher E, Müller K, Schreiber B, Konzag TA (2006) Chronischer Rückenschmerz mit suppressiver Schmerzverarbeitung zur Optimierung des Rehabilitationserfolgs einer bislang vernachlässigten Rehabilitandengruppe. Rehabilitation 45: 336–344

Bandemer-Greulich U, Bosse B, Fikentscher E, Konzag TA, Bahrke U (2008) Wirksamkeit psychologischer Interventionen auf die Schmerzverarbeitung innerhalb einer orthopädischen Rehabilitation von chronischen Rückenschmerzen. Psychother Psychosom Med Psychol 58: 32–37

Baumeister H (2014) Implementationsforschung in der Klinischen Psychologie, Rehabilitationspsychologie und Psychotherapie. Psychol Rundsch 65: 150–158

Baumeister H, Höfler M, Jacobi F, Wittchen H, Bengel J, Härter M (2004) Psychische Störungen bei Patienten mit muskuloskelettalen und kardiovaskulären Erkrankungen im Vergleich zur Allgemeinbevölkerung. Z Klin Psychol Psychother 33: 33–41

Bernstein DA, Borkovec TD (2000) Entspannungs-Training. Handbuch der Progressiven Muskelrelaxation. Pfeiffer, München

Bethge M, Müller-Fahrnow W (2008) Wirksamkeit einer intensivierten stationären Rehabilitation bei muskuloskelettalen Erkrankungen: systematischer Review und Meta-Analyse. Rehabilitation 47: 200–209

Brandes I, Morfeld M, Krauth C (2011) Ökonomische Aspekte der Implementierung von Back-to-Balance. In: Krauth C, Petermann F (Hrsg) Gesundheitsökonomie und Reha-Ökonomie. Roderer, Regensburg, S 147–164

BÄK – Bundesärztekammer, Kassenärztliche Bundesvereinigung, Arbeitsgemeinschaft der Wissenschaftlichen Medizinischen Fachgesellschaften (2015) Nationale Versorgungsleitlinie Kreuzschmerz – Langfassung, 1. Aufl. Version 5. http://www.leitlinien.de/mdb/downloads/nvl/kreuzschmerz/kreuzschmerz-1aufl-vers5-lang.pdf. Zugegriffen: 05. Februar 2016

Demyttenaere K, Bruffaerts R, Lee S et al (2007) Mental disorders among persons with chronic back or neck pain: results from the World Mental Health Surveys. Pain 129: 332–342

Dibbelt S, Greitemann B, Büschel C (2006) Nachhaltigkeit orthopädischer Rehabilitation bei chronischen Rückenschmerzen – Das Integrierte orthopädisch-psychosomatische Behandlungskonzept (IopKo). Rehabilitation 45: 324–335

Deutsche Rentenversicherung Bund (2013) Anforderungsprofil für die verhaltensmedizinisch orthopädische Rehabilitation (VMO) http://www.deutsche-rentenversicherung.de/cae/servlet/contentblob/322680/publicationFile/61959/verhaltensmed_ortho_reha_vmo.pdf. Zugegriffen: 09. Februar 2016

Deutsche Rentenversicherung Bund (2014) Psychische Komorbidität. Leitfaden zur Implementierung eines psychodiagnostischen Stufenplans in der medizinischen Rehabilitation. http://forschung.deutsche-rentenversicherung.de/ForschPortalWeb/ressource?key=broschuere_psych_komorb.pdf. Zugegriffen: 09. Februar 2016

Faller H, Reusch A, Meng K (2011) DGRW-Update: Patientenschulung. Rehabilitation 50: 284–291

Gureje O, Korff M von, Kola L et al (2008) The relation between multiple pains and mental disorders: results from the World Mental Health Surveys. Pain 135: 82–91

Hampel P, Tlach L (2015) Cognitive-behavioral management training of depressive symptoms among inpatient orthopedic patients with chronic low back pain and depressive symptoms: a 2-year longitudinal study. J Back Musculoskelet Rehabil 28: 49–60

Hampel P, Graef T, Krohn-Grimberghe B, Tlach L (2009a) Effects of gender and cognitive-behavioral management of depressive symptoms on rehabilitation outcome among inpatient orthopedic patients with chronic low back pain: a 1 year longitudinal study. Eur Spine J 18: 1867–1880

Hampel P, Gräf T, Krohn-Grimberghe B, Thomsen M, Mohr B (2009b) Effektivität eines kognitiv-behavioralen Depressionsbewältigungstrainings in der stationären orthopädischen Rehabilitation bei chronisch unspezifischem Rückenschmerz und Depressivität. Z Klin Psychol Psychother 38: 154–165

Hampel P, Gemp S, Mohr B, Schulze J, Tlach L (2014) Langfristige Effekte einer kognitiv-behavioralen Intervention auf die Schmerzverarbeitung in der stationären orthopädischen Rehabilitation von chronisch unspezifischem Rückenschmerz und Depressivität. Psychother Psychosom Med Psychol 64: 439–447

Härter M, Baumeister H, Reuter K, Jacobi F, Höfler M, Bengel J, Wittchen H (2007) Increased 12-month prevalence rates of mental disorders in patients with chronic somatic diseases. Psychother Psychosom 76: 354–360

Hautzinger M, Bailer M, Hofmeister D, Keller F (2012) Allgemeine Depressionsskala (ADS), 2. Aufl. Hogrefe, Göttingen

Henschke N, Ostelo RWJG, Tulder van MW, Vlaeyen JWS, Morley S, Assendelft WJJ, Main CJ (2010) Behavioural treatment for chronic low-back pain. Cochrane Database Syst Rev (7): CD002014

Herrmann-Lingen C, Buss U, Snaith RP (2005) HADS-D Hospital Anxiety and Depression Scale – Deutsche Version (HADS). Huber, Bern

Hüppe A, Raspe H (2005) Konzepte und Modelle zur Chronifizierung von Rückenschmerzen. In: Hildebrandt. J, Müller G, Pfingsten M (Hrsg) Lendenwirbelsäule. Ursachen, Diagnostik und Therapie von Rückenschmerzen. Urban & Fischer, München, S 328–339

Hüppe A, Raspe H (2009) Amplifizierte Rückenschmerzen und Komorbidität in der Bevölkerung. Schmerz 23: 275–283

Jacobson E (2011) Entspannung als Therapie. Progressive Relaxation in Theorie und Praxis. Klett-Cotta, Stuttgart

Kamper SJ, Apeldoorn AT, Chiarotto A, Smeets RJEM, Ostelo RWJG, Guzman J, van Tulder MW (2015) Multidisciplinary biopsychosocial rehabilitation for chronic low back pain: Cochrane systematic review and meta-analysis. BMJ 350: h444

Koch U, Mehnert A, Härter M (2011) Chronische körperliche Erkrankungen und psychische Komorbidität. Bundesgesundheitsblatt Gesundheitsforschung Gesundheitsschutz 54: 1–3

von Korff M, Ormel J, Keefe FJ, Dworkin SF (1992) Grading the severity of chronic pain. Pain 50: 133–149

Korsch S, Herbold D, Wiezoreck M, Geigner B, Beddies A, Worringen U, Hampel P (2016) Förderfaktoren, Barrieren und Barrierenmanagement zur Umsetzung gesundheitsförderlicher Verhaltensweisen von Rehabilitanden mit chronischem Rückenschmerz – Eine qualitative Analyse. Rehabilitation 55: 210–216

Linton SJ, Nordin E (2006) A 5-year follow-up evaluation of the health and economic consequences of an early cognitive behavioral intervention for back pain: a randomized, controlled trial. Spine 31: 853–858

Mau W, Smolenski U (2014) Das soziale Netzwerk als Co-Akteur im Rehabilitationsprozess. Phys Med Rehab Kuror 24: 231–232

Mayring P (2010) Qualitative Inhaltsanalyse. Grundlagen und Techniken. Beltz, Weinheim

Mohr B (2012) Kognitiv-behaviorales Training zur Depressionsbewältigung bei chronisch unspezifischen Rückenschmerzen und komorbider Depressivität. Einfluss von Depressivität und Chronifizierungsstadium auf den stationären Rehabilitationserfolg. Unveröffentlichte Dissertation, Universität Bremen, Bremen

Mohr B, Hampel P (2006) Depressionsbewältigungstraining bei spezifischem Rückenschmerz. Unveröffentlichte Arbeitsmaterialien. Universität Bremen, Bremen

Mohr B, Gräf T, Forster M, Krohn-Grimberghe B, Kurzeja R, Mantel F, Thomsen M, Hampel P (2008) Der Einfluss von Depressivität und Geschlecht auf den Rehabilitationserfolg bei chronischem Rückenschmerz: Eine Pilotstudie. Rehabilitation 47: 284–298

Morfeld M, Friedrichs A (2011) Psychische Komorbidität. Befunde zur Diagnostik und Hinweise auf Möglichkeiten der Weiterversorgung in der medizinischen Rehabilitation. Bundesgesundheitsblatt Gesundheitsforschung Gesundheitsschutz 54: 90–97

Reese C, Mittag O (2013) Entwicklung von Praxisempfehlungen für psychologische Interventionen in der Rehabilitation von Patienten mit chronischen Rückenschmerzen: Methoden und Ergebnisse. Gesundheitswesen 75: 832–837

Scascighini L, Toma V, Dober-Spielmann S, Sprott H (2008) Multidisciplinary treatment for chronic pain: a systematic review of interventions and outcomes. Rheumatology (Oxford) 47: 670–678

Schmidt C, Bernert S, Spyra K (2014) Zur Relevanz psychischer Komorbiditäten bei chronischem Rückenschmerz: Häufigkeitsbild, Erwerbsminderungsrenten und Reha-Nachsorge im Zeitverlauf der Reha-Kohorten 2002–2009. Rehabilitation 53: 384–389

Schonstein E, Kenny DT, Keating JL, Koes BW (2009) Work conditioning, work hardening and functional restoration for workers with back and neck pain. Cochrane Database Syst Rev (1): CD001822

Schwarz S, Mangels M, Sohr G, Holme M, Worringen U, Rief W (2008) Patienten mit vs. ohne psychische Störung in der orthopädischen Rehabilitation. Schmerz 22: 67–74

Schweikert B, Jacobi E, Seitz R, Cziske R, Ehlert A, Knab J, Leidl R (2006) Effectiveness and cost-effectiveness of adding a cognitive behavioral treatment to the rehabilitation of chronic low back pain. J Rheumatol 33: 2519–2526

Tlach L, Hampel P (2011) Long-term effects of a cognitive-behavioral training program for the management of depressive symptoms among patients in orthopedic inpatient rehabilitation of chronic low back pain: a 2-year follow-up. Eur Spine J 20: 2143–2151

Wenig CM, Schmidt CO, Kohlmann T, Schweikert B (2009) Costs of back pain in Germany. Eur J Pain 13: 280–286

Teil II
Das Trainingsmanual

Einführung in das Trainingsmanual

Beate Mohr, Sabrina Korsch, Svenja Roch, Petra Hampel

B. Mohr et al., *Debora – Trainingsmanual Rückenschmerzkompetenz und Depressionsprävention*,
DOI 10.1007/978-3-662-52739-9_6, © Springer-Verlag GmbH Deutschland 2017

Zusammenfassung

In der Einführung des Trainingsmanuals werden kurz die Zielgruppe und Ziele des Trainings sowie eingehend die Elemente und Besonderheiten des Trainingskonzeptes erörtert. Neben den Rahmenbedingungen sowie den allgemeinen Hinweisen zur Durchführung finden Sie außerdem einen detaillierten Überblick zu den Methoden, Trainingsmaterialien und Vorbereitungen, die für die Durchführung des Trainings zur Rückenschmerzkompetenz und Depressionsprävention erforderlich sind. Die Traineranleitungen zu den einzelnen Trainingsmodulen sowie das zugehörige Arbeitsmaterial schließen sich in den folgenden Kapiteln an.

6.1 Zielgruppe

Die Zielgruppe für das kombinierte störungsspezifische Gruppentraining sind sowohl Patienten mit unspezifischen CRS und leichten bis mittelgradigen komorbiden unipolaren depressiven Störungen (sofern gruppenfähig) als auch chronische Rückenschmerzpatienten, die keine oder nur leichte depressive Symptome aufweisen (ohne die Kriterien einer depressiven Störung zu erfüllen). Das kombinierte Gruppentraining kann somit zur **Prävention** von depressiven Erkrankungen als auch zur **Mitbehandlung** bereits vorhandener leichter bis mittelgradiger komorbider depressiver Erkrankungen bei CRS eingesetzt werden.

Indikationen für die Teilnahme am Training umfassen unspezifische CRS, die in verschiedenen orthopädischen Hauptdiagnosen verschlüsselt sein können, sowie komorbide depressive Symptome bzw. leichte bis mittelgradige unipolare depressive Erkrankungen. Die jeweiligen Diagnosen sind in der nachfolgenden Übersicht aufgelistet.

Indikationen

Orthopädische Hauptdiagnosen für unspezifische CRS:
- M51 (Bandscheibenschäden im Bereich der Brust- und Lendenwirbelsäule)
- M53 (sonstige Krankheiten der Wirbelsäule und des Rückens)
- M54 (Rückenschmerzen)

Zur Prävention von komorbiden depressiven Erkrankungen:
- Ohne depressive Symptome
- Depressive Symptome (die keine Kriterien für eine Diagnose erfüllen)

Zur Mitbehandlung von komorbiden unipolaren depressiven Erkrankungen (sofern gruppenfähig):
- F32.0/F32.1 (Leichte bis mittelgradige depressive Episode)
- F33.0/F33.1 (leichte bis mittelgradige rezidivierende depressive Störung)
- F34.1 (Dysthymia)
- F43.20/F43.21 (Anpassungsstörungen mit kurzen oder verlängerten depressiven Reaktionen)

Kontraindikationen sind somatische oder psychische komorbide Erkrankungen, die eine aktive Teilnahme an den interaktiven Übungen und den Diskussionen einschränken oder verhindern. Hierzu zählen u. a. schwere depressive Erkrankungen ohne oder mit psychotischen Symptomen, akute oder posttraumatische Belastungsstörungen und Psychosen. Außerdem ist das Training wegen seiner Ausrichtung auf unspezifische CRS nicht zur Behandlung von CRS aufgrund organischer Ursachen, operativer Eingriffe oder Unfälle gedacht. Darüber hinaus können Menschen mit zu geringen Kenntnissen der deutschen Sprache in Wort und Schrift nicht am Training teilnehmen.

Kontraindikationen

Spezifische Rückenschmerzen aufgrund organischer Ursachen (red flags):
- Tumore, Entzündungen, Osteoporose, radikuläre Syndrome

Innerhalb der vergangenen 6 Monate:
- Operative Eingriffe am Bewegungsapparat
- Unfälle

Einschränkung/Verhinderung der Gruppenfähigkeit:
- Durch somatische Komorbiditäten (z. B. internistische, neurologische)
- Durch psychische Komorbiditäten (z. B. schwere depressive Erkrankungen und Angststörungen, Psychosen, posttraumatische Belastungsstörung)
- Durch zu geringe Kenntnisse der deutschen Sprache in Wort und Schrift

Das Gruppentraining wurde ursprünglich für die Anwendung in der stationären VMO entwickelt. Das Training ist jedoch so konzipiert, dass es sowohl im rehabilitativen als auch im kurativen Anwendungsbereich sowie im ambulanten, teilstationären und vollstationären Setting eingesetzt werden kann. Das psychologische Gruppentraining lässt sich zudem in bestehende multidimensionale Behandlungsprogramme von unspezifischen CRS integrieren.

6.2 Ziele des Trainings

Die hauptsächliche Zielsetzung des neuen kombinierten Gruppentrainings ist es, sowohl unspezifische CRS als auch komorbide depressive Symptome durch störungsspezifische psychologische Interventionen zu verringern oder der Entwicklung komorbider depressiver Erkrankungen vorzubeugen. Durch die Prävention oder Mitbehandlung depressiver Symptome soll der Krankheitsverlauf und die Schmerzkompetenz bei CRS positiv beeinflusst sowie die biopsychosoziale Funktionsfähigkeit im Alltag und Beruf verbessert werden. Übergeordnete Ziele bestehen darin, die Handlungskompetenz, Selbstmanagementkompetenz, Gesundheitskompetenz und das Empowerment zu fördern sowie eine Einstellungs- und Verhaltensänderung für einen gesundheitsförderlichen Lebensstil zu motivieren und aufzubauen (Bitzer et al. 2009; Faller et al. 2015). Das Training beinhaltet allgemeine Ziele und spezifische Lernziele (▶ Exkurs 6.1). Die spezifischen Lernziele werden in der Traineranleitung zu den jeweiligen Trainingsmodulen (▶ Kap. 7–14) detailliert aufgeführt.

Exkurs 6.1

Die allgemeinen Ziele lassen sich in 3 **Zielebenen** von Patientenschulungen einordnen: gesundheitsökonomische Ziele, direkte/proximale sowie indirekte/distale Ziele (Faller et al. 2011; Küffner u. Reusch 2013; Ströbl et al. 2007a, b). Die proximalen Ziele werden im Training direkt bearbeitet. Die distalen Ziele werden dagegen nicht direkt im Training bearbeitet. Sie sollen indirekt über die Trainingsintervention und Umsetzung der proximalen Ziele als Mediatoren mit erreicht werden.

■ Gesundheitsökonomische Ziele

Das kombinierte Gruppentraining ist eine kosteneffiziente Intervention zur Behandlung von unspezifischen CRS und depressiven Symptomen, die 8 Trainingsmodule umfasst. Der Einsatz des Gruppentrainings soll Krankheits- und Behandlungskosten reduzieren, indem die krankheitsbedingte Inanspruchnahme von Gesundheitsleistungen verringert sowie die Teilhabe am Arbeits- und sozialen Leben erhöht wird (◘ Tab. 6.1).

■ Direkte, proximale Ziele

Die proximalen Ziele umfassen den Wissenserwerb über das biopsychosoziale Krankheitsmodell von chronischen Schmerzen und Depressionen mit ihren Wechselwirkungsmechanismen und Behandlungsmöglichkeiten. Weitere Ziele sind das Erlernen von Fertigkeiten, z. B. die Verbesserung der Selbstwahrnehmung, Selbstbeobachtung sowie das Erlernen verschiedener kognitiver und behavioraler Strategien zur Steigerung der Schmerzkompetenz und Verringerung depressiver Symptome (z. B. Reflexion eigener dysfunktionaler Einstellungen und Gedanken zum Schmerzerleben, Übungen zur positiven Veränderung von Gedanken, Erarbeiten von Ablenkungsmöglichkeiten und Stressverarbeitung). Zu den weiteren Zielen zählen die Motivation zur Einstellungs- und Verhaltensänderung für einen gesundheitsförderlichen Lebensstil sowie das Trainieren krankheitsspezifischer sozialer Kompetenzen (z. B. Reflexion und Verringerung ungünstiger Schmerzkommunikation). Außerdem wird durch selbstständiges Bearbeiten alltagsnaher Übungsaufgaben (z. B. Ressourcen-Dating, Rückenstärkung, vgl. ▶ Abschn. 6.3.4) in einem Workshopsetting der Alltagstransfer, Erfahrungsaustausch sowie das

◘ **Tab. 6.1** Ziele des Trainings auf den 3 Zielebenen

Zielebene	Ziele des Trainings
Gesundheitsökonomisch	– Ökonomisches Training (Kosten, zeitliche Ressourcen) – Reduktion der Krankheitskosten – Teilhabe am Arbeits- und sozialen Leben
Direkt/proximal	– Wissenserwerb über Zusammenhänge und Wechselwirkungen von chronischen Schmerzen und Depression – Einstellungsänderung/Motivation zu gesundheitsförderlichem Lebensstil – Training von Fertigkeiten im Umgang mit chronischen Schmerzen und depressiven Symptomen – Training sozialer Kompetenzen – Training günstiger Stressverarbeitungsstrategien – Lernen durch Erfahrungsaustausch – Erleben sozialer Kompetenz – Alltagstransfer
Indirekt/distal	– Akzeptanz chronischer Schmerzen – Steigerung der Eigenaktivität, Mitarbeit und Selbstwirksamkeit bei der Behandlung (Compliance) – Steigerung der Eigenverantwortung im Verhalten (Selbstmanagement) – Informierte Entscheidungsfähigkeit bei medizinischen Entscheidungen (Empowerment) – Verbesserung des Gesundheitsverhaltens – Steigerung der Lebensqualität

Umsetzen und Erleben eigener sozialer Kompetenz direkt erlebt und erzielt (Tab. 6.1).

- **Indirekte, distale Ziele**

Zu den indirekten Zielen gehören die Akzeptanz von chronischen Schmerzen sowie die Verbesserung des Gesundheitsverhaltens (z. B. durch Achtsamkeit, ausgewogene Aktivitäten und die Steigerung von positiven Aktivitäten). Weitere indirekte Ziele sind die Steigerung von Eigenaktivität und Selbstwirksamkeitserleben, die Verbesserung der Compliance (z. B. die verlässliche Mitarbeit bei der zeitkontingenten Medikamenteneinnahme), die Förderung von Eigenverantwortung und Selbstmanagement im Umgang mit chronischen Schmerzen und Empowerment (informierte Entscheidungsfähigkeit bei medizinischen Entscheidungen) sowie langfristig die Verbesserung der Lebensqualität (Tab. 6.1).

6

6.3 Elemente und Besonderheiten des neuen Trainingskonzeptes

Das Trainingskonzept kombiniert mehrere Trainingselemente zur Prävention und Behandlung für unspezifische CRS und komorbide depressive Symptome. Die Kernelemente bilden das kombinierte störungsspezifische Gruppentraining mit anschließendem Workshop. Ergänzende Elemente sind 2 ausgegliederte psychoedukative und ein ausgegliederter medizinischer Vortrag sowie Trainingsmaterialien (optional als Broschüre), die im Gruppentraining und für die selbstständige Bearbeitung im Workshop verwendet werden (Abb. 6.1).

Da das Trainingskonzept kein intensives Entspannungstraining enthält, sollte im Rahmen eines multimodalen Behandlungsprogrammes ein Entspannungstraining ergänzend angeboten werden.

6.3.1 Aufbau des kombinierten Gruppentrainings mit Workshop

Das Gruppentraining umfasst insgesamt 8 Trainingsmodule: 4 **Basismodule** zur Verbesserung der Schmerzkompetenz (Trainingsmodule 1, 2, 3, 4) und 4 **Zusatzmodule** zur Prävention und Behandlung komorbider depressiver Symptome (Trainingsmodule 1a, 2a, 3a, 4a). Diese werden, wie in Abb. 6.2 dargestellt, in alternierender Reihenfolge (1, 1a, 2, 2a, 3, 3a, 4, 4a) durchgeführt.

6.3.2 Inhalte des kombinierten Gruppentrainings

Die Trainingsmodule zur Depressionsprävention bauen jeweils auf den Inhalten der vorangegangenen Module zur Schmerzkompetenz auf und orientieren sich an den biopsychosozialen Ebenen:

- Behaviorale Ebene (Trainingsmodul 1, 1a)
- Emotionale Ebene (Trainingsmodul 2, 2a)
- Kognitive Ebene (Trainingsmodul 3, 3a)
- Sozial-interaktive Ebene (Trainingsmodul 4, 4a)

Deshalb sollten die Basismodule zur Schmerzkompetenz **alternierend** mit den Zusatzmodulen zur Prävention und

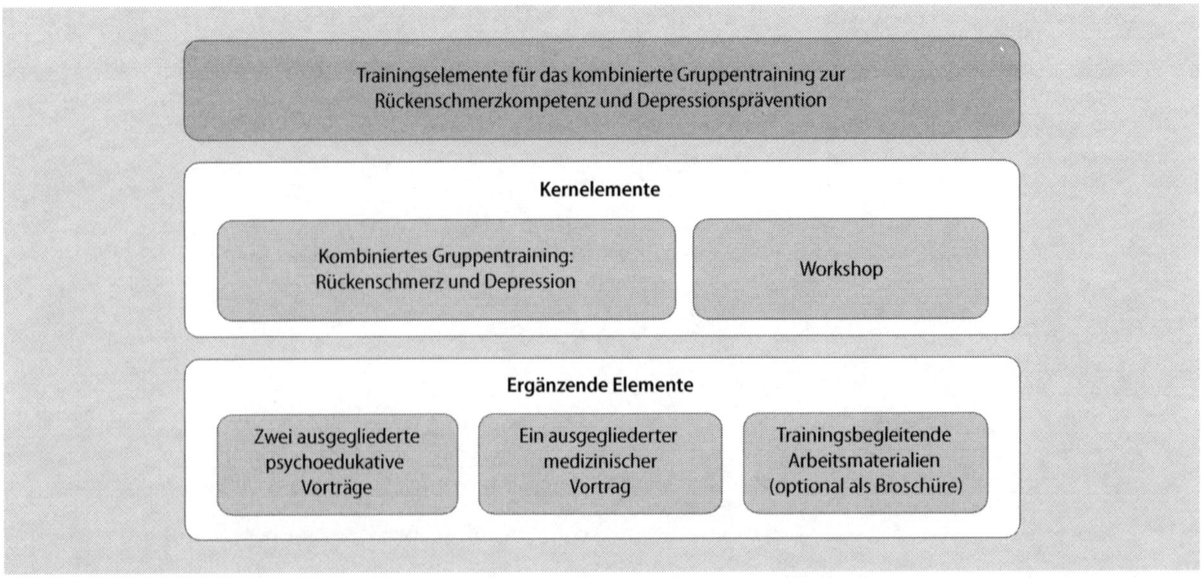

Abb. 6.1 Trainingselemente

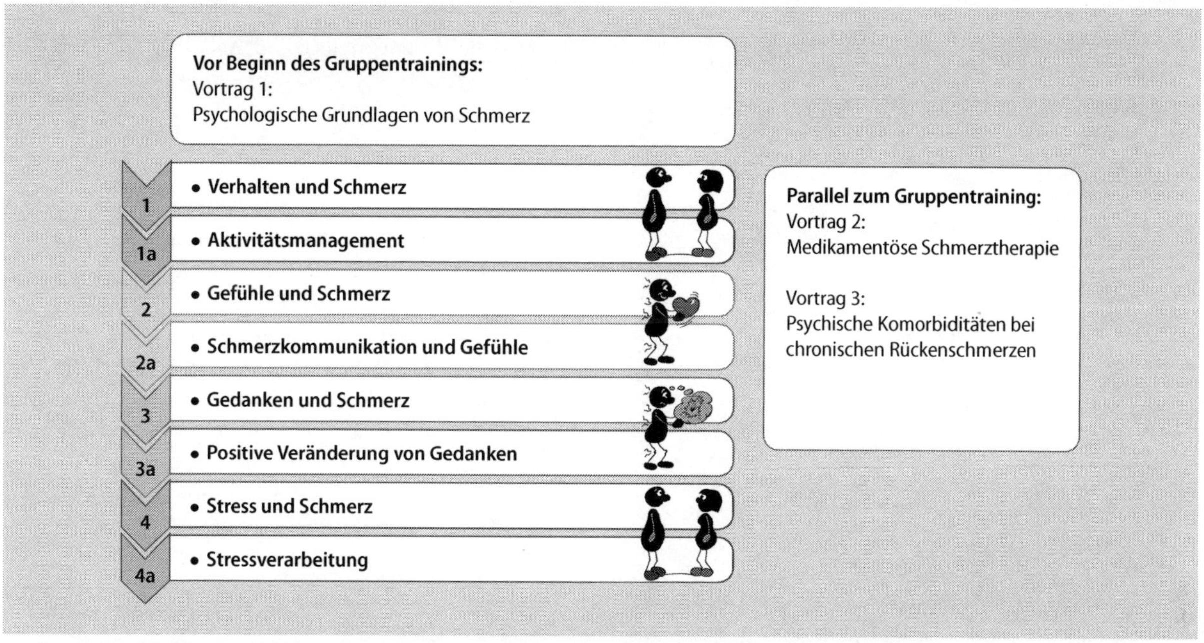

Abb. 6.2 Übersicht über die 8 Trainingsmodule und begleitenden Vorträge

Behandlung komorbider depressiver Symptome durchgeführt werden.

Die theoretische Grundlage der Trainingsinhalte bildet das biopsychosoziale Erklärungsmodell, das Prinzip der Salutogenese sowie die Bedeutung auslösender und aufrechterhaltender Krankheitsbedingungen von CRS und depressiven Symptomen. Jedes Trainingsmodul der 4 Basis- und Zusatzmodule legt den Themenschwerpunkt auf eine biopsychosoziale Ebene und gewährleistet hiermit die Mehrdimensionalität des Trainings, da die verschiedenen Ebenen der Einstellungs- und Verhaltensänderung angesprochen werden (Worringen u. Korsukéwitz 2003). Hierbei liegt der Fokus in den Basismodulen auf einem verbesserten Umgang mit CRS und bei den Zusatzmodulen auf der Prävention und Mitbehandlung von depressiven Symptomen. Es werden Übungen durchgeführt, die einerseits die auslösenden und aufrechterhaltenden Mechanismen (behaviorale, kognitive, emotionale und sozial-interaktive Mechanismen) für Rückenschmerzen bzw. Depressionen verringern und andererseits die Selbstmanagementkompetenzen im Umgang mit Rückenschmerzen und depressiven Symptomen verbessern. Darüber hinaus sollen auf sozial-interaktiver Ebene eine günstigere Stressverarbeitung erlernt und der Interaktionsstil verbessert werden. Eine Kurzzusammenfassung der Inhalte des Gruppentrainings ist der nachfolgenden Übersicht oder in den ▶ Kap. 7–14 den tabellarischen Stundenüberblicken zu entnehmen.

Kurzüberblick über die Inhalte der insgesamt 8 Trainingsmodule

Trainingsmodul 1, behaviorale Ebene: Verhalten und Schmerz
Es werden die Grundlagen des biopsychosozialen Modells und der wechselseitige Zusammenhang von Verhalten und Schmerz vermittelt sowie ungünstige und günstige Verhaltensweisen differenziert.

Trainingsmodul 1a, behaviorale Ebene: Aktivitätsmanagement
Es wird die Wechselwirkung von depressiven Symptomen und chronischen Schmerzen vermittelt. Die Auswirkungen ungünstiger Verhaltensstrategien wie Schonen und Durchhalten werden anhand der abwärts- und aufwärtsgerichteten Gefühlsspiralen erarbeitet sowie die Prinzipien ausgewogener Aktivitäten und Steigerung angenehmer Aktivitäten eingeführt. Zudem wird das Führen eines Aktivitäten-Gefühle-Schmerz-Protokolls erlernt.

Trainingsmodul 2, emotionale Ebene: Gefühle und Schmerz
Es wird der wechselseitige Zusammenhang von Gefühlen und Schmerz behandelt und zwischen Gefühlen, die Schmerzen verringern bzw. verstärken, differenziert sowie eine Genussübung durchgeführt.

6

Trainingsmodul 2a, emotionale Ebene: Schmerzkommunikation und Gefühle
Es wird die nonverbale Schmerzkommunikation an Videobeispielen analysiert, die eigene Schmerzkommunikation reflektiert und auf die Wechselbeziehung zwischen Körpersprache und emotionaler Ebene eingegangen.

Trainingsmodul 3, kognitive Ebene: Gedanken und Schmerz
Es wird der wechselseitige Zusammenhang von Gedanken und Schmerz thematisiert und das Formulieren positiver Gedanken geübt. Die Rolle der Aufmerksamkeit für die Schmerzwahrnehmung wird vermittelt und eine Achtsamkeitsübung durchgeführt.

Trainingsmodul 3a, kognitive Ebene: Positive Veränderung von Gedanken
Es wird die Bedeutung automatischer negativer Gedanken und Bewertungen vermittelt und anhand von Übungsbeispielen zum Bagatellisieren und Katastrophisieren verdeutlicht. Mithilfe des ABC-Schemas werden alternative positive Selbstinstruktionen eingeübt.

Trainingsmodul 4, sozial-interaktive Ebene: Stress und Schmerz
Es wird der wechselseitige Zusammenhang von Stress und Schmerz vermittelt. Hierzu wird das Stressgeschehen anhand von persönlichen Stresssituationen, Stressreaktionen und Stressverarbeitungsstrategien gemeinsam erarbeitet.

Trainingsmodul 4a, sozial-interaktive Ebene: Stressverarbeitung
Es wird vertiefend vermittelt, dass die Stressverarbeitung einem Problemlöseprozess entspricht (»Stresskette«). Zudem wird die Unterscheidung günstiger und ungünstiger Stressverarbeitungsstrategien geübt. In einem Rollenspiel werden günstige und ungünstige Interaktionsstile in einer sozialen Stresssituation differenziert.

Eine Vertiefung der Inhalte erfolgt zu jedem Trainingsmodul in einem Workshop, in dem die Teilnehmer selbstständig, ohne den Therapeuten, Übungen und Transferaufgaben bearbeiten, die thematisch an das vorangegangene Gruppentraining anknüpfen. Der Workshop ersetzt die herkömmliche Hausaufgabenmethode in Patientenschulungen. Hierdurch werden die Motivation zur Eigenaktivität sowie der Alltagstransfer gefördert. Ein Vorteil ist das Erleben eigener sozialer Kompetenzen durch die gegenseitige Unterstützung und der Erfahrungsaustausch bei der Aufgabenbearbeitung. Begleitend nutzen die Patienten hierzu die Arbeitsmaterialien und -blätter. Detaillierte Hinweise zur Organisation und Durchführung der Workshops erfolgen in ▶ Abschn. 6.5.1 sowie in der Trainingsanleitung zu jedem der Module (▶ Kap. 7–14).

6.3.3 Gliederung der einzelnen Trainingsmodule

Ein Trainingsmodul umfasst insgesamt 100 Minuten und ist definiert durch die beiden Kernelemente interaktives Gruppentraining (75 Minuten) und anschließender Workshop (25 Minuten; ◘ Abb. 6.3). Alle 8 Trainingsmodule gliedern sich in die Einführungs-, Edukations-, Übungs- und Abschlussphase. Der Workshop bildet die darauf folgende Transferphase.

Gliederung eines Trainingsmoduls (100 Minuten)

Interaktives Gruppentraining mit Trainer (75 Minuten):
- Einführungsphase: Begrüßung, Themenüberblick, Feedback zum Workshop (bzw. Kennenlernen im 1. Trainingsmodul)
- Edukationsphase: Wissensvermittlung
- Übungsphase: Krankheitsspezifische und gesundheitsförderliche Kompetenzen
- Abschlussphase: Feedback, Take-Home-Message, Information und Aufgabenverteilung für den Workshop

Workshop ohne Trainer (25 Minuten):
- Transferphase: Übungsaufgaben

In der ◘ Tab. 6.2 wird die Gliederung eines Trainingsmoduls (Einführungs-, Edukations-, Übungs-, Abschluss- und Transferphase) exemplarisch am Trainingsmodul 1 dargestellt.

6.3.4 Trainingsmaterialien für die Teilnehmer (optional als Broschüre)

Ein weiteres Element des Trainings sind die Trainingsmaterialien. Sie unterstützen die Patienten beim Transfer der Lerninhalte in den Alltag und dienen nach Abschluss des Trainings zur Vertiefung und Verstetigung der Lerninhalte.

Die Abfolge der Trainingsmaterialien orientiert sich am Ablauf der Trainingsmodule. Die Inhalte spiegeln den ressourcenorientierten Ansatz des Trainings wider. Sie enthalten einen Trainingsüberblick, psychoedukative Informationen (z. B. biopsychosoziales Erklärungsmodell

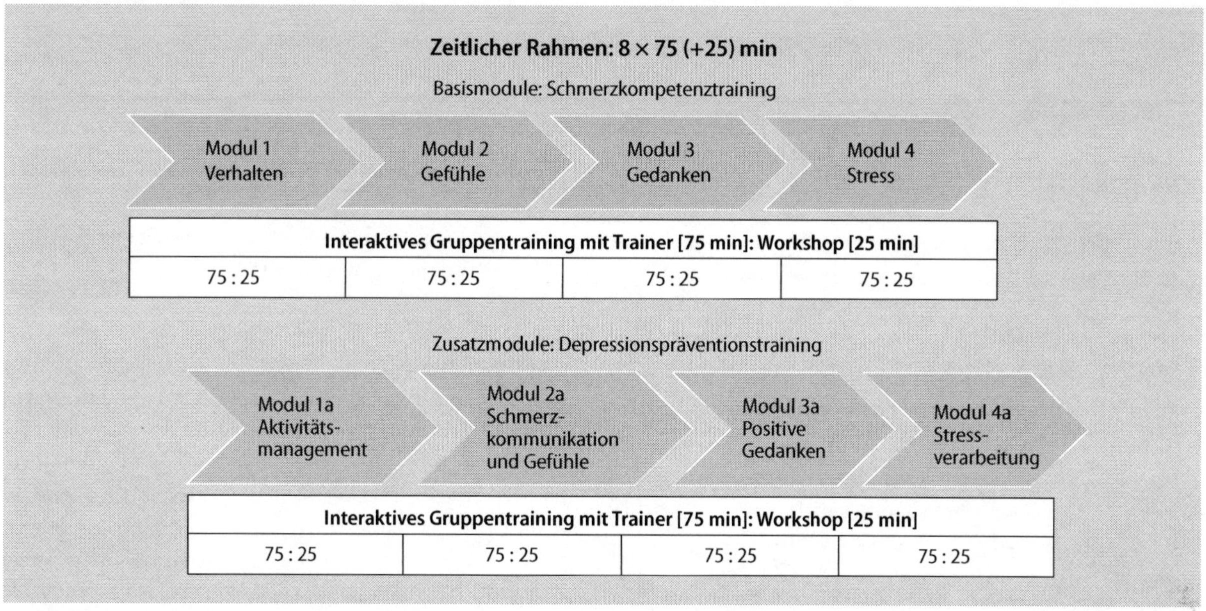

Abb. 6.3 Zeitlicher Verlauf des Gruppentrainings

Tab. 6.2 Überblick über die Unterteilung der Methoden und Inhalte am Beispiel von Trainingsmodul 1

Phase	Methode	Inhalt
Trainingsmodul 1: Verhalten und Schmerz (75 Minuten)		
Einführungsphase (► Abschn. 7.1–7.4)	Aktivierungsübung: Lebendige Statistik	Interaktive Vorstellungsrunde
	Kurzvortrag	Überblick über Gesamttraining
	Kurzvortrag	Gruppenregeln
	Kurzvortrag	Überblick Trainingsmodul 1
Edukationsphase (► Abschn. 7.5)	Kurzvortrag	Definition von Schmerz
	Kurzvortrag, Gruppendiskussion	Biopsychosoziales Modell/Hauptansatzpunkte der Schmerzkompetenz
	Gruppendiskussion	Unterscheidung akuter/chronischer Schmerz
Übungsphase (► Abschn. 7.6–7.7)	Aktivierungsübung: Redeball	Eigene Verhaltensweisen bei Schmerz
	Übung: Karten zuordnen	Wechselseitiger Zusammenhang zwischen Verhalten und Schmerz
Abschlussphase (► Abschn. 7.8–7.9)	Kurzvortrag, Fischernetz	Einführung in das Fischernetz (persönliche Take-Home-Message)
	Kurzvortrag	Organisation und Anleitung für den Workshop
Workshop (25 Minuten)		
Transferphase (► Abschn. 7.10)	Übung	Geschichte: Der Ring des Königs

chronischer Schmerzen und Stressverarbeitung – Chronische Schmerzen verstehen, ◘ Abb. 7.3) sowie zahlreiche Arbeitsblätter mit Übungsaufgaben für die Anwendung im Gruppentraining und die Eigenarbeit im Workshop (z. B. Steigerung/Planung angenehmer Aktivitäten, Schnupperspaziergang).

Darüber hinaus enthalten die Materialien allgemeine und hilfreiche Kurzinformationen zu den Prinzipien der Achtsamkeit und Tipps für einen besseren Schlaf. Außerdem werden Hinweise zur ambulanten Schmerztherapie gegeben. Schließlich können optional ein Glossar (► Anhang) sowie weiterführende Informationen und Literaturempfehlungen (◘ Abb. 13.5) an die Teilnehmer ausgehändigt werden.

6

Trainings- und Arbeitsmaterialien für die Teilnehmer (optional als Broschüre)

Trainingsüberblick (◘ Abb. 7.1)

Psychoedukative Informationen

- Chronische Schmerzen verstehen (Schmerzposter; ◘ Abb. 7.3)
- Ausgewogene Aktivitäten: Die richtige Balance (◘ Abb. 8.3)
- Wirkung von Kommunikation (◘ Abb. 10.1)
- Wechselwirkung zwischen Körpersprache und Gefühlen (◘ Abb. 10.4)
- Zusammenhang von Stress und Schmerz (Stressposter; ◘ Abb. 13.1)
- Günstige Stressverarbeitungsstrategien (◘ Abb. 14.2)

Arbeitsblätter

- Arbeitsblatt: Fischernetz (◘ Abb. 7.6)
- Arbeitsblatt: Platz für Ihre Notizen (◘ Abb. 7.7)
- Arbeitsblatt: Der Ring des Königs (◘ Abb. 7.10)
- Arbeitsblatt: Steigerung von angenehmen Aktivitäten (◘ Abb. 8.4)
- Arbeitsblatt: Aktivitäten-Gefühle-Schmerz-Protokoll (◘ Abb. 8.5)
- Arbeitsblatt: Planung von angenehmen Aktivitäten (◘ Abb. 8.6)
- Arbeitsblatt: Schnupperspaziergang – Eine Sin(n)fonie für die Nase (◘ Abb. 9.4)
- Arbeitsblatt: Ressourcen-Dating mit Ablenkungsmöglichkeiten (◘ Abb. 11.3)
- Arbeitsblatt: Gedanken beeinflussen Gefühle und Verhalten (◘ Abb. 12.2)
- Arbeitsblatt: Sich selbst ein guter Freund sein (◘ Abb. 12.4)
- Arbeitsblatt: Meine Stresserfahrungen (◘ Abb. 13.2)

Allgemeine Informationen

- Allgemeine Informationen zur Achtsamkeit (◘ Abb. 11.1)
- Tipps für einen besseren Schlaf (◘ Abb. 13.3)
- Kurzinformationen zur ambulanten Schmerztherapie (◘ Abb. 13.4)
- Weiterführende Informationen und Literaturempfehlungen (◘ Abb. 13.5)

Die Trainingsmaterialien sind am Ende jedes Trainingsmodules abgebildet und stehen online unter http://extras.springer.com/ zum Download bereit. Sie können optional als gebundene Broschüre oder einzeln für die Durchführung des Trainings vervielfältigt werden, wobei die Form einer Broschüre von den Teilnehmern als sehr positiv bewertet wurde. Wenn die Arbeitsmaterialien als Broschüre verwendet werden, müssen die Teilnehmer darauf hingewiesen werden, dass die Broschüre für das Gruppentraining und für die Aufgabenbearbeitung im Workshop benötigt wird und deshalb über die gesamte Trainingsdauer hinweg mitzubringen ist.

6.3.5 Trainingsbegleitende psychoedukative und medizinische Vorträge

Ein weiteres Merkmal des Konzeptes ist, dass ein hoher theoretischer Anteil und damit ein hoher Anteil an Frontalunterricht zur Psychoedukation und Informationsvermittlung in Form von 2 psychoedukativen Vorträgen und einem medizinischen Vortrag aus dem interaktiven Gruppentraining ausgegliedert wurden. Es ist zu beachten, dass der Vortrag 1 wesentliche Grundlagen für das Gruppentraining vermittelt und deshalb vor dem Trainingsmodul 1 durchgeführt werden soll. Die Vorträge 2 und 3 können zu einem beliebigen, selbst gewählten Zeitpunkt im Verlauf des Trainings gehalten werden (◘ Abb. 6.2).

Begleitende Vorträge außerhalb des interaktiven Gruppentrainings

Vor Beginn des Gruppentrainings:

1. Psychoedukativer Vortrag über psychologische Grundlagen von Schmerzen: Von der Schmerzentstehung über die Verarbeitung zur Kompetenz

Parallel zum Gruppentraining:

2. Medizinischer Vortrag über medizinische Grundlagen von Schmerzen: Schmerzbehandlung mit Medikamenten
3. Psychoedukativer Vortrag über Komorbiditäten bei CRS: Depressivität und Ängstlichkeit

Durch die trainingsbegleitenden Vorträge wird der notwendige Anteil an Frontalunterricht zugunsten interaktiver Methoden sowie praktischer Übungsanteile innerhalb der Trainingsmodule deutlich reduziert, wodurch im Gruppentraining mehr Zeit für aktivierende Methoden, interaktive Gruppenarbeit und Übungen zur Verfügung stehen. Die 3 trainingsbegleitenden Vorträge finden Sie online unter http://extras.springer.com/. Die Ziele und Inhalte der begleitenden Vorträge werden in ▶ Kap. 15 zusammengefasst.

6.4 Rahmenbedingungen für die Durchführung des Trainings

Setting und Gruppengröße

Das Training findet im geschlossenen Gruppensetting statt, um die Vertrauensbildung und das Kohärenzerleben zu unterstützen. Die Gruppengröße sollte mindestens 6 Teilnehmer umfassen. In Anlehnung an die Richtlinien der Deutschen Rentenversicherung Bund (2013) sollte die maximale Teilnehmerzahl von 10–12 Teilnehmern nicht überschritten werden, um interaktive Methoden praktisch noch umsetzen zu können (Worringen u. Korsukéwitz 2003, S. 373).

Das interaktive Gruppensetting ist nicht nur eine kosteneffiziente Behandlungsform, sondern bietet darüber hinaus weitere Vorteile und Wirkfaktoren, wie die nachfolgende Übersicht zeigt.

Vorteile und Wirkfaktoren interaktiver Gruppensettings

Persönlicher Erfahrungsaustausch:
- Unter den Teilnehmern

Gegenseitige Unterstützung:
- Beim Wissenserwerb
- Bei den Übungen
- Beim Transfer neu erlernter Kompetenzen im Workshop

Gegenseitige Verstärkung:
- Von Eigenaktivität
- Der Änderung von Einstellungen und Verhalten

Leitung

Die Leitung des Schmerzkompetenztrainings kann von verschiedenen Berufsgruppen wie Psychologen oder Gesundheitswissenschaftlern durchgeführt werden. Die Durchführung der Module zur Depressionsprävention sollte jedoch von Psychologen mit Diplom-/Masterabschluss bzw. Berufsgruppen aus dem gesundheitswissenschaftlichen Bereich erfolgen, die über umfangreiche Erfahrungen im Umgang mit klinischen Gruppen verfügen. Insgesamt sollte ein motivierender, selbstwirksamkeits- und selbstmanagementfördernder Instruktionsstil im Gruppentraining umgesetzt werden, um die Eigeninitiative der Teilnehmer zu verstärken und eine bestmögliche Verhaltensänderung zu erzielen (Baumeister et al. 2008).

Räumlichkeiten und Ausstattung

Die Schulungsräume sollen den Qualitätskriterien der Schulungsumsetzung nach Ströbl et al. (2009) entsprechen. Es ist ein ruhiger und ausreichend großer Gruppenraum für aktivierende Übungseinheiten notwendig sowie die Möglichkeit für eine kreisförmige Bestuhlung. Für das Gruppentraining benötigen Sie einen Laptop, Beamer, Flipchart, Whiteboard und Magnete, Stühle und optional kleine Tische in den Gruppenräumen.

Die wesentlichen Rahmenbedingungen sind in der nachfolgenden Übersicht zusammengefasst.

Rahmenbedingungen

Gruppengröße:
- Mindestens 6 Teilnehmer/-innen
- Maximal 10–12 Teilnehmer/-innen

Gruppenraum:
- Ruhig
- Ausreichend groß
- Kreisförmige Bestuhlung

Medien:
- Laptop
- Beamer
- Whiteboard und Magnete
- Flipchart

6.5 Allgemeine Hinweise zur Durchführung des Trainings

Die Trainingsanleitung zur praktischen Durchführung der 8 Trainingsmodule können den ▶ Kap. 7–14 entnommen werden. Dort werden die modulspezifischen Lernziele, die zugehörigen Lerninhalte, das Setting und die methodische Vorgehensweise detailliert beschrieben. Ebenso werden die benötigten Medien und Materialien, besondere Hinweise und Tipps sowie Richtlinienangaben zur Zeitdauer angegeben. Die Zeitangaben sollen lediglich als Orientierungshilfe dienen. Für jedes der 8 Trainingsmodule finden Sie online unter http://extras.springer.com/

eine Trainerpräsentation und modulspezifische sowie begleitende Trainingsmaterialien für die Anwendung sowie Vervielfältigung im Gruppentraining.

Das kombinierte Gruppentraining zur Schmerzkompetenz (Basismodule 1–4) und Depressionsprävention (Zusatzmodule 1a–4a) kann in verschiedenen Varianten durchgeführt werden. Zum einen können die 4 Basismodule ohne Zusatzmodule durchgeführt werden, jedoch nicht umgekehrt, da die Zusatzmodule inhaltlich auf den Basismodulen aufbauen. Ebenfalls können die Basismodule nur mit einzelnen und nicht allen Zusatzmodulen kombiniert werden (z. B. Basismodule 1–4 und Zusatzmodul 4a zur Stressverarbeitung). Hieraus ergibt sich eine indikationsspezifische Anwendungsmöglichkeit des Trainings. Der Trainingsüberblick (◘ Abb. 7.1) wird nur an die Teilnehmer ausgehändigt, die das Training mit allen 8 Trainingsmodulen durchführen.

Der aktive Part des Trainings liegt größtenteils bei den Teilnehmern, und der Trainer nimmt eher die Rolle eines Moderators ein. Hierzu wurden bewusst aktivierende und interaktive Übungen gewählt sowie der Anteil frontaler Wissensvermittlung auf das Notwendigste reduziert (▶ Abschn. 6.6.1). Die Kurzvorträge innerhalb der Trainingsmodule (in der Regel maximal 5 Minuten) dienen entweder einer kurzen Einführung in ein neues Thema oder zur Vorbereitung und Erläuterung einer nachfolgenden Übungsaufgabe. Sie sollten deshalb den vorgeschlagenen Zeitrahmen nicht überschreiten.

6.5.1 Erläuterung zur Organisation und Durchführung der Workshops im Anschluss an das Gruppentraining

Der Workshop ist mithilfe von Rollenkarten so organisiert, dass die Teilnehmer diesen selbstständig, ohne Anwesenheit des Trainers durchführen können. Besprechen Sie am Ende des Gruppentrainings von Trainingsmodul 1 einmal ausführlich das Konzept, die Organisation und die Ziele des Workshops: Motivation und Steigerung von Eigenaktivität, Erfahrungsaustausch und gegenseitige Unterstützung beim Durchführen der Übungsaufgaben sowie Transfer des Gelernten in den Alltag. Erklären Sie die verschiedenen Rollenaufgaben anhand der Rollenkarten in der ◘ Abb. 7.9 und erläutern Sie die Funktion und den Nutzen der Rollenverteilung für ein positives und produktives Arbeitsklima. Weisen Sie die Teilnehmer darauf hin, dass

- sie zukünftig die Rollen für die Workshops selbst verteilen sollen;
- im übernächsten Trainingsmodul jeweils ein Zeitfenster reserviert ist, in dem über die Durchführung berichtet werden kann und die Ergebnisse besprochen werden.

Die Nutzung der Rollenkarten ist optional, wenn Sie bzw. die Teilnehmer diese nicht nutzen möchten, können die Teilnehmer die Aufgabenverteilung im Workshop auch eigenständig organisieren.

6.5.2 Hinweise zum Trainingsmodul 1

Vor dem offiziellen Beginn von Trainingsmodul 1 empfiehlt es sich, dass Sie die einzelnen Teilnehmer beim Eintreffen persönlich begrüßen und sich mit Ihrem Namen vorstellen.

Zu Beginn des Gruppentrainings führen Sie dann eine offizielle Begrüßung durch, gefolgt von einer interaktiven Vorstellungsrunde zum Kennenlernen mit der Aktivierungsübung »Lebendige Statistik«. Diese wird in der Trainingsanleitung näher beschrieben (▶ Kap. 7). Geben Sie anschließend einen Überblick über die Ziele, Inhalte und die allgemeingültigen Gruppenregeln für das Training. An dieser Stelle können Sie auch mit den Teilnehmern klären, ob alle damit einverstanden sind, dass die gemeinsam erarbeiteten und auf dem Whiteboard/Flipchart gesammelten Übungsergebnisse fotografiert und an alle Teilnehmer übermittelt werden dürfen. Die Umsetzung dieser Protokollierung kann von den Teilnehmern selbstständig organisiert werden. Danach führen Sie das Trainingsmodul 1 wie in der Trainingsanleitung beschrieben fort.

Am Ende von Trainingsmodul 1 besprechen Sie einmalig die 3 folgenden Arbeitsmaterialien:

- Arbeitsblatt: Fischernetz (◘ Abb. 7.6)
- Arbeitsblatt: Platz für Ihre Notizen (◘ Abb. 7.7)
- Arbeitsblatt: Vorbereitung auf das Abschlussritual »Das möchte ich hierlassen und nicht mit nach Hause nehmen« (◘ Abb. 7.8)

Erläutern Sie, dass alle 3 Arbeitsblätter außerhalb des Gruppentrainings zwischen den Trainingsmodulen eigenverantwortlich von den Teilnehmern ausgefüllt werden sollten. In den ersten beiden Arbeitsblättern sollen die Teilnehmer persönlich wichtige und hilfreiche Informationen im Sinne einer Take-Home-Message formulieren. Das Arbeitsblatt: Vorbereitung auf das Abschlussritual »Das möchte ich hierlassen und nicht mit nach Hause nehmen« (◘ Abb. 7.8) sollte möglichst auch parallel über die Trainingszeit hinweg ausgefüllt und spätestens im letzten Workshop beendet werden. Weisen Sie die Teilnehmer darauf hin, dass alle 3 Arbeitsblätter u. a. für das gemeinsame Abschlussritual im letzten Trainingsmodul 4a benötigt werden, um für das Ausfüllen zu motivieren. Sie dienen der Erinnerung an persönlich bedeutsame Kernbotschaften nach Abschluss des Trainings und dem Alltagstransfer. Die Erinnerung an das Ausfüllen der Arbeitsblätter sollte am Ende aller Trainingsmodule wiederholt werden.

Klären Sie mit den Teilnehmern, ob der Wunsch besteht, dass Sie beim ersten Workshop anwesend sind, um bei eventuell auftretenden Rückfragen zur Verfügung zu stehen. Basierend auf den bisherigen Rückmeldungen sollte bei Teilnehmern mit geringerem Bildungsstand der erste Workshop zunächst gemeinsam mit dem Trainer durchgeführt werden.

6.5.3 Hinweise zum Workshop von Trainingsmodul 4

Informieren Sie die Teilnehmer bereits am Ende des Gruppentrainings von Trainingsmodul 3, dass im Workshop von Trainingsmodul 4 ein Gruppenfoto erstellt werden soll, und weisen Sie auf die freiwillige Teilnahme hin. Fragen Sie, welcher Patient seinen Fotoapparat (alternativ Smartphone) für ein Foto zum Trainingsmodul 4 mitbringt. Das Foto sowie eine E-Mail-Kontaktliste (◘ Abb. 13.6) für das Gruppenfoto, die Sie in den Trainingsmaterialien von Trainingsmodul 4 finden, sollen im Workshop durch die Patienten selbstständig und als Erinnerung erstellt werden.

6.5.4 Hinweise zum Workshop von Trainingsmodul 4a

Im Trainingsmodul 4a findet der Workshop vor dem Gruppentraining statt (vorgezogener Workshop). Er dient der Vorbereitung des Abschlussrituals und soll einen gemeinsamen Abschluss am Ende des Gesamttrainings in der Gruppe mit dem Trainer ermöglichen. Informieren Sie die Teilnehmer bereits am Ende des Gruppentrainings von Trainingsmodul 4, dass der Workshop im letzten Trainingsmodul 4a zeitlich direkt vor der Gruppenintervention 4a stattfindet. Erläutern Sie an dieser Stelle ebenfalls die Aufgabe und welche Materialien für die Vorbereitung des Abschlussrituals im vorgezogenen Workshop benötigt werden. Dies sind die in Trainingsmodul 1 ausgehändigten Materialien:

- Arbeitsblatt: Fischernetz (◘ Abb. 7.6)
- Arbeitsblatt: Platz für Ihre Notizen (◘ Abb. 7.7)
- Arbeitsblatt: Vorbereitung auf das Abschlussritual »Das möchte ich hierlassen und nicht mit nach Hause nehmen« (◘ Abb. 7.8)

6.6 Überblick über Methoden und Materialien des Trainings

Das kombinierte störungsspezifische Gruppentraining integriert sowohl edukative und kognitiv-behaviorale Interventionen als auch neuere verhaltenstherapeutische Ansätze der achtsamkeitsbasierten kognitiven Therapie sowie der Akzeptanz- und Commitment-Therapie. Weitere Interventionsansätze sind die Ressourcenaktivierung, Selbstreflexion, Eigenaktivität und Veränderung gesundheitsbezogener Einstellungen und Verhalten (◘ Abb. 6.4).

6.6.1 Überblick über die Methoden

In den Trainingsmodulen wurden vorwiegend aktivierende interaktiv-didaktische Methoden (mit Bewegungsanteilen) zur Förderung und Motivation von Eigenaktivität und interaktiver Gruppenarbeit gewählt, da diese eine höhere Effektivität als frontale Vortragstechniken aufweisen (Feicke u. Spörhase 2012; Reusch et al. 2013). Wie zuvor erwähnt, enthalten die Trainingsmodule lediglich kleine Einheiten zur Wissensvermittlung in Form von Kurzvorträgen von maximal 5 Minuten, meist als Grundlage und Vorbereitung auf nachfolgende Übungen. Ein weiterer Ansatz ist, dass über die übliche Standardmethode der Gruppendiskussion hinaus bewusst vielfältige interaktive Methoden gewählt wurden, um die Selbstwirksamkeitserfahrung und das Erleben von Handlungskompetenz zu fördern. Hierzu zählen z. B. Karteikartenmethoden, Rollenspiele, Videoanalysen in Kleingruppen sowie verschiedenste aktivierende Übungsmethoden mit Bewegung (z. B. Stimmungsbarometer, World-Café). Hinzu kommen die ergänzenden und vertiefenden Übungsmethoden in den Workshops zur Ressourcenaktivierung, zur Förderung von Eigenaktivität, Selbstmanagementkompetenzen, gesundheitsförderlicher Einstellung und gesundheitsförderlichem Verhalten, die darüber hinaus einen Erfahrungsaustausch und den Alltagstransfer unterstützen. Hierzu zählen u. a. die »Rückenstärkung« und »Sich selbst ein guter Freund sein«, das selbstständige Führen eines Aktivitäten-Gefühle-Schmerz-Protokolls, Ressourcen-Dating, Schnupperspaziergang sowie ein Brief an sich selbst.

Es wurde zudem auf wechselnde Gruppengrößen und Settings innerhalb der Trainingsmodule geachtet (z. B. Übungen in der Gesamtgruppe, in Halb- oder Kleingruppen sowie Übungen für die Einzelarbeit). In der folgenden Übersicht sind die verschiedenen Gruppengrößen und die Methodenvielfalt des neuen Gruppentrainings zusammenfassend aufgelistet.

Durch die Methodenvielfalt sowie die Verwendung von Icons und Farben sollen nicht nur auditive, sondern auch andere Lerntypen angesprochen werden (z. B. visueller, kinästhetischer). In der ◘ Abb. 6.5 sind das Farbsystem, das sich an den biopsychosozialen Ebenen orientiert, sowie die zugehörigen Icons dargestellt.

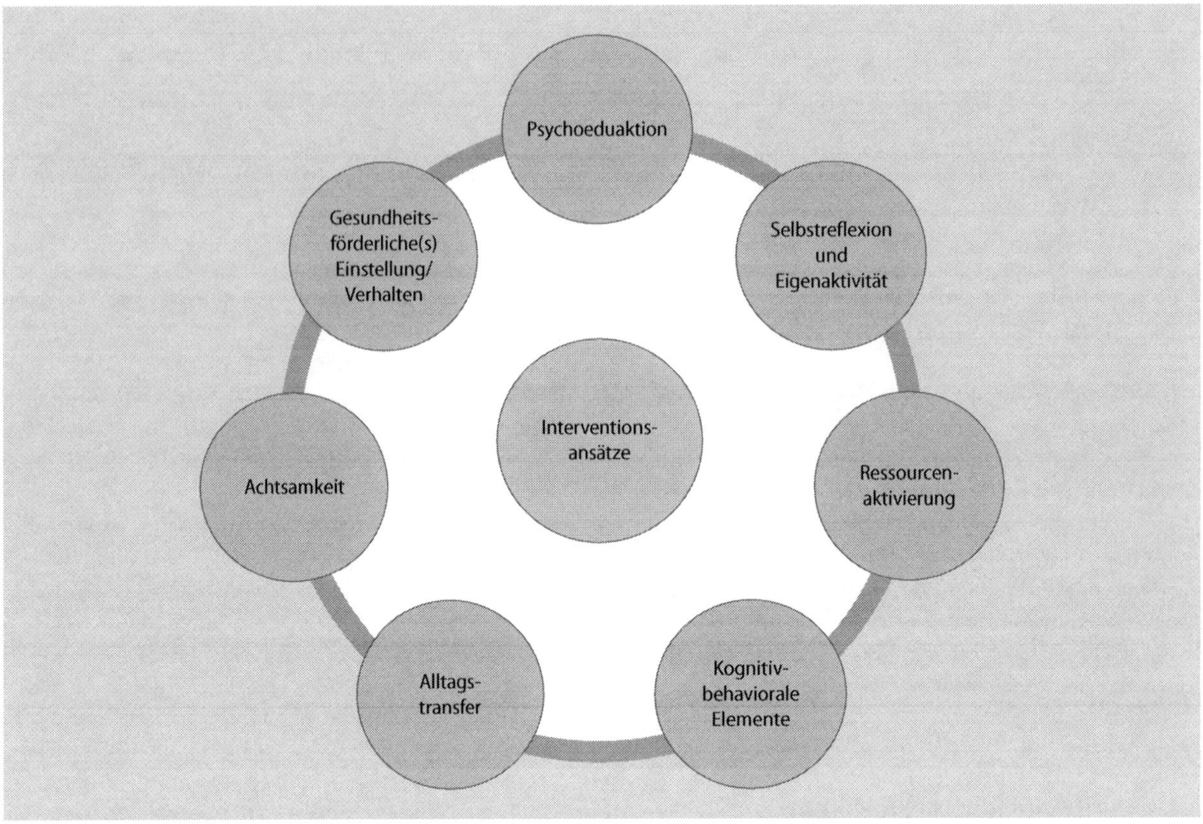

Abb. 6.4 Interventionsansätze des störungsspezifischen Gruppentrainings

Tab. 6.3 Gruppengrößen und die Methodenvielfalt

Gruppengröße/Setting	Methoden
Gesamtgruppe	– Kurzvortrag – Gruppendiskussion – Lebendige Batterie – Lebendige Statistik – Lebendiges Stimmungsbarometer – Brainstorming – Karteikartenmethode (z. B. Verhaltenskarten) – Achtsamkeitsübung (z. B. 3-Minuten-Atempause) – Genussübung (z. B. Geschmack) – Videobeispiel (z. B. zur Schmerzkommunikation)
Halbgruppe/Kleingruppe/ Partnerarbeit	– Fallarbeit (z. B. ABC-Schema, Video) – Rollenspiel (Bedürfnisse äußern und durchsetzen) – Sonstige Übungen
Einzelarbeit	– Übungen zur Selbstreflexion (z. B. Fischernetz, Geschichte, Brief an sich selbst) – Übungen zur Selbstreflexion/Ressourcenaktivierung (z. B. Genussübung, Rückenstärkung, Sich selbst ein guter Freund sein) – Übungen zum Selbstmanagement/Alltagstransfer/gesundheitsförderlichem Lebensstil (z. B. Aktivitäten-Gefühle-Schmerz-Protokoll, Planung und Steigerung angenehmer Aktivitäten, Ressourcen-Dating)

Symbole	Farbkonzept	Bedeutung
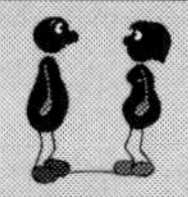	Lila	**Verhalten**
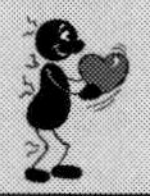	Grün	**Gefühle**
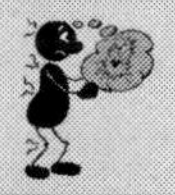	Blau	**Gedanken**
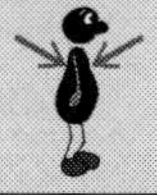	Rot	**Körper**
Debora		**Debora-Logo** **Die Feder steht für den Rückgewinn von Leichtigkeit.**

Abb. 6.5 Bedeutung der verwendeten Symbole und Farben

6.6.2 Überblick über die Trainingsmaterialien

Manualbegleitende Trainingsmaterialien

Manualbegleitende Trainingsmaterialien benötigen Sie in mehreren Trainingsmodulen, z. B. Batteriekarten, Rollenkarten, Poster, außerdem die **Arbeitsmaterialien**, die optional als Broschüre zusammengestellt werden können (▶ Abschn. 6.3.4), sowie die 3 trainingsbegleitenden **Vorträge** (Vortrag 1–3), die außerhalb des Gruppentrainings gehalten werden (▶ Abschn. 6.3.5).

Alle Arbeitsmaterialien und Kartenvorlagen sind in die ▶ Kap. 7–14 eingebunden. Sie finden diese zusätzlich online unter http://extras.springer.com/ als praktische DIN-A4-Vorlage in Farbe für den Ausdruck. Die Poster und Vorträge (▶ Kap. 15) sind ausschließlich online verfügbar.

Manualbegleitende Trainingsmaterialien

- Batteriekarten (für Module 2, 3, 4; Abb. 9.1)
- Rollenkarten für den Workshop (optional für alle Module; Abb. 7.9)
- Schmerzposter (für alle Module; verkleinert gezeigt in Abb. 7.3)
- Stressposter (für Modul 4 und 4a; verkleinert gezeigt in Abb. 13.1)
- Vortrag 1 Psychologische Grundlagen von Schmerz Debora (vor Modul 1 halten; ▶ Abschn. 15.1)
- Vortrag 2 Medizinische Grundlagen von Schmerz Debora (▶ Abschn. 15.2)
- Vortrag 3 Psychische Komorbiditäten bei chronischen Rückenschmerzen Debora (▶ Abschn. 15.3) (Die Vorträge 1–3 werden alle als Präsentationen außerhalb des Gruppentrainings gehalten.)

Modulspezifische Trainingsmaterialien

Für jedes Trainingsmodul gibt es außerdem modulspezifische Materialien. Zu jedem der 8 Trainingsmodule gehört eine **Trainerpräsentation** (Trainerpräsentation 1–4a), die Sie im Gruppentraining verwenden. Sie enthält den Ablauf mit den Inhalten und Übungen für das jeweilige Trainingsmodul in chronologischer Reihenfolge und bildet die Grundlage für die Trainingsanweisungen in den ▶ Kap. 7–14. Darüber hinaus sind in dem jeweiligen Trainingsmodul **Anleitungen für den Trainer** (z. B. Genussübung) und Übungsaufgaben für die Teilnehmer (z. B. ABC-Schema) zusammengestellt, die im Gruppentraining und im jeweils zugehörigen Workshop eingesetzt werden.

In der nachfolgenden Übersicht sind die modulspezifischen Trainingsmaterialien zusammenfassend aufgelistet, die Sie in den 8 Trainingsmodulen benötigen. Die Trainerpräsentationen und Videos finden Sie online unter http://extras.springer.com/, alle übrigen Materialien werden zusätzlich am Ende der Kap. 7–14 gezeigt.

Modulspezifische Trainingsmaterialien

Trainingsmodul 1:
- Trainerpräsentation 1
- Trainingsüberblick (▣ Abb. 7.1)
- Gruppenregeln Debora (für alle Module; ▣ Abb. 7.2)
- Chronische Schmerzen verstehen (Schmerzposter; ▣ Abb. 7.3)
- Einteilung Verhaltenskarten (▣ Abb. 7.4)
- Verhaltenskarten (▣ Abb. 7.5)
- Arbeitsblatt: Fischernetz (für alle Module; ▣ Abb. 7.6)
- Arbeitsblatt: Platz für Ihre Notizen (für alle Module; ▣ Abb. 7.7)
- Arbeitsblatt: Vorbereitung auf das Abschlussritual »Das möchte ich hierlassen und nicht mit nach Hause nehmen« (für alle Module; ▣ Abb. 7.8)
- Rollenkarten für den Workshop (optional für alle Module; ▣ Abb. 7.9)
- Arbeitsblatt: Der Ring des Königs (▣ Abb. 7.10)

Trainingsmodul 1a:
- Trainerpräsentation 1a
- Karten depressive Symptome (▣ Abb. 8.1)
- Karten auf- und abwärtsgerichtete Spirale (▣ Abb. 8.2)
- Ausgewogene Aktivitäten: Die richtige Balance (▣ Abb. 8.3)
- Arbeitsblatt: Steigerung von angenehmen Aktivitäten (▣ Abb. 8.4)
- Arbeitsblatt: Aktivitäten-Gefühle-Schmerz-Protokoll (▣ Abb. 8.5)
- Arbeitsblatt: Planung von angenehmen Aktivitäten (▣ Abb. 8.6)

Trainingsmodul 2:
- Trainerpräsentation 2
- Video 1: Gefühle und Schmerz (avi-Format)
- Batteriekarten (für Modul 2, 3, 4; ▣ Abb. 9.1)
- Pantomimekarten (▣ Abb. 9.2)
- Traineranleitung: Genussübung (▣ Abb. 9.3)
- Arbeitsblatt: Schnupperspaziergang (▣ Abb. 9.4)

Trainingsmodul 2a:
- Trainerpräsentation 2a
- Video 1: Falsche Schmerzkommunikation (avi-Format)
- Video 2: Richtige Schmerzkommunikation (avi-Format)
- Wirkung von Kommunikation (▣ Abb. 10.1)
- Arbeitsblatt: Übung zur Schmerzkommunikation (▣ Abb. 10.2)
- Arbeitsblatt: Eigene Schmerzkommunikation (▣ Abb. 10.3)
- Wechselwirkung zwischen Körpersprache und Gefühlen (▣ Abb. 10.4)
- Teilnehmeranleitung: Rückenstärkung (▣ Abb. 10.5)

Trainingsmodul 3:
- Trainerpräsentation 3
- Video 1: Gedanken und Schmerz (avi-Format)
- Allgemeine Informationen zur Achtsamkeit (▣ Abb. 11.1)
- Traineranleitung: 3-Minuten-Atempause (▣ Abb. 11.2)
- Arbeitsblatt: Ressourcen-Dating zu Ablenkungsmöglichkeiten (▣ Abb. 11.3)
- Teilnehmeranleitung: Ressourcen-Dating (▣ Abb. 11.4)

Trainingsmodul 3a:
- Trainerpräsentation 3a
- ABC-Schema – Übungsbeispiele (▣ Abb. 12.1)
- Arbeitsblatt: Gedanken beeinflussen Gefühle und Verhalten (▣ Abb. 12.2)
- Teilnehmeranleitung: Vorbereitung auf das Abschlussritual (▣ Abb. 12.3)
- Arbeitsblatt: Sich selbst ein guter Freund sein (▣ Abb. 12.4)

Trainingsmodul 4:
- Trainerpräsentation 4
- Zusammenhang von Stress und Schmerz (Stressposter; ▣ Abb. 13.1)
- Arbeitsblatt: Meine Stresserfahrungen (▣ Abb. 13.2)
- Tipps für einen besseren Schlaf (▣ Abb. 13.3)
- Kurzinformationen zur ambulanten Schmerztherapie (▣ Abb. 13.4)
- Weiterführende Informationen und Literaturempfehlungen (▣ Abb. 13.5)
- Kontaktliste Gruppentraining Debora (▣ Abb. 13.6)
- Teilnehmeranleitung: Brief an sich selbst (▣ Abb. 13.7)

Trainingsmodul 4a:
- Trainerpräsentation 4a
- Megastresserkarten (▣ Abb. 14.1)
- Günstige Stressverarbeitungsstrategien (▣ Abb. 14.2)
- Anleitung: Rollenspiel für Akteure und Beobachter (▣ Abb. 14.3)
- Rollenkarten Akteure und Beobachter (▣ Abb. 14.4)

Weitere Medien und Materialien

In der nachfolgenden Übersicht sind alle weiteren Medien und Materialien aufgelistet, die Sie zusätzlich zu den Trainingsmaterialien für die Durchführung des Gruppentrainings benötigen. Diese müssen zusätzlich zu den Trainingsmaterialien von Ihnen für das Gruppentraining bereitgestellt werden.

Weitere Materialien für das Gruppentraining

Alle Trainingsmodule:
- Laptop und Beamer
- Flipchart, Papier und Stifte
- Whiteboard und Magnete
- Leere Papierbogen (DIN A4), Stifte (für die Übungen)
- 1 Ball (für die Brainstorming-Runden in verschiedenen Modulen)
- 1 Seil mit Skalierungsstufen (für die Übungen »Lebendige Batterie« und »Lebendiges Stimmungsbarometer«, außer Modul 1)

Trainingsmodul 2:
- Verschiedene Genussmittel (z. B. Schokolade, Obst, Weingummi)

Trainingsmodul 3:
- 1 Eieruhr

Trainingsmodul 4:
- Stresswaage (Pappmodell)
- 1 Knäuel Paketschnur (für die Übung »Stressnetz«)
- 2 rote und 2 grüne leere Pappkarten (alternativ Notizzettel für die Übung Stressnetz: rote zum Notieren von Stresssituationen, grüne für Stressreaktionen)
- Briefpapier und Briefumschläge, Stifte (für den »Brief an sich selbst«)

Trainingsmodul 4a:
- Stresswaage (Pappmodell)
- 2 gelbe leere Pappkarten für Megastresser (alternativ Notizzettel zum Notieren von ungünstigen Stressverarbeitungsstrategien)
- Papierkorb (für das Abschlussritual)

6.6.3 Vorbereitungen für die Durchführung

Vorbereitung der Poster

Drucken Sie die beiden Poster (Schmerzposter und Stressposter) in einem gängigen Format, mindestens DIN A1 (59,6×84 cm) und hängen diese gut sichtbar über die gesamte Trainingszeit im Gruppenraum auf. Beide Poster können Sie unter http://extras.springer.com/ im passenden Format herunterladen.

Auf das biopsychosoziale Erklärungsmodell chronischer Rückenschmerzen, das auf dem Schmerzposter (◘ Abb. 7.3) abgebildet wird, können Sie in den verschiedenen Modulen Bezug nehmen. Das Stressposter (◘ Abb. 13.1) benötigen Sie für die letzten beiden Trainingsmodule 4 und 4a. Optional können Sie das Aktivitäten-Gefühle-Schmerz-Protokoll (◘ Abb. 8.5) in einem kleinen Posterformat (z. B. DIN A3) vorbereiten.

Vorbereitung des Seils als Skalierungshilfe

Das Seil dient als Skalierungshilfe für das »lebendige Stimmungsbarometer« und die »lebendige Batterie« in allen Trainingsmodulen (außer Modul 1). Für die Skalierung bringen Sie mit dem Isolierband Markierungen von 0–10 auf dem Seil an: Anfang (entspricht 0), Ende (entspricht 10) und 9 Markierungen dazwischen in gleichmäßigen Abständen.

Vorbereitung der Karten

Die in der nachfolgenden Übersicht aufgelisteten Karten können Sie im gewünschten Format ausdrucken und optional für die mehrfache Verwendung und längere Haltbarkeit laminieren. Alle für das Training benötigten Karten (z. B. Batteriekarten, Rollenkarten, Verhaltenskarten) finden Sie online unter http://extras.springer.com/. Für die Batteriekarten ist ein DIN A4-Format empfehlenswert, für die Einteilung der Verhaltenskarten ein DIN-A5-Format. Alle übrigen Karten können in einem kleineren, handlichen Format erstellt werden.

Diese Karten ausdrucken und optional zum Schutz laminieren
- 3 Karten Einteilung der Verhaltenskarten (DIN A5, Modul 1; ◘ Abb. 7.4)
- 18 Verhaltenskarten (handliches Format, Modul 1; ◘ Abb. 7.5)
- 18 Rollenkarten (handliches Format, für den Workshop, alle Module; ◘ Abb. 7.9)
- 24 Karten depressive Symptome (handliches Format, Modul 1a; ◘ Abb. 8.1)
- 3 Batteriekarten (DIN A4, für die Module 2, 3, 4; ◘ Abb. 9.1)
- 4 Pantomimekarten (handliches Format, Modul 2; ◘ Abb. 9.2)
- 12 Megastresserkarten (handliches Format, Modul 4a; ◘ Abb. 14.1)
- 18 Rollenkarten Akteure und Beobachter (handliches Format, Akteur und Beobachter, Modul 4a; ◘ Abb. 14.4)

6

- **Vorbereitung von Übungsaufgaben und Teilnehmeranleitungen (laminieren, kopieren)**

Die nachfolgend aufgelisteten Trainingsmaterialien werden nur einmal im DIN-A4-Format ausgedruckt, jedoch mehrfach verwendet und deshalb zum Schutz optional laminiert oder in Klarsichtfolien aufbewahrt. Sie werden nach der Bearbeitung durch die Teilnehmer an den Trainer zurückgegeben.

Diese Trainingsmaterialien werden an Sie zurückgegeben und mehrfach verwendet
- Karten auf- und abwärtsgerichtete Spirale (DIN A4, Modul 1a; ◘ Abb. 8.2)
- Arbeitsblatt: Übung zur Schmerzkommunikation (2-seitig, DIN A4, Modul 2a; ◘ Abb. 10.2 und ◘ Abb. 10.3)
- Teilnehmeranleitung: Rückenstärkung (DIN A4, Modul 2a; ◘ Abb. 10.4)
- Teilnehmeranleitung: Ressourcen-Dating (DIN A4, Modul 3; ◘ Abb. 11.4)
- ABC-Schema – Übungsbeispiele (2-seitig, DIN A4, Modul 3a; ◘ Abb. 12.1)
- Teilnehmeranleitung: Vorbereitung auf das Abschlussritual (DIN A4, Modul 3a; ◘ Abb. 12.3)

Die in der folgenden Übersicht zusammengefassten Trainingsmaterialien kopieren Sie für jeden Teilnehmer. Die Gruppenregeln können alternativ auf einem Flipchart notiert werden und sichtbar für die Dauer des Gruppentrainings im Gruppenraum platziert werden. Das Arbeitsblatt: Vorbereitung auf das Abschlussritual »Das möchte ich hierlassen und nicht mit nach Hause nehmen« (◘ Abb. 7.8) wird im Trainingsmodul 1 ausgegeben und von den Teilnehmern über den Trainingszeitraum hinweg ausgefüllt.

Diese Trainingsmaterialien kopieren Sie für jeden Teilnehmer
- Gruppenregeln Debora (Modul 1, für alle Module; ◘ Abb. 7.2)
- Arbeitsblatt: Vorbereitung auf das Abschlussritual »Das möchte ich hierlassen und nicht mit nach Hause nehmen« (Modul 1; ◘ Abb. 7.8)
- Kontaktliste Gruppentraining Debora (Modul 4; ◘ Abb. 13.6)
- Teilnehmeranleitung: Brief an sich selbst (Modul 4; ◘ Abb. 13.7)

- **Vorbereitung der Stresswaage**

Wenn Sie eine Pappwaage zur Vermittlung des Stressmodells verwenden möchten, basteln Sie diese aus farbigem, festem Pappkarton entsprechend der Fotovorlage (z. B. in der Trainerpräsentation 4, S. 8).

- **Videomaterial**

Die Videos für die Trainingsmodule stehen ebenfalls online unter http://extras.springer.com/ zum Download bereit und werden an der vorgemerkten Stelle in den Trainerpräsentationen gezeigt: in der Trainerpräsentation 2 auf S. 7, in der Trainerpräsentation 2a auf S. 8 (Video 1) und S. 11 (Video 2) sowie in der Trainerpräsentation 3 auf S. 6.

Im Vortrag 2 (Medizinische Grundlagen von Schmerz, S. 14) ist ein Film zum Noceboeffekt als Link eingebunden.

Literatur

Baumeister H, Krämer L, Brockhaus B (2008) Grundlagen psychologischer Interventionen zur Änderung des Gesundheitsverhaltens. Prax Klin Verhaltensmed Rehabil 82: 254–264

Bitzer EM, Dierks ML, Heine W, Becker P, Vogel H, Beckmann U, Butsch R, Dörning H, Brüggemann S (2009) Teilhabebefähigung und Gesundheitskompetenz in der medizinischen Rehabilitation – Empfehlungen zur Stärkung von Patientenschulungen. Rehabilitation 48: 202–210

Deutsche Rentenversicherung Bund (2013) Anforderungsprofil für die verhaltensmedizinisch orthopädische Rehabilitation (VMO). http://www.deutsche-rentenversicherung.de/cae/servlet/contentblob/322680/publicationFile/61959/verhaltensmed_ortho_reha_vmo.pdf. Zugegriffen: 05.02.2016

Faller H, Reusch A, Meng K (2011) DGRW-Update: Patientenschulung. Rehabilitation 50: 284–291

Faller H, Ehlebracht-König I, Reusch A (2015) Empowerment durch Patientenschulung in der Rheumatologie. Z Rheumatol 74: 603–608

Feicke J, Spörhase U (2012) Impulse aus der Didaktik zur Verbesserung von Patientenschulungen. Rehabilitation 51: 300–307

Küffner R, Reusch A (2013) Reader Patientenschulung. Ein Praxishandbuch zur Konzeption und Umsetzung von Patientenschulungen (Version 0.8, Stand: 12.Dezember 2013). Unveröffentlichtes Manuskript. Zentrum für Patientenschulung, Würzburg

Reusch A, Schug M, Küffner R, Vogel H, Faller H (2013) Gruppenprogramme der Gesundheitsbildung, Patientenschulung und Psychoedukation in der medizinischen Rehabilitation 2010 – Eine Bestandsaufnahme. Rehabilitation 52: 226–233

Ströbl V, Friedl-Huber A, Küffner R, Reusch A (2007a) Beschreibungs- und Bewertungskriterien für Patientenschulungen. Prax Klin Verhaltensmed Rehabil 75: 11–14

Ströbl V, Küffner R, Reusch A, Vogel H, Faller H (2007b) Hinweise zur Erstellung eines Schulungsmanuals. Zentrum Patientenschulung, Würzburg

Ströbl V, Küffner R, Müller J, Reusch A, Vogel H, Faller H (2009) Patientenschulung: Qualitätskriterien der Schulungsumsetzung. Rehabilitation 48: 166–173

Worringen U, Korsukéwitz C (2003) Gesundheitstraining in der medizinischen Rehabilitation – Entwicklung, Konzeption und Implementierung indikationsbezogener Curricula der Bundesversicherungsanstalt für Angestellte (BfA). Prax Klin Verhaltensmed Rehabil 64: 371–376

Trainingsmodul 1: Verhalten und Schmerz

Beate Mohr, Sabrina Korsch, Svenja Roch, Petra Hampel

B. Mohr et al., *Debora – Trainingsmanual Rückenschmerzkompetenz und Depressionsprävention*,
DOI 10.1007/978-3-662-52739-9_7, © Springer-Verlag GmbH Deutschland 2017

Zusammenfassung

Bei dem Trainingsmodul 1 handelt es sich um das 1. Basismodul des Trainingsmanuals zur Rückenschmerzkompetenz und Depressionsprävention, in dem die Grundlagen des biopsychosozialen Modells und der wechselseitige Zusammenhang von Verhalten und Schmerz vermittelt sowie ungünstige und günstige Verhaltensweisen differenziert werden. Nach einem Überblick zum Gesamttraining und der Etablierung der Gruppenregeln schließt sich eine Wissensvermittlung zu Schmerz und Schmerzkompetenz (biopsychosoziales Modell) und die Betrachtung eigener Verhaltensweisen an, aus der sich der Zusammenhang zwischen Verhalten und Schmerz ableiten und erläutern lässt. Weitere Bausteine von Trainingsmodul 1 umfassen die Einführung trainingsbegleitender Aufgaben sowie Workshops, die von den Teilnehmern eigenständig zu bearbeiten sind. Das 1. Basismodul endet mit der Workshopaufgabe »Der Ring des Königs«.

Die Übersicht zum Trainingsmodul 1 veranschaulicht ◘ Tab. 7.1.

- **Materialien Trainingsmodul 1**
- Trainerpräsentation 1
- Poster (als Aushang):
  - Schmerzposter (vgl. ◘ Abb. 7.3)
  - Stressposter (vgl. ◘ Abb. 13.1)
- Karten:
  - Verhaltenskarten zu günstigem und ungünstigem Verhalten (◘ Abb. 7.4, ◘ Abb. 7.5)
  - Rollenkarten (◘ Abb. 7.9)

7

◘ **Tab. 7.1** Übersicht Trainingsmodul 1

Abschn.-Nr.	Lernziele	Inhalte	Dauer in Minuten	Methode
► Abschn. 7.1	Die Teilnehmer kennen die anderen Gruppenmitglieder namentlich.	Vorstellungsrunde – Vorname – Hobbys – Anzahl Reha-Aufenthalte – Hauptschmerzort	15	Aktivierungsübung: Lebendige Statistik
► Abschn. 7.2	Die Teilnehmer kennen die Inhalte des Gesamttrainings »Debora«.	Überblick Gesamttraining	5	Kurzvortrag
► Abschn. 7.3	Die Teilnehmer kennen die Gruppenregeln und können diese nennen.	Gruppenregeln	5	Kurzvortrag
► Abschn. 7.4	Die Teilnehmer kennen die Inhalte von Trainingsmodul 1.	Überblick Trainingsmodul 1	2,5	Kurzvortrag
► Abschn. 7.5	Die Teilnehmer kennen die Definition und die Funktion von Schmerz.	Definition von Schmerz	3	Kurzvortrag
	Die Teilnehmer kennen die Inhalte des biopsychosozialen Modells und können aktive Einflussmöglichkeiten auf den Schmerz nennen.	Biopsychosoziales Schmerzmodell/Hauptansatzpunkte zur Steigerung der Schmerzkompetenz	10	Kurzvortrag Gruppendiskussion
	Die Teilnehmer können zwischen akutem und chronischem Schmerz differenzieren.	Akuter und chronischer Schmerz	2	Gruppendiskussion
► Abschn. 7.6	Die Teilnehmer können eigene Verhaltensweisen bei Schmerz benennen.	Eigene Verhaltensweisen bei Schmerz	5	Aktivierungsübung: Redeball
► Abschn. 7.7	Die Teilnehmer können sowohl ungünstiges als auch günstiges Verhalten bei Schmerz benennen.	Wechselseitiger Zusammenhang zwischen Verhalten und Schmerz	20	Übung: Karten zuordnen
► Abschn. 7.8	Die Teilnehmer nutzen das Fischernetz zukünftig selbstständig nach dem Gruppentraining.	Einführung in das Fischernetz: Take-Home-Message	2,5	Kurzvortrag Fischernetz
► Abschn. 7.9	Die Teilnehmer kennen ihre Funktion und Aufgabe im Workshop und können diese selbstständig bearbeiten.	Organisation und Anleitung für den Workshop	5	Kurzvortrag
Übergang in den Workshop				
► Abschn. 7.10	Die Teilnehmer kennen die Bedeutung des eigenen Verhaltens.	Geschichte: Der Ring des Königs	25	Übung

- Ball
- Whiteboard und Magnete
- Arbeitsmaterialien:
  - Trainingsüberblick (▣ Abb. 7.1)
  - Gruppenregeln Debora (▣ Abb. 7.2)
  - Chronische Schmerzen verstehen (Schmerzposter; ▣ Abb. 7.3)
  - Arbeitsblatt: Fischernetz (▣ Abb. 7.6)
  - Arbeitsblatt: Platz für Ihre Notizen (▣ Abb. 7.7)
  - Arbeitsblatt: Vorbereitung auf das Abschlussritual »Das möchte ich hierlassen und nicht mit nach Hause nehmen« (▣ Abb. 7.8)
  - Arbeitsblatt: Der Ring des Königs (▣ Abb. 7.10)

7.1 Vorstellungsrunde

- **Trainingsphase**

Einführung

- **Ziel**

Die Teilnehmer kennen die anderen Gruppenmitglieder namentlich.

- **Methode**

Aktivierungsübung: Lebendige Statistik

- **Gruppengröße**

Gesamtgruppe

- **Zeit**

15 Minuten

- **Material**

Trainerpräsentation 1, S. 2

- **Tipp**

Bei komorbiden Erkrankungen können bezüglich des Schmerzortes Nachfragen auftreten.

- **Durchführung**

1. Erklären Sie den Teilnehmern, dass Sie zum Einstieg in das Training mit einem gegenseitigen Kennenlernen in Form der aktivierenden Übung »Lebendige Statistik« beginnen, und erörtern Sie kurz den Ablauf der Übung (Zeit: 2 Minuten).
2. Führen Sie die Methode wie folgt durch (Zeit: 13 Minuten):
   - Die Teilnehmer werden gebeten, aufzustehen und sich locker im Raum zu verteilen.
   - Im Anschluss sollen sich die Teilnehmer bei Gemeinsamkeiten zu den aufgeführten Themen (Erster Buchstabe Vorname, Alter, Hobbys, Hauptschmerzort), die erfragt werden, geordnet im Raum aufstellen. Aus der alphabetischen Reihenfolge der Vornamen ergibt sich z. B. eine Linie; bei anderen Themen ergeben sich Gruppierungen.
   - Sobald sich die Teilnehmer zu einem Thema/einer Fragestellung im Raum verteilt haben, ist es notwendig, Gemeinsamkeiten herauszuarbeiten bzw. sich bei den Teilnehmern der Gruppe zu erkundigen, warum sie sich so aufgestellt haben. Bei der Frage nach dem Vornamen sollte die Zeit kurz für eine namentliche Vorstellung genutzt werden.
   - Die letzte Frage nach dem Schmerzort eignet sich hervorragend, um zu verdeutlichen, dass alle Teilnehmer aus einem ähnlichen Grund an dem Training teilnehmen.

7.2 Überblick Gesamttraining

- **Trainingsphase**

Einführung

- **Ziel**

Die Teilnehmer kennen die Inhalte des Gesamttrainings »Debora«.

- **Methode**

Kurzvortrag

- **Gruppengröße**

Gesamtgruppe

- **Zeit**

5 Minuten

- **Material**

- Trainerpräsentation 1, S. 3
- Trainingsüberblick (▣ Abb. 7.1)

- **Tipp**

- Der Trainingsüberblick (▣ Abb. 7.1) wird nur an die Teilnehmer ausgehändigt, die das Training mit allen 8 Trainingsmodulen durchführen.
- Gehen Sie an dieser Stelle nicht näher auf die Inhalte ein, um den Zeitplan einhalten zu können. Bei Nachfragen können Sie darauf verweisen, dass die Inhalte in den einzelnen Modulen näher erläutert werden.

- **Durchführung**

Nennen Sie den Teilnehmern die Ziele und vermitteln Sie einen Überblick über das Gesamttraining »Debora« mithilfe der Trainerpräsentation 1, S. 3, und dem Trainingsüberblick (◘ Abb. 7.1), der den Teilnehmern ausgehändigt wird, die an dem Training mit allen 8 Trainingsmodulen teilnehmen (Zeit: 5 Minuten).

7.3 Gruppenregeln

- **Trainingsphase**

Einführung

- **Ziel**

Die Teilnehmer kennen die Gruppenregeln und können diese nennen.

- **Methode**

Kurzvortrag

- **Gruppengröße**

Gesamtgruppe

- **Zeit**

5 Minuten

- **Material**

- Trainerpräsentation 1, S. 4
- Gruppenregeln (◘ Abb. 7.2)

- **Durchführung**

Erörtern Sie mit den Teilnehmern kurz die Gruppenregeln (◘ Abb. 7.2) und deren Bedeutsamkeit für eine gute Arbeitsatmosphäre im Training (Zeit: 5 Minuten):

1. Es besteht Schweigepflicht: Alle Informationen von Gruppenteilnehmern bleiben hier im Raum.
2. Alle werden gebeten, pünktlich beim Training zu erscheinen.
3. Jeder darf selbst entscheiden, was und wie viel er von sich mitteilen möchte.
4. Die Kommunikation soll für alle angenehm sein:
   a. Es wird über eigene Erlebnisse und Erfahrungen geredet und »ich« verwendet statt »man« und »wir«.
   b. Jedem wird aufmerksam zugehört.
   c. Die anderen ausreden lassen.
5. Störungen haben Vorrang!

7.4 Überblick Trainingsmodul 1

- **Trainingsphase**

Einführung

- **Ziel**

Die Teilnehmer kennen die Inhalte von Trainingsmodul 1.

- **Methode**

Kurzvortrag

- **Gruppengröße**

Gesamtgruppe

- **Zeit**

2,5 Minuten

- **Material**

Trainerpräsentation 1, S. 5

- **Tipp**

Gehen Sie an dieser Stelle nicht näher auf die Inhalte ein, um den Zeitplan einhalten zu können. Bei Nachfragen können Sie darauf verweisen, dass die Inhalte an der entsprechenden Stelle im Trainingsmodul 1 näher erläutert werden.

- **Durchführung**

Stellen Sie den Teilnehmern den Ablauf von Trainingsmodul 1 mithilfe der Trainerpräsentation 1, S. 5, vor (Zeit: 2,5 Minuten).

7.5 Wissensvermittlung: Schmerz und Schmerzkompetenz

- **Trainingsphase**

Edukation

- **Ziel**

- Die Teilnehmer kennen die Definition und die Funktion von Schmerz.
- Die Teilnehmer kennen die Inhalte des biopsychosozialen Modells und können aktive Einflussmöglichkeiten auf den Schmerz nennen.
- Die Teilnehmer können zwischen akutem und chronischem Schmerz differenzieren.

- **Methode**

- Kurzvortrag
- Gruppendiskussion

- **Gruppengröße**

Gesamtgruppe

- **Zeit**

15 Minuten

- **Material**

- Trainerpräsentation 1, S. 6–8
- Chronische Schmerzen verstehen (Schmerzposter; ◘ Abb. 7.3)

Tipp

- Nutzen Sie das Zitat der Trainerpräsentation 1, S. 6, »Wir glauben Ihnen Ihre Schmerzen… und wir können Ihnen sogar erklären, woher sie kommen.« zum Einstieg ins Thema.
- Weitere Informationen zum biopsychosozialen Modell mit Schwerpunkt auf den Risikofaktoren finden Sie in der Erläuterung zu chronischen Rückenschmerzen (▶ Abschn. 2.3.1) und Depressionen (▶ Abschn. 3.3.1).

Durchführung

1. Stellen Sie den Teilnehmern das Schmerzposter, das den Teilnehmern sowohl als Kopie ausgeteilt wird als auch als Poster im Trainingsraum hängt, und sein farbliches Konzept sowie die genutzten Symbole vor (◘ Abb. 7.1). Unterstreichen Sie den Stellenwert des biopsychosozialen Modells für die Entwicklung von Schmerzkompetenz (Zeit: 3 Minuten).
2. Klären Sie gemeinsam mit den Teilnehmern Verständnisschwierigkeiten und offene Fragen zum Vortrag 1 »Psychologische Grundlagen von Schmerz« (Zeit: 10 Minuten).
3. Verteilen Sie optional die Broschüren mit dem Arbeitsmaterial an die Teilnehmer und verweisen Sie auf die Relevanz der regelmäßigen Mitnahme der Broschüre für die Teilnahme am Training (Zeit: 1 Minute).
4. Weisen Sie anhand des Schmerzposters auf den Unterschied zwischen akutem und chronischem Schmerz hin (◘ Abb. 7.3; Zeit: 1 Minute).

7.6 Eigene Verhaltensweisen bei Schmerz

Trainingsphase

Übung

Ziel

Die Teilnehmer können eigene Verhaltensweisen bei Schmerz benennen.

Methode

Aktivierungsübung: Redeball

Gruppengröße

Gesamtgruppe

Zeit

5 Minuten

Material

- Ball
- Trainerpräsentation 1, S. 9

Durchführung

1. Erklären Sie die Vorgehensweise der Aktivierungsübung mit dem Redeball:
   Derjenige, der den Redeball fängt, antwortet auf die Frage »Wie verhalte ich mich, wenn ich Schmerzen habe?« (Zeit: 1 Minute).
2. Die Teilnehmer werfen sich gegenseitig so lange den Redeball zu, bis jede/r auf die Fragestellung geantwortet hat (Zeit: 2 Minuten).
3. Fassen Sie die geäußerten Antworten zusammen und verdeutlichen Sie, dass es sowohl günstige als auch ungünstige Verhaltensweisen im Umgang mit Schmerzen gibt (Zeit: 2 Minuten).

7.7 Wechselseitiger Zusammenhang zwischen Verhalten und Schmerz

Trainingsphase

Übung

Ziel

Die Teilnehmer können sowohl ungünstiges als auch günstiges Verhalten bei Schmerz benennen.

Methode

Übung: Karten zuordnen

Gruppengröße

Gesamtgruppe

Zeit

20 Minuten

Material

- Trainerpräsentation 1, S. 10–12
- Karten:
  - Einteilung Verhaltenskarten (◘ Abb. 7.4)
  - Verhaltenskarten (◘ Abb. 7.5) mit günstigen und ungünstigen Verhaltensweisen (optional: Leerkarten für nicht erfasste, von den Teilnehmern genannte Verhaltensweisen)
- Magnettafel und Magnete
- Chronische Schmerzen verstehen (Schmerzposter; ◘ Abb. 7.3)

7

- **Tipp**
- Weisen Sie die Teilnehmer darauf hin, dass Verhaltensweisen nicht immer eindeutig günstigen oder ungünstigen Verhaltensweisen zuzuordnen sind, dass aber extreme Verhaltensweisen auf keinen Fall günstig sind.
- Achten Sie darauf, dass Sie den Teilnehmern nicht versprechen, vollständig aus dem Teufelskreis ausbrechen zu können, sondern dass es ein wesentliches Ziel ist, ihn zu beeinflussen.
- Führen Sie bitte noch nicht die Begriffe »Katastrophisieren« und »Bagatellisieren« ein, dies erfolgt im Trainingsmodul 1a.

- **Durchführung**

1. Lassen Sie der Reihe nach die Verhaltenskarten (■ Abb. 7.5) von den Teilnehmern ziehen (Zeit: 1 Minute).
2. Bereiten Sie am Whiteboard je eine Spalte mit günstigem, neutralem und ungünstigem Verhalten vor (■ Abb. 7.4; Zeit: 1 Minute).
3. Die Teilnehmer sollen nacheinander (im Uhrzeigersinn) ihre Karten unter folgenden Fragestellungen den drei Spalten zuordnen und die Zuordnung in der Gesamtgruppe diskutieren (Zeit: 13 Minuten):
   - Was sind ungünstige Verhaltensweisen, die den Schmerz auslösen?
   - Was sind neutrale Verhaltensweisen?
   - Was sind günstige, empfehlenswerte Verhaltensweisen, die den Schmerz verringern können?
4. Fassen Sie die Bedeutung und den Einfluss von Verhaltensweisen auf das Schmerzerleben anhand des Teufelskreises (Trainerpräsentation 1, S. 11) zusammen und weisen Sie auf den komprimierten Teufelskreis auf dem Schmerzposter hin (Zeit: 5 Minuten): Schmerz ist also ein komplexes biopsychosoziales Phänomen, das geprägt ist durch
   - Körpererleben,
   - Gefühle,
   - Gedanken,
   - Verhalten,
   - Lebenshintergrund,
   - Sozialen Kontext.

7.8 Einführung in das Fischernetz

- **Trainingsphase**

Abschluss

- **Ziel**

Die Teilnehmer nutzen das Fischernetz (sowie die Arbeitsblätter: Persönliche Notizen und Vorbereitung für das Abschlussritual »Das möchte ich hierlassen und nicht mit nach Hause nehmen«) selbstständig nach dem Gruppentraining.

- **Methode**
- Kurzvortag
- Fischernetz

- **Gruppengröße**

Gesamtgruppe

- **Zeit**

2,5 Minuten

- **Material**
- Trainerpräsentation 1, S. 13
- Arbeitsmaterialien:
  - Arbeitsblatt: Fischernetz (■ Abb. 7.6)
  - Arbeitsblatt: Platz für Ihre Notizen (■ Abb. 7.7)
  - Arbeitsblatt: Vorbereitung auf das Abschlussritual »Das möchte ich hierlassen und nicht mit nach Hause nehmen« (■ Abb. 7.8)

- **Durchführung**

Erklären Sie den Teilnehmern die Funktion und den Nutzen des Fischernetzes (■ Abb. 7.6; Zeit: 2,5 Minuten):

- Die Teilnehmer können das Fischernetz nutzen, um sich Inhalte, die ihnen im Trainingsmodul besonders gut gefallen haben, die sie als hilfreich oder für sich wichtig finden, zu notieren.
- Ähnlich dem Fischer reflektieren die Teilnehmer nach jedem Trainingsmodul, was sie als »Beifang« über Bord werfen und was sie in ihrem Netz behalten und demzufolge für sich als »persönliche Take-Home-Message« für die Zukunft mitnehmen. Im Alltag können sie dann immer wieder auf diese Ressourcen zurückgreifen bzw. sich diese ins Gedächtnis rufen.

Informieren Sie die Teilnehmer,

- dass sie das Fischernetz zukünftig selbstständig nach jedem Trainingsmodul in der Zeit bis zum nachfolgenden Trainingsmodul ausfüllen sollen. Hierzu können die Teilnehmer selbst entscheiden, ob sie dies gemeinsam mit den anderen Teilnehmern im Rahmen des Workshops tun möchten oder für sich selbst.
- dass das Arbeitsblatt: Persönliche Notizen (■ Abb. 7.7) genutzt werden kann, um persönlich bedeutsame Informationen aus den Trainingsmodulen zu notieren.
- dass auf dem Arbeitsblatt: Vorbereitung auf das Abschlussritual »Das möchte ich hierlassen und nicht mit nach Hause nehmen« (■ Abb. 7.8) z. B. Gedanken, Verhaltensweisen u. a. notiert werden können, die losgelassen bzw. verändert werden sollen.

Alle drei genannten Arbeitsmaterialien sollten selbstständig im Verlauf des Trainings genutzt werden. Sie werden für das gemeinsame Abschlussritual am Ende von Trainingsmodul 4a benötigt.

7.9 Organisation und Anleitung für den Workshop

- **Trainingsphase**

Abschluss

- **Ziel**

Die Teilnehmer kennen ihre Funktion und Aufgabe im Workshop und können diese selbstständig bearbeiten.

- **Methode**

Kurzvortrag

- **Gruppengröße**

Gesamtgruppe

- **Zeit**

5 Minuten

- **Material**

- Trainerpräsentation 1, S. 14 und 15
- Rollenkarten (◻ Abb. 7.9)
- Arbeitsblatt: Der Ring des Königs (◻ Abb. 7.10)

- **Tipp**

Klären Sie mit den Teilnehmern, ob der Wunsch besteht, dass Sie beim 1. Workshop anwesend sind, um bei eventuell auftretenden Rückfragen zur Verfügung zu stehen. Basierend auf den bisherigen Rückmeldungen sollte bei Teilnehmern mit geringerem Bildungsstand in jedem Fall der 1. Workshop zunächst gemeinsam mit dem Trainer durchgeführt werden. Weisen Sie die Teilnehmer darauf hin, dass die Ergebnisse des Workshops im übernächsten Trainingsmodul (Basismodul 2) besprochen werden.

Sollten immer wieder die gleichen Teilnehmer ein und dieselbe Rollenkarte ziehen, können Sie diese natürlich tauschen. Die Rollenkarte »Die aktive Teilnehmerin/Der aktive Teilnehmer« gibt es mehrmals.

- **Durchführung**

1. Erklären Sie den Teilnehmern die Funktion und den Nutzen der Rollenkarten (◻ Abb. 7.9) für den Workshop (Arbeit im Workshop ohne Therapeut; Zeit: 2,5 Minuten):
   - Lassen Sie die Teilnehmer eine Rollenkarte ziehen.
   - Weisen Sie die Teilnehmer darauf hin, dass sie diese Rollen im Workshop bitte zukünftig selbst verteilen sollen.
2. Bereiten Sie die Teilnehmer für die selbstständige Bearbeitung der Workshopaufgabe vor, indem Sie die Aufgabe für den Workshop verteilen, erläutern und ggf. Fragen zur Durchführung klären (Zeit: 2,5 Minuten):
   - Workshopaufgabe: Arbeitsblatt: Der Ring des Königs (◻ Abb. 7.10).
   - Die Anleitung der Übungsaufgabe ist auf dem Arbeitsblatt enthalten.

7.10 Workshop: Der Ring des Königs

- **Trainingsphase**

Transfer

- **Ziel**

Die Teilnehmer kennen die Bedeutung des eigenen Verhaltens.

- **Methode**

Übung

- **Gruppengröße**

Einzel- und Gesamtgruppenarbeit

- **Zeit**

25 Minuten

- **Material**

- Arbeitsblatt: Der Ring des Königs (◻ Abb. 7.10)

- **Durchführung**

Der Workshop findet ohne Trainer statt. Die Teilnehmer kennen ihre Aufgabe und arbeiten selbstständig (Zeit: 25 Minuten):

- Das Arbeitsblatt: Der Ring des Königs (◻ Abb. 7.10) wurde den Teilnehmern zuvor ausgehändigt und die Aufgabe erklärt.

7.11 Trainingsmaterialien

Trainingsmodul 1-7.1	Trainingsüberblick	■ Abb. 7.1	(optional als Broschüre)
Trainingsmodul 1-7.2	Gruppenregeln Debora	■ Abb. 7.2	
Trainingsmodul 1-7.3	Chronische Schmerzen verstehen (Schmerzposter)	■ Abb. 7.3	(optional als Broschüre)
Trainingsmodul 1-7.4	Einteilung Verhaltenskarten	■ Abb. 7.4	
Trainingsmodul 1-7.5	Verhaltenskarten	■ Abb. 7.5	
Trainingsmodul 1-7.6	Arbeitsblatt: Fischernetz	■ Abb. 7.6	(optional als Broschüre)
Trainingsmodul 1-7.7	Arbeitsblatt: Platz für Ihre Notizen	■ Abb. 7.7	(optional als Broschüre)
Trainingsmodul 1-7.8	Arbeitsblatt: Vorbereitung auf das Abschlussritual »Das möchte ich hierlassen und nicht mit nach Hause nehmen«	■ Abb. 7.8	
Trainingsmodul 1-7.9	Rollenkarten	■ Abb. 7.9	
Trainingsmodul 1-7.10	Arbeitsblatt: Der Ring des Königs	■ Abb. 7.10	(optional als Broschüre)

Debora – Trainingsmanual Rückenschmerzkompetenz und Depressionsprävention

Trainingsmodul 1-7.1	Trainingsüberblick	Seite 1

Trainingsüberblick

Chronische Schmerzen stellen eine zusätzliche Belastung in Ihrem Alltag, Ihrem Beruf und Ihrer Familie dar. Sie führen zu Veränderungen in Ihrem Leben, die sich in unterschiedlichen Bereichen zeigen können:

- Körperliche Reaktionen (z. B. Muskelschmerzen, Schlafstörungen)
- Verhalten (z. B. weniger angenehme Aktivitäten)
- Denken (z. B. negative Gedanken, Selbstvorwürfe, Konzentration auf Negatives)
- Gefühle (z. B. weniger Freude als früher)
- Soziale Aktivitäten/Beziehungen (z. B. Rückzug aus sozialen Kontakten)

Veränderungen bei chronischen Belastungen treten bei vielen Menschen auf. Dabei können sich die unterschiedlichen Veränderungen wechselseitig beeinflussen, indem sie sich entweder gegenseitig verstärken oder abschwächen. Das Gruppentraining soll alle Bereiche positiv beeinflussen.

Dabei setzt das kombinierte Gruppentraining »Debora« an folgenden Bereichen in den 8 Trainingsmodulen mit je 100 Minuten (75 Minuten mit Trainer, 25 Minuten Workshop) an:

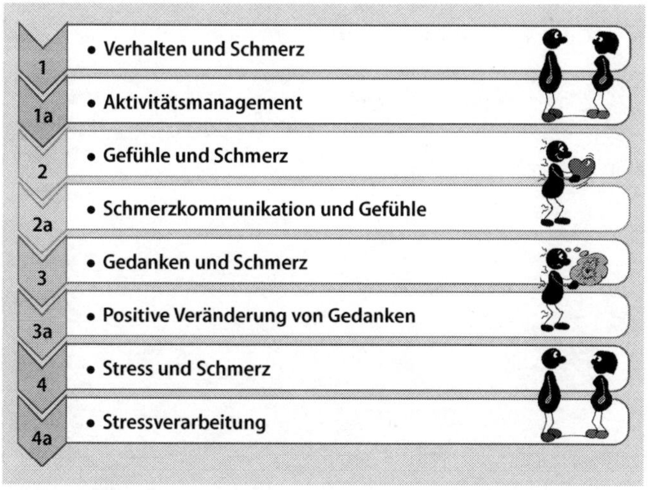
1
• Verhalten und Schmerz
1a
• Aktivitätsmanagement
2
• Gefühle und Schmerz
2a
• Schmerzkommunikation und Gefühle
3
• Gedanken und Schmerz
3a
• Positive Veränderung von Gedanken
4
• Stress und Schmerz
4a
• Stressverarbeitung

Mithilfe des Trainings wollen wir Sie dabei unterstützen,

- den wechselseitigen Einfluss von Verhalten, Gefühlen, Gedanken und Stress auf Ihren Schmerz zu verstehen,
- günstige und ungünstige Ausprägungen von Verhalten, Gefühlen und Gedanken zu unterscheiden,
- langfristige Auswirkungen von ungünstigen Verhaltensweisen im Umgang mit Ihren Schmerzen frühzeitig zu erkennen,
- verschiedene Techniken zur Vorbeugung langfristiger Auswirkungen zu erlernen und
- Ihre persönlichen Stärken zu erkennen und zu fördern, die Sie dabei unterstützen, Ihr Schmerzempfinden positiv zu beeinflussen.

Das Ziel des Trainings ist es, Sie zu Ihrem eigenen Experten für Ihr Schmerzerleben werden zu lassen, damit Sie dieses gezielt positiv beeinflussen und weiteren Folgeerkrankungen, z. B. depressiven Reaktionen, vorbeugen können.

Abb. 7.1 Trainingsüberblick

Debora – Trainingsmanual Rückenschmerzkompetenz und Depressionsprävention

Trainingsmodul 1-7.2	Gruppenregeln Debora	Seite 1

Gruppenregeln

1. Es besteht Schweigepflicht: Alle Informationen von Gruppenteilnehmern bleiben hier im Raum.
2. Alle werden gebeten, pünktlich beim Training zu erscheinen.
3. Jeder darf selbst entscheiden, was und wie viel er von sich mitteilen möchte.
4. Die Kommunikation soll für alle angenehm sein:
   a. Es wird über eigene Erlebnisse und Erfahrungen geredet und »ich« verwendet statt »man« und »wir«.
   b. Jedem wird aufmerksam zugehört.
   c. Die anderen ausreden lassen.
5. Störungen haben Vorrang!

Abb. 7.2 Gruppenregeln Debora

Debora – Trainingsmanual Rückenschmerzkompetenz und Depressionsprävention

Trainingsmodul 1-7.3	Chronische Schmerzen verstehen (Schmerzposter)	Seite 1

Chronische Schmerzen verstehen

Die Warnfunktion des Schmerzes

Schmerzen sind lebensnotwendig, da sie den Körper bei Schäden warnen. Aber: Bei chronischen Schmerzen ist diese Warnfunktion nicht mehr angemessen. Der wahrgenommene Schmerz ist viel stärker als der tatsächliche Schaden.

Einflüsse auf die Schmerzwahrnehmung

Tritt irgendwo im Körper eine Schädigung (z. B. eine Schnittwunde) auf, wird dies an das Gehirn gemeldet. Das Gehirn »entscheidet«, ob tatsächlich eine Bedrohung besteht und deshalb Schmerzen wahrgenommen werden. Bei seiner Entscheidung berücksichtigt das Gehirn aber auch noch andere Faktoren: Das schmerzbezogene Verhalten, Gefühle und Gedanken wirken sich direkt auf die Schmerzwahrnehmung aus. Dies ist vor allem bei chronischen Schmerzen von großer Bedeutung.

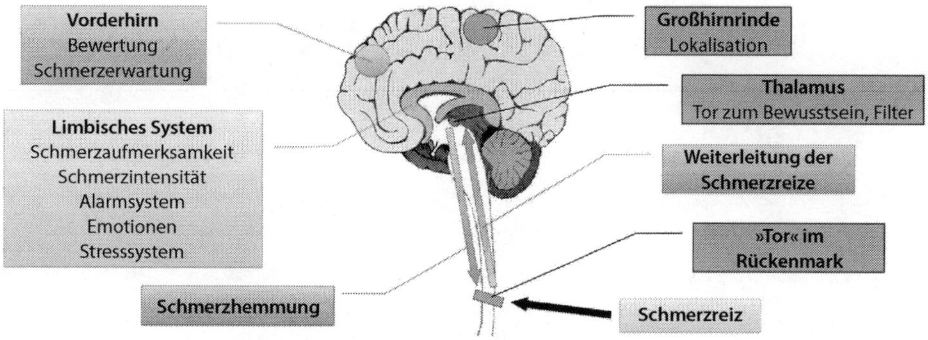

Modifiziert nach von Wachter (2014, S. 7)

Biopsychosoziales Erklärungsmodell

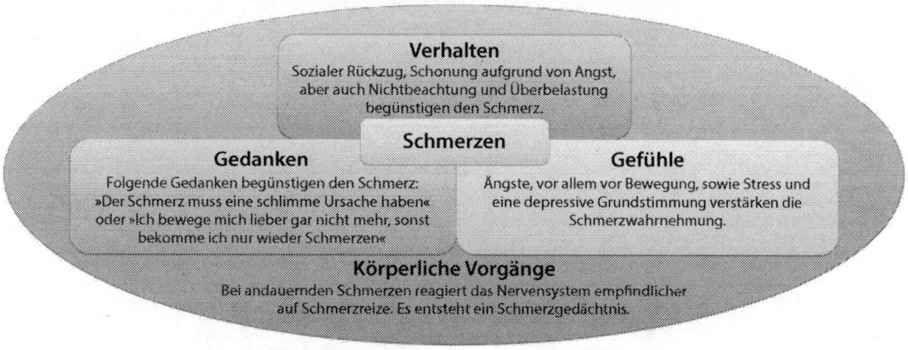

Wie kann das Schmerzempfinden verringert werden?

Verhalten, Gefühle und Gedanken können sich auch positiv auf die Schmerzen auswirken und das Schmerzempfinden verringern. So kann der Schmerzkreis durchbrochen werden.

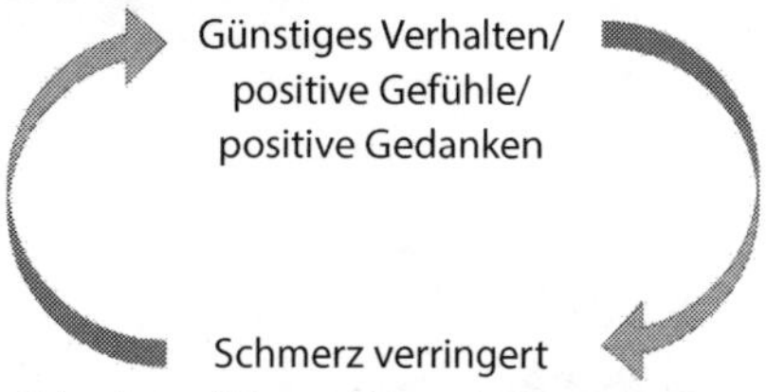

Mohr u. Hamapel (2006; modifiziert nach Kröner-Herwig 2003)

Abb. 7.3 Chronische Schmerzen verstehen (Schmerzposter)

Debora – Trainingsmanual Rückenschmerzkompetenz und Depressionsprävention

Trainingsmodul 1-7.4	Einteilung Verhaltenskarten	Seite 1

Günstiges
Verhalten

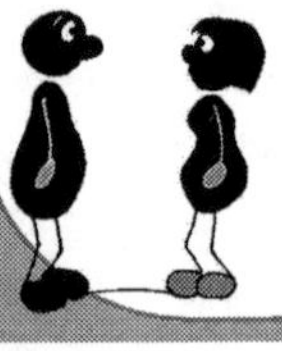

Ungünstiges
Verhalten

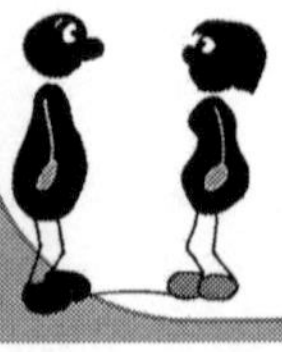

Abb. 7.4 Einteilung Verhaltenskarten

Debora – Trainingsmanual Rückenschmerzkompetenz und Depressionsprävention		
Trainingsmodul 1-7.4	**Einteilung Verhaltenskarten**	**Seite 2**

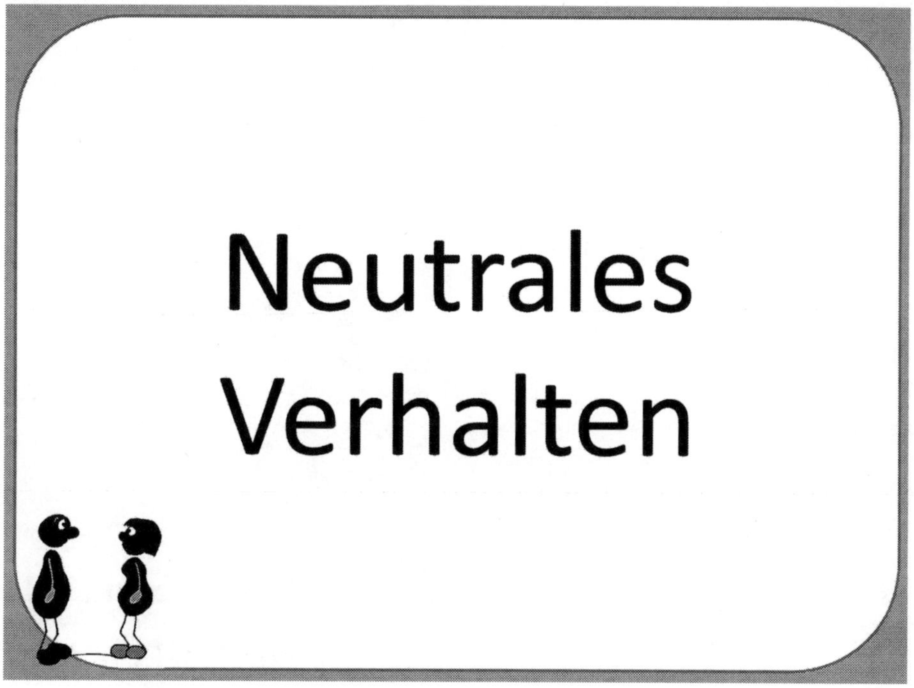

Abb. 7.4 Einteilung Verhaltenskarten

Debora – Trainingsmanual Rückenschmerzkompetenz und Depressionsprävention

Trainingsmodul 1-7.5	Verhaltenskarten	Seite 1

Keine Ruhepausen

Zu wenig körperliche und soziale Aktivitäten

Immer für andere da sein

Keine Gefühle zeigen können

Nicht Nein sagen können

Durchhalten unter allen Umständen

Abb. 7.5 Verhaltenskarten

Debora – Trainingsmanual Rückenschmerzkompetenz und Depressionsprävention

Trainingsmodul 1-7.5	Verhaltenskarten	Seite 2

Warnsignale des eigenen Körpers übergehen	Sich zurückziehen
Andauernd über Schmerzen sprechen	Ausgeglichenheit zwischen Aktivitäten und Ruhephasen
Richtig Nein sagen können	Auf die eigenen Gefühle achten

Abb. 7.5 Verhaltenskarten

Debora – Trainingsmanual Rückenschmerzkompetenz und Depressionsprävention

Trainingsmodul 1-7.5	**Verhaltenskarten**	**Seite 3**

Sich vom Schmerz ablenken

Freuden des Alltags genießen

Etwas Neues und Schönes unternehmen

Soziale Kontakte pflegen

Sich etwas gönnen

Abb. 7.5 Verhaltenskarten

Debora – Trainingsmanual Rückenschmerzkompetenz und Depressionsprävention		
Trainingsmodul 1-7.6	**Arbeitsblatt: Fischernetz**	**Seite 1**

Fischernetz

Das möchte ich mir aus dem Training merken und mit in meine Zukunft nehmen:

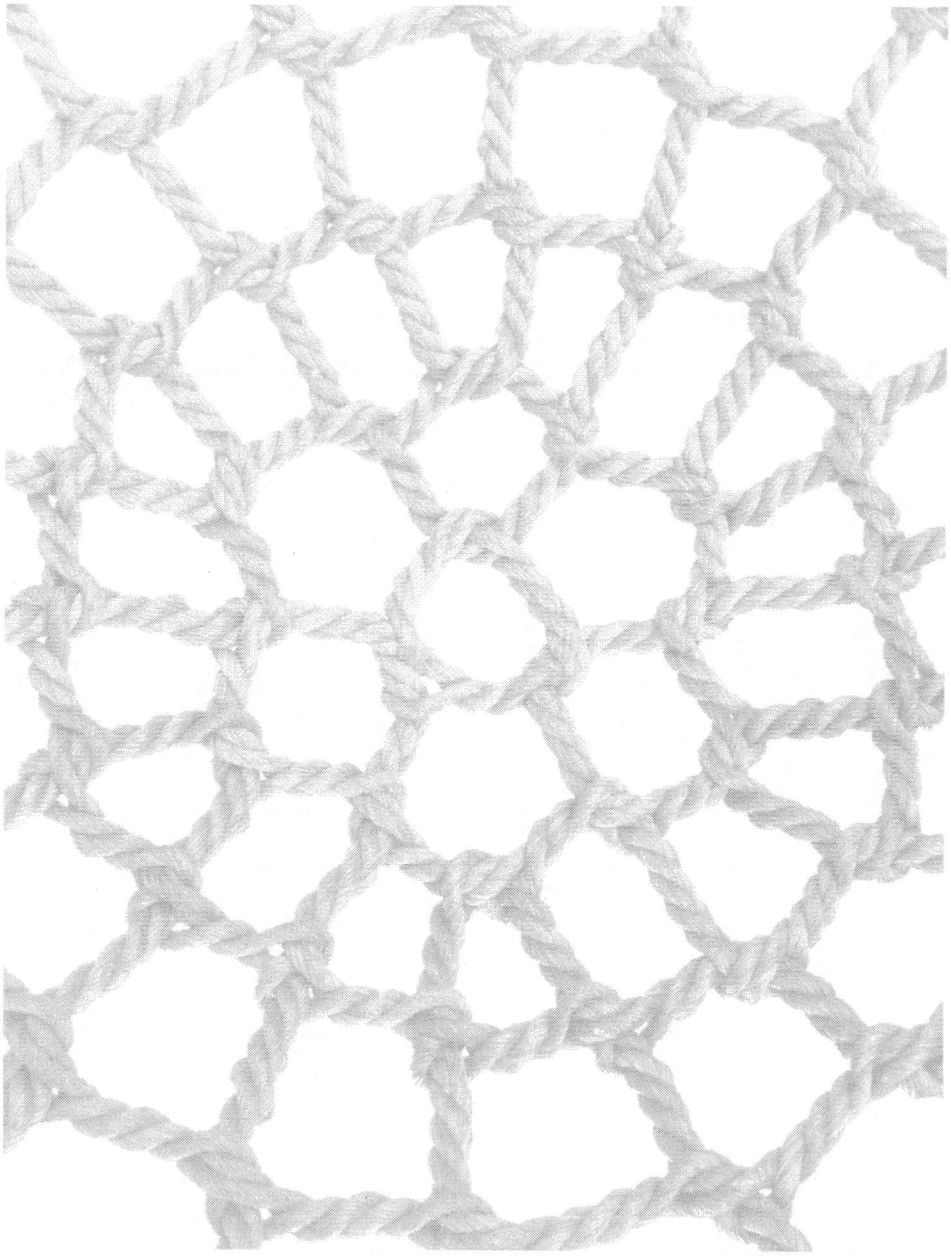

Abb. 7.6 Arbeitsblatt: Fischernetz

Debora – Trainingsmanual Rückenschmerzkompetenz und Depressionsprävention		
Trainingsmodul 1-7.7	**Arbeitsblatt: Platz für Ihre Notizen**	**Seite 1**

Platz für Ihre Notizen

Abb. 7.7 Arbeitsblatt: Platz für Ihre Notizen

Debora – Trainingsmanual Rückenschmerzkompetenz und Depressionsprävention		
Trainingsmodul 1-7.8	Arbeitsblatt: Vorbereitung auf das Abschlussritual	Seite 1

Vorbereitung auf das Abschlussritual

Das möchte ich hierlassen und nicht mit nach Hause nehmen:

Abb. 7.8 Arbeitsblatt: Vorbereitung auf das Abschlussritual »Das möchte ich hierlassen und nicht mit nach Hause nehmen«

Debora – Trainingsmanual Rückenschmerzkompetenz und Depressionsprävention

Trainingsmodul 1-7.9	Rollenkarten Debora	Seite 1

Die Kontrolleurin / Der Kontrolleur

In dieser Rolle achten Sie auf die Einhaltung der vereinbarten Zeit und Gruppenregeln.

Ihre Aufgaben sind die Erinnerung
- an das eigentliche Thema,
- an den zeitlichen Rahmen.

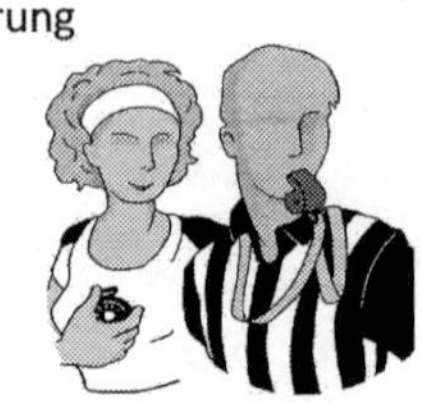

Die / Der Workshop-Vorsitzende

In dieser Rolle sind Sie die / der Gruppenvorsitzende.

Ihre Aufgaben sind
- die Eröffnung des Themas,
- die Leitung des Gesprächs.

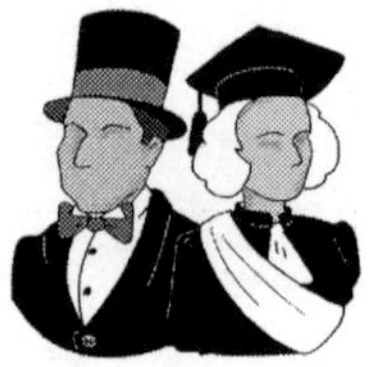

Die Gastgeberin / Der Gastgeber

In dieser Rolle sorgen Sie für eine angenehme Atmosphäre.

Ihre Aufgaben sind z.B.
- die Raumlüftung,
- die Sitzordnung.

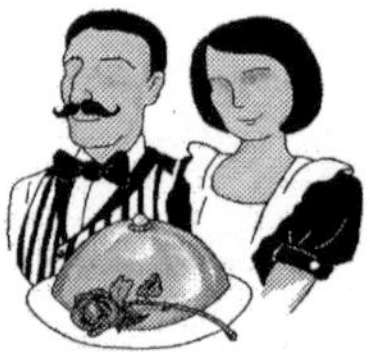

Die Logbuchführerin / Der Logbuchführer

In dieser Rolle führen Sie Protokoll.

Ihre Aufgaben sind z.B.
- entstehende Fragen zu notieren,
- Punkte aufzuschreiben, die später geklärt werden müssen.

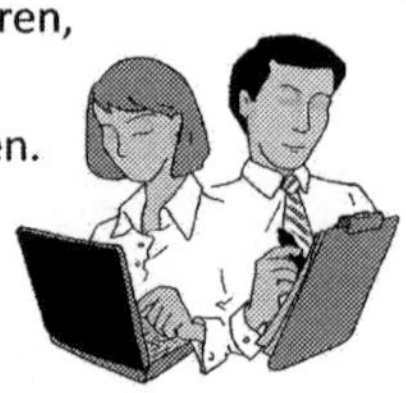

Die aktive Teilnehmerin / Der aktive Teilnehmer

In dieser Rolle haben Sie keine übergeordnete Aufgabe.

Sie sind deshalb in der Position, besonders aktiv an der eigentlichen Gruppenarbeit teilnehmen zu können.

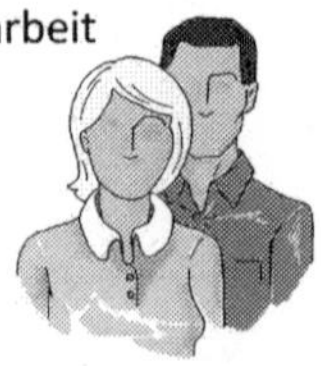

Die aktive Teilnehmerin / Der aktive Teilnehmer

In dieser Rolle haben Sie keine übergeordnete Aufgabe.

Sie sind deshalb in der Position, besonders aktiv an der eigentlichen Gruppenarbeit teilnehmen zu können.

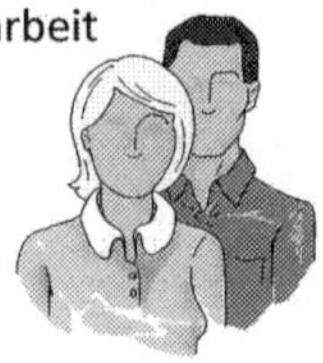

Abb. 7.9 Rollenkarten

Debora – Trainingsmanual Rückenschmerzkompetenz und Depressionsprävention		
Trainingsmodul 1-7.9	**Rollenkarten Debora**	**Seite 2**

Die aktive Teilnehmerin /
Der aktive Teilnehmer

In dieser Rolle haben Sie keine übergeordnete Aufgabe.

Sie sind deshalb in der Position, besonders aktiv an der eigentlichen Gruppenarbeit teilnehmen zu können.

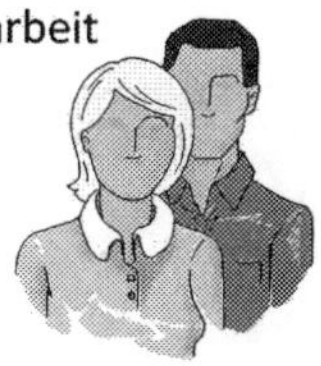

Die aktive Teilnehmerin /
Der aktive Teilnehmer

In dieser Rolle haben Sie keine übergeordnete Aufgabe.

Sie sind deshalb in der Position, besonders aktiv an der eigentlichen Gruppenarbeit teilnehmen zu können.

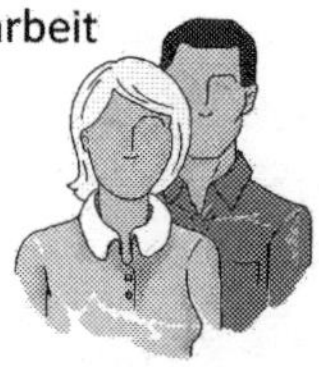

Die aktive Teilnehmerin /
Der aktive Teilnehmer

In dieser Rolle haben Sie keine übergeordnete Aufgabe.

Sie sind deshalb in der Position, besonders aktiv an der eigentlichen Gruppenarbeit teilnehmen zu können.

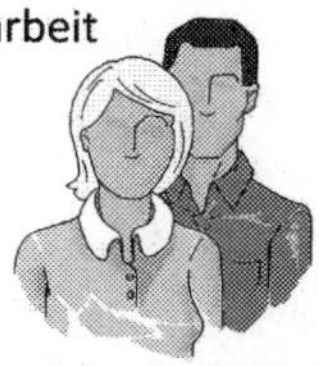

Die aktive Teilnehmerin /
Der aktive Teilnehmer

In dieser Rolle haben Sie keine übergeordnete Aufgabe.

Sie sind deshalb in der Position, besonders aktiv an der eigentlichen Gruppenarbeit teilnehmen zu können.

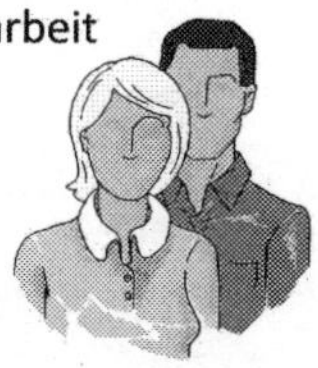

Die aktive Teilnehmerin /
Der aktive Teilnehmer

In dieser Rolle haben Sie keine übergeordnete Aufgabe.

Sie sind deshalb in der Position, besonders aktiv an der eigentlichen Gruppenarbeit teilnehmen zu können.

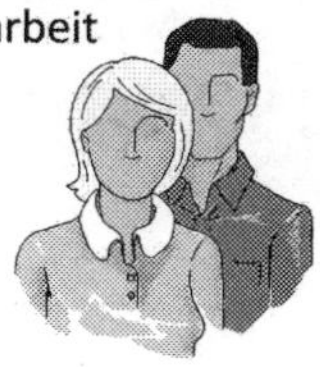

Die aktive Teilnehmerin /
Der aktive Teilnehmer

In dieser Rolle haben Sie keine übergeordnete Aufgabe.

Sie sind deshalb in der Position, besonders aktiv an der eigentlichen Gruppenarbeit teilnehmen zu können.

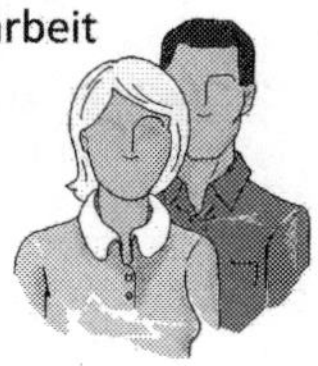

Abb. 7.9 Rollenkarten

Debora – Trainingsmanual Rückenschmerzkompetenz und Depressionsprävention

Trainingsmodul 1-7.9	Rollenkarten Debora	Seite 3

Die aktive Teilnehmerin /
Der aktive Teilnehmer

In dieser Rolle haben Sie keine übergeordnete Aufgabe.

Sie sind deshalb in der Position, besonders aktiv an der eigentlichen Gruppenarbeit teilnehmen zu können.

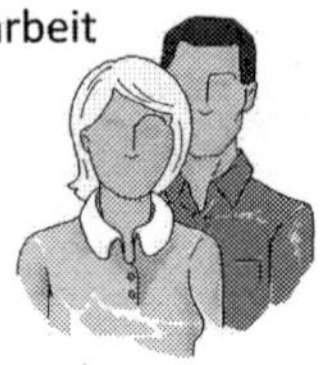

Die aktive Teilnehmerin /
Der aktive Teilnehmer

In dieser Rolle haben Sie keine übergeordnete Aufgabe.

Sie sind deshalb in der Position, besonders aktiv an der eigentlichen Gruppenarbeit teilnehmen zu können.

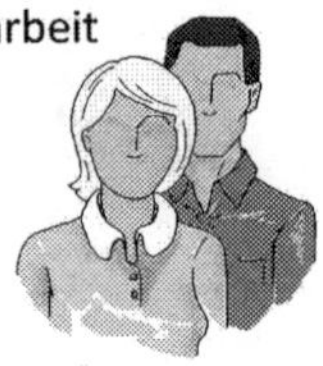

Die aktive Teilnehmerin /
Der aktive Teilnehmer

In dieser Rolle haben Sie keine übergeordnete Aufgabe.

Sie sind deshalb in der Position, besonders aktiv an der eigentlichen Gruppenarbeit teilnehmen zu können.

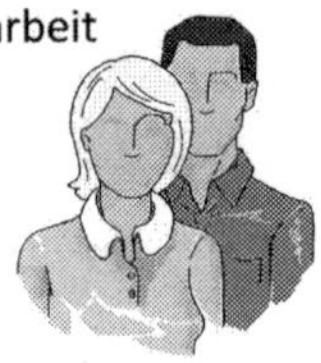

Die aktive Teilnehmerin /
Der aktive Teilnehmer

In dieser Rolle haben Sie keine übergeordnete Aufgabe.

Sie sind deshalb in der Position, besonders aktiv an der eigentlichen Gruppenarbeit teilnehmen zu können.

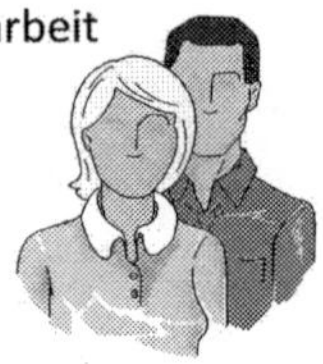

Die aktive Teilnehmerin /
Der aktive Teilnehmer

In dieser Rolle haben Sie keine übergeordnete Aufgabe.

Sie sind deshalb in der Position, besonders aktiv an der eigentlichen Gruppenarbeit teilnehmen zu können.

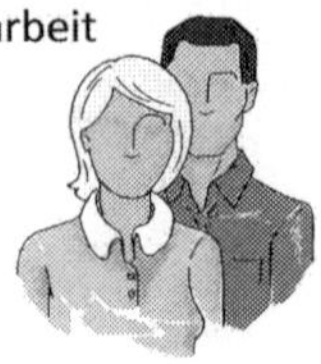

Die aktive Teilnehmerin /
Der aktive Teilnehmer

In dieser Rolle haben Sie keine übergeordnete Aufgabe.

Sie sind deshalb in der Position, besonders aktiv an der eigentlichen Gruppenarbeit teilnehmen zu können.

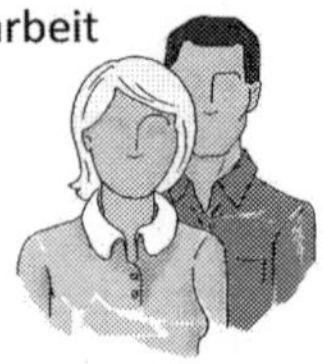

Abb. 7.9 Rollenkarten

Debora – Trainingsmanual Rückenschmerzkompetenz und Depressionsprävention

Trainingsmodul 1-7.10	Arbeitsblatt: Der Ring des Königs	Seite 1

Der Ring des Königs (von Björn Begemann)

Günstige Verhaltensweisen können das Schmerzempfinden verringern.

Lesen Sie die Geschichte von Björn Begemann aufmerksam durch:

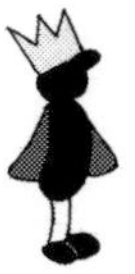

Mir wurde von einem König berichtet, dessen Stimmung ständig wechselte. Dies führte dazu, dass er und somit auch die Menschen in seinem Königreich immer unzufriedener wurden. Sein Volk zog sich immer mehr von ihm zurück. Also forderte er seine Berater auf, ihm eine Lösung für seine ständigen Stimmungsschwankungen zu besorgen.

Und so kam es, dass Händler und Weise aus fernen Ländern anreisten, um sein Problem zu lösen. Es half jedoch nichts. Im Gegenteil, der König wurde immer verzweifelter.

Eines Tages stand plötzlich ein kleines, unscheinbares Männchen im Schlafgemach des Königs. Der König war so verwundert, dass er nicht erschrak. Im Gegenteil, dieses Männchen strahlte auf ihn eine unheimliche Ruhe aus.

»Wer bist du?«, fragte der König. »Das tut nichts zur Sache«, antwortete der Kleine, »Ich habe, was du suchst.« Das Männchen zeigte dem König einen sehr schlichten Ring mit einer winzigen Kappe obendrauf. »Dieser Ring enthält deine Lösung, aber du musst mir etwas versprechen, bevor ich ihn dir gebe.« – »Was möchtest du?«, fragte der König. »Versprich mir, dass du, egal wie schlimm es auch ist, erst versuchst, es selbst aus eigener Kraft zu lösen. Wenn du wirklich der Meinung bist, dass nichts mehr geht, dann darfst du den Ring öffnen.«

Der König willigte ein und erhielt den Ring. In den nächsten Jahren wurde seine Stimmung merklich besser und auch sein Königreich blühte auf. Merkwürdigerweise war der Ring noch nicht geöffnet worden. Jedes Mal, wenn der König kurz davor war, ihn zu öffnen, dachte er: »Ach, das schaffe ich alleine« – und so geschah es.

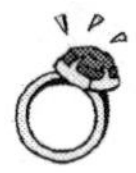

Doch eines Tages brach ein Krieg aus und der König musste vor seinen Feinden fliehen. Während seiner Flucht kam er an eine Schlucht. Da er die Situation als völlig aussichtslos erachtete, öffnete er hektisch den Ring. Dort fand er einen Zettel, auf dem geschrieben stand: »Auch das geht vorbei!«
Der König wurde ruhiger und entdeckte daraufhin einen kleinen Felsspalt, in dem er sich versteckte und von seinen Feinden nicht gefunden wurde. So konnte er entkommen.

Beantworten Sie folgende Fragstellung in Stichworten: Was können Sie aus dieser Geschichte lernen?

Tauschen Sie sich in der Gruppe darüber aus, was Sie aus dieser Geschichte lernen konnten.

Angelehnt an Heß (2013, S. 78f.)

Abb. 7.10 Arbeitsblatt: Der Ring des Königs

Literatur

Heß H (2013) Erzählbar. 111 Top-Geschichten für den professionellen Einsatz im Seminar und Coaching. 2. Aufl. managerSeminare, Bonn

Kröner-Herwig B (2003) Chronischer Schmerz. Die Chancen psychologischer Therapie (VHS). Zentrale Einrichtung Medien, Göttingen

Mohr B, Hampel P (2006) Unveröffentlichte Arbeitsmaterialien. Universität Bremen, Bremen

von Wachter M (2014) Chronische Schmerzen. Selbsthilfe und Therapiebegleitung, Orientierung für Angehörige Konkrete Tipps und Fallbeispiele. 2. Aufl. Springer, Berlin Heidelberg

Trainingsmodul 1a: Aktivitätsmanagement

Beate Mohr, Sabrina Korsch, Svenja Roch, Petra Hampel

B. Mohr et al., *Debora – Trainingsmanual Rückenschmerzkompetenz und Depressionsprävention*, DOI 10.1007/978-3-662-52739-9_8,

Zusammenfassung

Das Trainingsmodul 1a des Trainingsmanuals zur Rückenschmerzkompetenz und Depressionsprävention stellt das Zusatzmodul zum Trainingsmodul 1 Verhalten und Schmerz dar. Nach einem Einstieg über das Begrüßungsritual und den Überblick zum Trainingsmodul 1a wird die Wechselwirkung von depressiven Symptomen und chronischen Schmerzen vermittelt. Die Auswirkungen ungünstiger Verhaltensstrategien wie Schonen und Durchhalten werden anhand der abwärts- und aufwärtsgerichteten Gefühlsspiralen erarbeitet sowie die Prinzipien ausgewogener Aktivitäten und Steigerung angenehmer Aktivitäten eingeführt. Als Instrument zur Erfassung der Wechselwirkung zwischen angenehmen Aktivitäten, Gefühlen und Schmerzintensität werden die Teilnehmer angeleitet, ein Aktivitäten-Gefühle-Schmerz-Protokoll trainingsbegleitend zu nutzen. Das Trainingsmodul 1a endet mit der Workshopaufgabe, in der die Teilnehmer konkret eine angenehme Aktivität planen.

Die Übersicht zum Trainingsmodul 1a veranschaulicht ◘ Tab. 8.1.

◘ **Tab. 8.1** Übersicht Trainingsmodul 1a

Abschn.-Nr.	Lernziele	Inhalte	Dauer in Minuten	Methode
► Abschn. 8.1	Die Teilnehmer können ihr momentanes Befinden benennen und die Intensität einstufen.	Begrüßungsritual: »Wie gut fühle ich mich im Moment?«	5	Aktivierungsübung: Lebendiges Stimmungsbarometer
► Abschn. 8.2	Die Teilnehmer kennen die Inhalte von Trainingsmodul 1a.	Überblick Trainingsmodul 1a	2,5	Kurzvortrag
► Abschn. 8.3	Die Teilnehmer können depressive Symptome erkennen.	Depressive Symptome	15	Karteikartenmethode
► Abschn. 8.4	Die Teilnehmer können die Auswirkungen von ungünstigen Verhaltensweisen bei chronischen Schmerzen erklären.	Auswirkungen von ungünstigen Verhaltensweisen: – Durchhalten – Schonen	7,5	Brainstorming
	Die Teilnehmer können den Zusammenhang zwischen chronischen Schmerzen und depressiven Symptomen erklären.	Auf- und abwärtsgerichtete Gefühlsspirale	5	Gruppendiskussion
► Abschn. 8.5	Die Teilnehmer kennen das Prinzip ausgewogener Aktivitäten.	Ausgewogene Aktivitäten	10	Kurzvortrag Gruppendiskussion
► Abschn. 8.6	Die Teilnehmer können angenehme Aktivitäten, die ihnen Freude machen, nennen.	Steigerung von angenehmen Aktivitäten	15	Kurzvortrag Übung
► Abschn. 8.7	Die Teilnehmer können selbstständig ein Aktivitäten-Gefühle-Schmerz-Protokoll führen.	Führen eines Aktivitäten-Gefühle-Schmerz-Protokoll am aktuellen Beispiel der Teilnehmer	10	Übung
► Abschn. 8.8	Die Teilnehmer nutzen das Fischernetz selbstständig nach dem Gruppentraining.	Erinnerung an das Fischernetz: Take Home Message	1	Kurzinformation
► Abschn. 8.9	Die Teilnehmer können ihre Workshopaufgabe selbstständig bearbeiten.	Organisation und Aufgabenverteilung für den Workshop	4	Kurzvortrag
Übergang in den Workshop				
► Abschn. 8.10	Die Teilnehmer erstellen einen persönlichen Aktivitätsplan mit angenehmen Aktivitäten. Die Teilnehmer führen selbstständig über mehrere Tage ein Aktivitäten-Gefühle-Schmerz-Protokoll.	Planung, Durchführung, Protokollierung von angenehmen Aktivitäten	25	Übung

- **Materialien Trainingsmodul 1a**
- Trainerpräsentation Modul 1a
- Poster (als Aushang):
  - Schmerzposter (vgl. Abb. 7.3)
  - Stressposter (vgl. Abb. 13.1)
- Seil mit Skalierungsstufen
- Karten:
  - Karten depressive Symptome (Abb. 8.1)
  - Karten auf- und abwärtsgerichtete Spirale (Abb. 8.2)
- Arbeitsmaterialien:
  - Arbeitsblatt: Fischernetz (Abb. 7.6)
  - Ausgewogene Aktivitäten (Abb. 8.3)
  - Arbeitsblatt: Steigerung von angenehmen Aktivitäten (Abb. 8.4)
  - Arbeitsblatt: Aktivitäten-Gefühle-Schmerz-Protokoll (Abb. 8.5)
  - Arbeitsblatt: Planung von angenehmen Aktivitäten (Abb. 8.6)

8.1 Begrüßungsritual

- **Trainingsphase**

Einführung

- **Ziel**

Die Teilnehmer können ihr momentanes Befinden benennen und die Intensität einstufen.

- **Methode**

Aktivierungsübung: Lebendiges Stimmungsbarometer

- **Gruppengröße**

Gesamtgruppe

- **Zeit**

5 Minuten

- **Material**
- Trainerpräsentation 1a, S. 2
- Seil mit markierten Skalierungsstufen

- **Tipp**
- Wenn Teilnehmer Schwierigkeiten haben, ihr allgemeines Befinden einzustufen, kann das Befinden auf körperlicher und psychischer (emotionaler) Ebene getrennt skaliert werden.
- Erklären Sie das Vorgehen an sich selbst, indem Sie Ihr eigenes Befinden einstufen.
- Wenn sich Teilnehmer an die Endpunkte positionieren, können Sie optional Fragen, ob der Grund mitgeteilt werden möchte (z. B. »Möchten Sie mitteilen, warum Sie sich an die Position gestellt haben?«).

- **Vorbereitung**

Legen Sie das Seil mit den markierten Stufen als gerade Linie auf dem Fußboden aus, bevor die Teilnehmer eintreffen.

- **Durchführung**

1. Informieren Sie die Teilnehmer, dass Sie als Begrüßungsritual die Übung des lebendigen Stimmungsbarometers einführen möchten, und erklären Sie kurz die Übung: Das Seil stellt eine Skala dar, die von 0–10 reicht. Auf dieser Skala sollen die Teilnehmer nachfolgend ihr momentanes Befinden einstufen. Erläutern Sie die Bedeutung der Skalierung (Zeit: 1 Minute):
   - Positionierung bei »0« bedeutet: Der Teilnehmer fühlt sich überhaupt nicht wohl.
   - Positionierung in der Mitte, bei »5« bedeutet: Der Teilnehmer fühlt sich mittelmäßig.
   - Positionierung bei »10« bedeutet: Der Teilnehmer fühlt sich momentan sehr gut.
2. Führen Sie das Begrüßungsritual wie folgt durch (Zeit: 4 Minuten):
   - Bitten Sie die Teilnehmer aufzustehen.
   - Fordern Sie die Teilnehmer auf, den folgenden Satz zu ergänzen: »Ich fühle mich im Moment…«.
   - Bitten Sie die Teilnehmer, ihr momentanes Befinden einzustufen und sich entsprechend am lebendigen Stimmungsbarometer zwischen 0 und 10 zu positionieren.

8.2 Überblick Trainingsmodul 1a

- **Trainingsphase**

Einführung

- **Ziel**

Die Teilnehmer kennen die Inhalte von Trainingsmodul 1a.

- **Methode**

Kurzvortrag

- **Gruppengröße**

Gesamtgruppe

- **Zeit**

2,5 Minuten

- **Material**

Trainerpräsentation 1a, S. 3

Tipp

Betonen Sie, dass
- sich das Trainingsmodul 1a schwerpunktmäßig mit der biopsychosozialen Ebene des Verhaltens befasst;
- ausgewogene Aktivitäten und Steigerung angenehmer Aktivitäten eine effektive Strategie sind, um langfristige Folgen (z. B. depressive Erkrankungen) von chronischen Schmerzen vorzubeugen oder bereits vorhandene zu reduzieren.

Gehen Sie an dieser Stelle nicht näher auf die Inhalte ein, um den Zeitplan einhalten zu können. Bei Nachfragen können Sie darauf verweisen, dass die Inhalte an der entsprechenden Stelle im Modul näher erläutert werden.

Durchführung

Stellen Sie den Teilnehmern kurz die Inhalte und den Ablauf von Trainingsmodul 1a mithilfe der Trainerpräsentation 1a, S. 3, vor (Zeit: 2,5 Minuten).

8.3 Depressive Symptome

Trainingsphase

Edukation

Ziel

Die Teilnehmer können depressive Symptome erkennen.

Methode
- Kurzvortrag
- Karteikartenmethode

Gruppengröße

Gesamtgruppe

Zeit

15 Minuten

Material
- Trainerpräsentation 1a, S. 4–6
- Karten: Depressive Symptome (◘ Abb. 8.1)
- Optional Whiteboard und Magnete

Tipp
- Erklären Sie den Begriff »Symptome als Krankheitsanzeichen«.
- Sollten mehrere Teilnehmer dieselbe Symptomkarte aussuchen und keine weitere zutreffende Symptomkarte finden, können sie diese gemeinsam nutzen.
- Betonen Sie, dass depressive Reaktionen wie Trauer, Niedergeschlagenheit, Antriebslosigkeit und Freudlosigkeit eine ganz normale, gesunde Reaktion auf unangenehme Situationen sein können (z. B. chronische Schmerzen, Tod eines Angehörigen, Misserfolg), wenn Sie eine bestimmte Dauer und Intensität nicht überschreiten.
- Weisen Sie darauf hin, dass depressive Symptome vor, parallel zu oder als Folge von chronischen Schmerzen vorhanden sein können.

Durchführung

1. Der Einstieg erfolgt über einen Kurzvortrag:
   - Beginnen Sie den Kurzvortrag damit, dass chronische Schmerzen eine andauernde und zusätzliche Belastung im Alltag, Beruf und innerhalb der Familie darstellen (Trainerpräsentation 1a, S. 4; Zeit: 1 Minute).
   - Machen Sie deutlich, dass dies verschiedene Reaktionen zur Folge haben kann. Diese können alle biopsychosozialen Bereiche betreffen: körperliche, gedankliche, gefühlsmäßige und soziale. Nutzen Sie hierzu die Trainerpräsentation 1a, S. 5, die das biopsychosoziale Modell zeigt, das den Teilnehmern in Trainingsmodul 1 ausgehändigt wurde (◘ Abb. 7.3) sowie als Schmerzposter zur Verfügung steht (Zeit: 1 Minute).
2. Legen Sie die 24 Karten (◘ Abb. 8.1) offen auf dem Boden oder Tisch aus bzw. befestigen Sie diese mit Magneten am Whiteboard. Fordern Sie die Teilnehmer auf,
   - aufzustehen und sich zuerst alle Karten durchzulesen;
   - eine Karte auszusuchen, die einem Symptom entspricht, das der Teilnehmer von sich kennt;
   - über eigene Symptome kurz zu berichten und zu erläutern, in welcher Situation diese auftreten (Zeit: 10 Minuten).
3. Fassen Sie anschließend den zeitlichen Zusammenhang, die Überschneidung und verstärkende Wechselwirkung der Symptome von chronischen Schmerzen und depressiven Reaktionen zusammen (Trainerpräsentation 1a, S. 6; Zeit: 2 Minuten).
4. Enden Sie positiv, indem Sie auf das Ziel des Trainings verweisen, depressiven Reaktionen vorzubeugen oder bereits vorhandene zu reduzieren, z. B. durch Steigerung angenehmer Aktivitäten (Trainingsmodul 1a) oder positive Veränderung von Gedanken (Trainingsmodul 3a; Zeit: 1 Minute).

8.4 Zusammenhang und Auswirkungen von Schmerz und Depression

■ **Trainingsphase**

Edukation

■ **Ziel**

- Die Teilnehmer können die Auswirkungen von ungünstigen Verhaltensweisen bei chronischen Schmerzen erklären.
- Die Teilnehmer können den Zusammenhang zwischen chronischen Schmerzen und depressiven Symptomen erklären (auf- und abwärtsgerichtete Gefühlsspirale).

■ **Methode**

- Brainstorming
- Gruppendiskussion

■ **Gruppengröße**

Gesamtgruppe bzw. optional Halbgruppen

■ **Zeit**

12,5 Minuten

■ **Material**

- Trainerpräsentation 1a, S. 7–13
- Karten: Auf- und abwärtsgerichtete Gefühlsspirale (◘ Abb. 8.2)
- Whiteboard und Magnete oder Magnettafel/Flipchart

■ **Tipp**

- Bereiten Sie vor dem Eintreffen die Ausarbeitung am Whiteboard (alternativ Flipchart) vor.
- Bearbeiten Sie die beiden ungünstigen Verhaltensweisen entweder in der Gesamtgruppe mit der Übung Brainstorming nacheinander oder lassen Sie die Halbgruppen je eine ungünstige Verhaltensweise parallel selbstständig bearbeiten und besprechen die Ausarbeitungen anschließend in der Gesamtgruppe.
- Nutzen Sie ergänzend oder zusammenfassend die Trainerpräsentation 1a (S. 7–13).

■ **Vorbereitung**

Bereiten Sie auf Flipchart-Papier oder je einer Tafelhälfte die Abbildungen in den Trainerpräsentation 1a, S. 8 und 10 vor. Notieren Sie über einer Abbildung »Schonen/Inaktivität« (S. 8) und über der anderen »Durchhalten/Überfordern« (S. 10). Die Kästchen in der Abbildung bleiben zunächst als Leerkästchen und werden bei der Durchführung mit den Beiträgen der Teilnehmer gefüllt.

■ **Durchführung**

1. Fragen Sie zunächst, wer von den Teilnehmern »Schonen/Inaktivität« oder »Durchhalten/Überfordern« von sich selbst kennt. Weisen Sie darauf hin, dass es sich hierbei um zwei typische und häufige ungünstige Verhaltensweisen im Umgang mit chronischen Schmerzen handelt (Trainerpräsentation 1a, S. 7; Zeit: 2,5 Minuten).
2. Sammeln Sie gemeinsam mit den Teilnehmern im Brainstorming nacheinander die negativen Auswirkungen von: A) Schonen/Inaktivität und B) Durchhalten/Überfordern. Tragen Sie die Beiträge der Teilnehmer zu den folgenden Fragestellungen in die unteren leeren Kästen ein (Zusammenfassung in Trainerpräsentation 1a, S. 8–11; Zeit: 5 Minuten):
   - Welche Auswirkungen hat das Verhalten auf meine Schmerzen und meinen Körper?
   - Welche Auswirkungen hat das Verhalten auf meine Gefühle (Stimmungslage) und mein Wohlbefinden?
3. Befestigen Sie anschließend die Gefühlsspiralen (◘ Abb. 8.2) mit Magneten in der Mitte zwischen den 3 Kästen am Whiteboard und besprechen Sie anhand von Beispielen der Teilnehmer sowohl den Teufelskreis in eine abwärtsgerichtete (rote) Gefühlsspirale als auch die Umkehr in die aufwärtsgerichtete (grüne) Gefühlsspirale durch angenehme Aktivitäten (Zusammenfassung in Trainerpräsentation 1a, S. 12 und als Beispiel optional S. 13; Zeit: 5 Minuten).

8.5 Ausgewogene Aktivitäten

■ **Trainingsphase**

Edukation

■ **Ziel**

Die Teilnehmer kennen das Prinzip ausgewogener Aktivitäten.

■ **Methode**

- Kurzvortrag
- Gruppendiskussion

■ **Gruppengröße**

Gesamtgruppe

■ **Zeit**

10 Minuten

■ **Material**

- Trainerpräsentation 1a, S. 14 und 15
- Ausgewogene Aktivitäten (◘ Abb. 8.3)

8

▪ Tipp

Verweisen Sie auf die zugehörige Ausarbeitung im Arbeitsmaterial: Ausgewogene Aktivitäten: die richtige Balance (◘ Abb. 8.3).

▪ Durchführung

1. Nachdem die Teilnehmer die negativen Auswirkungen von den beiden Gegensätzen A) übermäßiges Schonen/Inaktivität und B) Durchhalten/Überfordern kennen, fassen Sie das Prinzip ausgewogener Aktivitäten als Voraussetzung für körperliche und seelische Gesundheit, Wohlbefinden und Lebensqualität zusammen (Trainerpräsentation 1a, S. 14; Zeit: 1 Minute):
   - Das richtige Maß: nicht zu viel und nicht zu wenig
   - Rhythmischer Wechsel gegensätzlicher Aktivitäten
2. Sammeln Sie anschließend mit den Teilnehmern Beispiele für gegensätzliche Aktivitäten (Trainerpräsentation 1a, S. 15; Zeit: 2 Minuten).
3. Stellen Sie den Teilnehmern folgende Transferfragen (Zeit: 7 Minuten):
   - Welche Gegensatzpaare kennen die Teilnehmer von sich?
   - Wie war das Verhältnis gegensätzlicher Aktivitäten bisher bei den Teilnehmern?
   - Erkennen die Teilnehmer bei sich Änderungsbedarf? – Welche Aktivitäten müssen reduziert, welche gefördert werden?

8.6 Steigerung von angenehmen Aktivitäten

▪ Trainingsphase

Übung

▪ Ziel

Die Teilnehmer können angenehme Aktivitäten, die ihnen Freude machen, nennen.

▪ Methode

- Kurzvortrag
- Übung

▪ Gruppengröße

Einzel- und Kleingruppenarbeit (3–4 Teilnehmer)

▪ Zeit

15 Minuten

▪ Material

- Trainerpräsentation 1a, S. 16 und 17
- Arbeitsblatt: Steigerung von angenehmen Aktivitäten (◘ Abb. 8.4)

▪ Tipp

- Wenn die Teilnehmer aktuell keine Freude an Aktivitäten wahrnehmen können, sollen sie sich an Aktivitäten erinnern, die sie früher als angenehm empfunden haben.
- Falls hilfreich, können Sie darauf hinweisen, dass Personen unterschiedliche Aktivitäten als angenehm empfinden können (interindividuell unterschiedlich), dagegen von einer Person über Jahre hinweg dieselbe Aktivität als angenehm erlebt werden kann (intraindividuell stabil).
- Nutzen Sie das Zitat in der Trainerpräsentation 1a (S. 17) als Fazit: »Beginne nicht mit einem großen Vorsatz, sondern mit einer kleinen Tat.«

▪ Durchführung

▪▪ Kurzvortrag als Einführung ins Thema (Zeit: 5 Minuten)

1. Führen Sie spätestens hier an, dass wir uns die wechselseitige Beeinflussung von Verhalten, Gefühlen und Schmerzen im Training zunutze machen und die Steigerung angenehmer Aktivitäten eine sehr gute Strategie darstellt, um Gefühle und Schmerzerleben positiv zu beeinflussen.
2. Erklären Sie den Teilnehmern die grundsätzliche Unterscheidung von neutralen oder unangenehmen Aktivitäten, die sie im Alltag und Beruf ausführen müssen, und solchen Aktivitäten, die als angenehm erlebt werden und mit positiven Gefühlen einhergehen.
3. Es ist notwendig, in der Tages- und Wochenplanung für eine Ausgewogenheit zwischen unangenehmen/neutralen Aktivitäten und angenehmen Aktivitäten zu sorgen. Durch Steigerung angenehmer Aktivitäten kann der Teufelskreis einer abwärtsgerichteten Spirale durchbrochen werden: Schmerzen und depressive Reaktionen verringern sich, und positive Gefühle bauen sich auf.
4. Anhand des Arbeitsblattes: Steigerung von angenehmen Aktivitäten (◘ Abb. 8.4; Trainerpräsentation 1a, S. 16) erklären Sie, dass insbesondere 3 Gruppen von Aktivitäten einen deutlichen positiven Einfluss auf die Gefühle und das Schmerzerleben haben:
   - Angenehme Aktivitäten, die Freude machen
   - Soziale Kontakte, die Freude machen
   - Aktivitäten, die das Gefühl vermitteln, fähig zu sein und etwas geschafft zu haben

▪▪ Einzelarbeit (Zeit: 5 Minuten)

- Lassen Sie anschließend die Teilnehmer in Einzelarbeit zu allen 3 Gruppen für sich zutreffende Aktivitäten ankreuzen und eigene Ideen in den leeren Feldern ergänzen.

Kleingruppenarbeit (Zeit: 5 Minuten)

- Anschließend sollen sich die Teilnehmer in Dreier-/Vierergruppen austauschen und ergänzen.

8.7 Aktivitäten-Gefühle-Schmerz-Protokoll

Trainingsphase

Übung

Ziel

Die Teilnehmer können selbstständig ein Aktivitäten-Gefühle-Schmerz-Protokoll führen.

Methode

Übung

Gruppengröße

Gesamtgruppe

Zeit

10 Minuten

Material

- Trainerpräsentation 1a, S. 18–21
- Arbeitsblatt: Aktivitäten-Gefühle-Schmerz-Protokoll (▣ Abb. 8.5; optional zusätzlich als Poster)

Tipp

- Verwenden Sie zur praktischen Demonstration aktuelle Beispiele der Teilnehmer aus Ihrem Alltag.
- Bei Anwendung des Trainings im stationären Bereich fordern Sie die Teilnehmer auf, Beispiele aus ihrem aktuellen Stationsalltag zu wählen.
- Motivieren Sie die Teilnehmer, das Aktivitäten-Gefühle-Schmerz-Protokoll die nächsten Tage zu führen, und weisen Sie darauf hin, dass in jedem 2. Trainingsmodul (2a, 3a, 4a) offene Fragen und Ergebnisse besprochen werden.

Durchführung

1. Leiten Sie die Übung Schritt für Schritt an einem aktuellen Beispiel aus dem Alltag (zu Hause oder auf der Station) anhand der Trainerpräsentation 1a (S. 18–21) an und erklären Sie, wie das Aktivitäten-Gefühle-Schmerz-Protokoll geführt wird (Zeit: 6 Minuten). In der Waagerechten sind jeweils die Tage von 1–14 aufgeführt, die Senkrechte beinhaltet folgende Elemente:
   - Anzahl angenehmer Aktivitäten (0–5): Die durchgeführte Aktivität wird in die Leerzeilen über dem entsprechenden Tag eingetragen. Beispiel: Am Tag 1 wurde eine angenehme Aktivität (Schwimmen) durchgeführt (Trainerpräsentation 1a, S. 18).
   - Schmerzintensität nach der Aktivität (0–10). Beispiel: Am Tag 1 wurde eine angenehme Aktivität (Schwimmen) durchgeführt. Die Schmerzintensität liegt nach der Aktivität bei 7 (Trainerpräsentation 1a, S. 19).
   - Intensität der positiven Gefühle nach der Aktivität (0–10). Beispiel: Am Tag 1 wurde eine angenehme Aktivität (Schwimmen) durchgeführt. Die Intensität meiner positiven Gefühle liegt nach der Aktivität bei 4 (Trainerpräsentation 1a, S. 20).
2. Zeigen Sie die Schritte 1–3 nochmals auf der Gesamtansicht (Trainerpräsentation 1a, S. 21; Zeit: 1 Minute).
3. Führen Sie gemeinsam mit den Teilnehmern ein weiteres Beispiel für Tag 2 durch. Gehen Sie nach demselben Schema wie unter Punkt 1 genannt vor und nutzen Sie optional das Poster Aktivitäten-Gefühle-Schmerz-Protokoll (Zeit: 3 Minuten).
4. Bitten Sie die Teilnehmer, das Aktivitäten-Gefühle-Schmerz-Protokoll (▣ Abb. 8.5) an einem aktuellen Beispiel bis zum übernächsten Trainingsmodul (2a) auszufüllen.
5. Falls noch Zeit vorhanden ist, können Sie ggf. die Teilnehmer mit dem Ausfüllen beginnen lassen.

8.8 Fischernetz

Trainingsphase

Abschluss

Ziel

Die Teilnehmer nutzen das Fischernetz selbstständig nach dem Gruppentraining.

Methode

Kurzinformation

Gruppengröße

Gesamtgruppe

Zeit

1 Minute

Material

- Trainerpräsentation 1a, S. 22
- Arbeitsblatt: Fischernetz (▣ Abb. 7.6)

Durchführung

Erinnern Sie die Teilnehmer lediglich an das Ausfüllen des Fischernetzes (▣ Abb. 7.6). Im Gruppentraining ist hierfür keine Zeit eingeplant (Zeit: 1 Minute).

8.9 Organisation und Aufgabenverteilung für den Workshop

■ **Trainingsphase**

Abschluss

■ **Ziel**

Die Teilnehmer können ihre Workshopaufgabe selbstständig bearbeiten.

■ **Methode**

Kurzvortrag

■ **Gruppengröße**

Gesamtgruppe

■ **Zeit**

4 Minuten

■ **Material**

- Trainerpräsentation 1a, S. 23
- Arbeitsblatt: Planung von angenehmen Aktivitäten (◘ Abb. 8.6)

■ **Durchführung**

Bereiten Sie die Teilnehmer für die selbstständige Bearbeitung der Workshopaufgabe vor, indem Sie die Aufgabe für den Workshop verteilen, erläutern und ggf. Fragen zur Durchführung klären (Zeit: 4 Minuten):

- Workshopaufgabe: Arbeitsblatt: Planung von angenehmen Aktivitäten (◘ Abb. 8.6).
- Erläutern Sie die Aufgabe: Informieren Sie die Teilnehmer, dass in einem 1. Schritt jeder in Einzelarbeit für sich die Planung angenehmer Aktivitäten auf dem Arbeitsblatt durchführt.
- Im 2. Schritt sollen sich die Teilnehmer in Kleingruppen (2–4 Teilnehmer) über ihre Ausarbeitungen austauschen und mit Anregungen unterstützen.

8.10 Workshop: Planung, Durchführung und Protokollierung von angenehmen Aktivitäten

■ **Trainingsphase**

Transfer

■ **Ziel**

- Die Teilnehmer erstellen einen persönlichen Aktivitätsplan mit angenehmen Aktivitäten.
- Die Teilnehmer führen selbstständig über mehrere Tage ein Aktivitäten-Gefühle-Schmerz-Protokoll.

■ **Methode**

Übung

■ **Gruppengröße**

Einzel- und Gruppenarbeit

■ **Zeit**

25 Minuten

■ **Material**

Arbeitsblatt: Planung von angenehmen Aktivitäten (◘ Abb. 8.6)

■ **Durchführung**

Der Workshop findet ohne Trainer statt. Die Teilnehmer kennen ihre Aufgabe und arbeiten selbstständig (Zeit: 25 Minuten):

- Das Arbeitsblatt: Planung von angenehmen Aktivitäten (◘ Abb. 8.6) wurde den Teilnehmern zuvor ausgehändigt und die Aufgabe erklärt.

8.11 Trainingsmaterial

Trainingsmodul 1a-8.1	Karten depressive Symptome	◘ Abb. 8.1	
Trainingsmodul 1a-8.2	Karten auf- und abwärtsgerichtete Spirale	◘ Abb. 8.2	
Trainingsmodul 1a-8.3	Ausgewogene Aktivitäten: Die richtige Balance	◘ Abb. 8.3	(optional als Broschüre)
Trainingsmodul 1a-8.4	Arbeitsblatt: Steigerung von angenehmen Aktivitäten	◘ Abb. 8.4	(optional als Broschüre)
Trainingsmodul 1a-8.5	Arbeitsblatt: Aktivitäten-Gefühle-Schmerz-Protokoll	◘ Abb. 8.5	(optional als Broschüre)
Trainingsmodul 1a-8.6	Arbeitsblatt: Planung von angenehmen Aktivitäten	◘ Abb. 8.6	(optional als Broschüre)

Debora – Trainingsmanual Rückenschmerzkompetenz und Depressionsprävention

Trainingsmodul 1a-8.1	Karten depressive Symptome	Seite 1

Körper:

Verstärkte Müdigkeit	Kraftlos
Weniger Energie	Schlafstörungen
Vermehrter oder verringerter Appetit	Schmerzen

Abb. 8.1 Karten depressive Symptome

Debora – Trainingsmanual Rückenschmerzkompetenz und Depressionsprävention

Trainingsmodul 1a-8.1	Karten depressive Symptome	Seite 2

Gedanken:

Konzentrations-schwierigkeiten 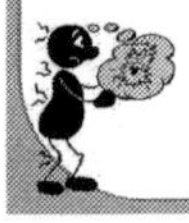	Grübeln 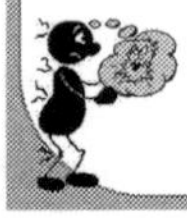
Übertriebene selbstkritische Gedanken 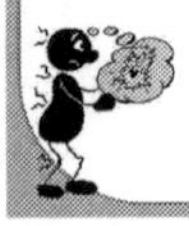	Selbst-abwertende Gedanken 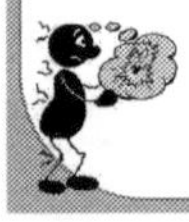
Selbstvorwürfe 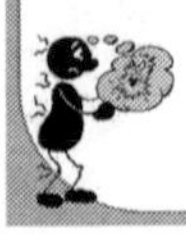	Pessimismus, Konzentration auf negative Gedanken 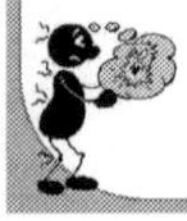

Abb. 8.1 Karten depressive Symptome

Debora – Trainingsmanual Rückenschmerzkompetenz und Depressionsprävention

Trainingsmodul 1a-8.1	Karten depressive Symptome	Seite 3

Gefühle:

Freudlos	Niedergeschlagen
Hoffnungslos	Gefühl von Leere
Ängstlich	Gereizt

Abb. 8.1 Karten depressive Symptome

Debora – Trainingsmanual Rückenschmerzkompetenz und Depressionsprävention

Trainingsmodul 1a-8.1	Karten depressive Symptome	Seite 4

Verhalten:

Weniger Interesse an Aktivitäten, die Freude machen

Rückzug von sozialen Aktivitäten und anderen Menschen

Schwierigkeiten, meinen Alltag zu bewältigen

Antriebslosigkeit

Trägheit

Schwierigkeiten, die beruflichen Anforderungen zu bewältigen

Abb. 8.1 Karten depressive Symptome

Debora – Trainingsmanual Rückenschmerzkompetenz und Depressionsprävention		
Trainingsmodul 1a-8.2	**Karten auf- und abwärtsgerichtete Spirale**	**Seite 1**

Aufwärtsgerichtete Spirale

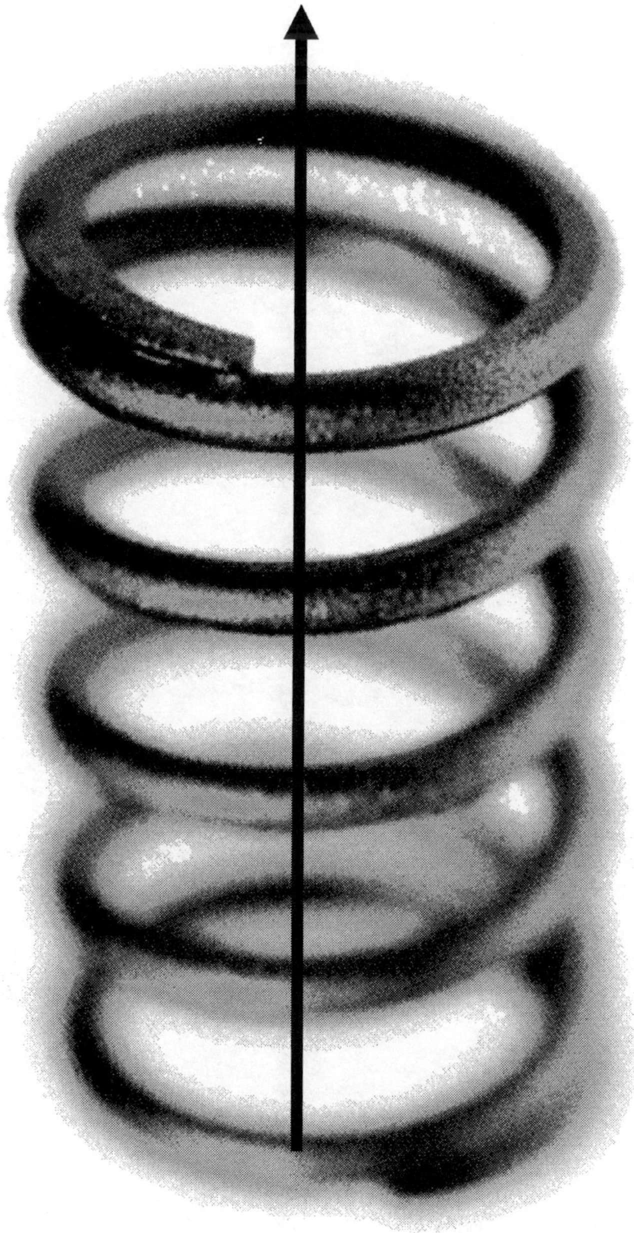

Abb. 8.2 Karten auf- und abwärtsgerichtete Spirale

Debora – Trainingsmanual Rückenschmerzkompetenz und Depressionsprävention		
Trainingsmodul 1a-8.2	Karten auf- und abwärtsgerichtete Spirale	Seite 2

Abwärtsgerichtete Spirale

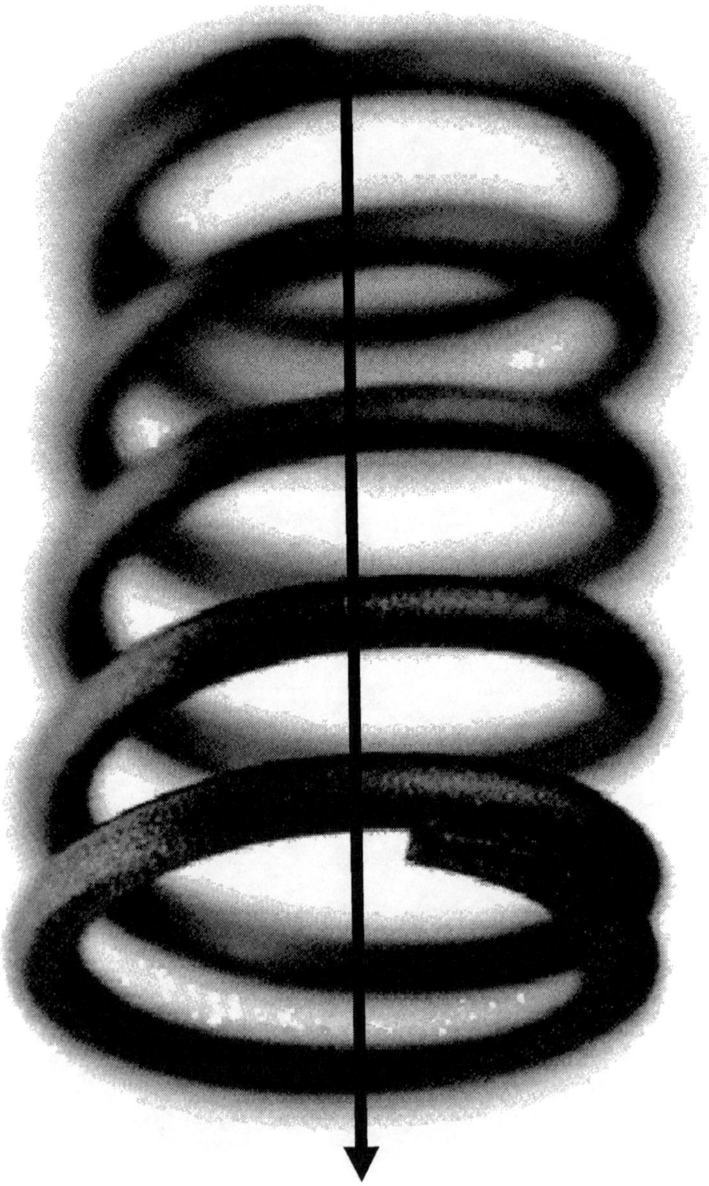

Abb. 8.2 Karten auf- und abwärtsgerichtete Spirale

8

Debora – Trainingsmanual Rückenschmerzkompetenz und Depressionsprävention

Trainingsmodul 1a-8.3	Ausgewogene Aktivitäten: Die richtige Balance	Seite 1

Ausgewogene Aktivitäten: Die richtige Balance

Ausgewogene Aktivitäten bedeutet, eine Balance zwischen gegensätzlichen Aktivitäten herzustellen. Dies ist eine Voraussetzung für die körperliche und seelische Gesundheit.

Ausgewogene Aktivitäten beinhalten zwei Verhaltensprinzipien:

1. Das richtige Maß, das heißt nicht zu viel und nicht zu wenig.
2. Einen rhythmischen Wechsel gegensätzlicher Aktivitäten.

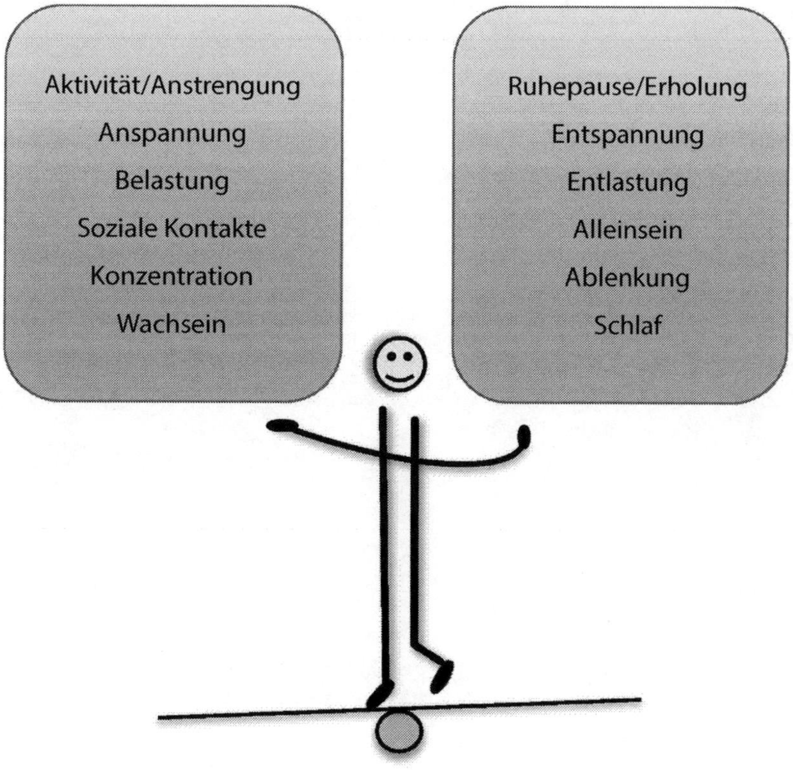

Sie verdienen es, die Balance von Verpflichtungen und angenehmen Aktivitäten zu genießen!

Abb. 8.3 Ausgewogene Aktivitäten: Die richtige Balance

Debora – Trainingsmanual Rückenschmerzkompetenz und Depressionsprävention

Trainingsmodul 1a-8.4	Arbeitsblatt: Steigerung von angenehmen Aktivitäten	Seite 1

Steigerung von angenehmen Aktivitäten

Menschen mit chronischen Schmerzen haben oft weniger Lust und Energie auf Aktivitäten, die Ihnen früher Freude gemacht haben. Es ist erwiesen, dass die folgenden drei Gruppen von Aktivitäten Ihre Gefühle besonders stark positiv beeinflussen können.

Ergänzen Sie die Liste mit eigenen Beispielen.

1. **Angenehme Aktivitäten, die Ihnen Freude machen:**
   Singen oder Musik hören/einen Film schauen/Lesen
   Spazieren gehen/Wandern/Rad fahren/Schwimmen
   Sich Zeit nehmen, um z. B. auszuruhen, gemütlich dazusitzen

   ____

   ____

2. **Soziale Kontakte, die Ihnen Freude machen:**
   Sich nett unterhalten
   Freunde einladen
   Ausgehen mit Freunden, z. B. zum Essen, ins Kino, Feiern…

   ____

   ____

3. **Aktivitäten, die Ihnen das Gefühl vermitteln, fähig zu sein und etwas gut geschafft zu haben:**
   Jemandem etwas Gutes tun, helfen, eine Freude machen
   Eigene Bedürfnisse und Wünsche bei anderen durchsetzen
   Eine länger aufgeschobene Tätigkeit erledigen
   Etwas reparieren

   ____

   ____

Hilfreiche Tipps zur Planung und Steigerung angenehmer Aktivitäten:

- Erinnern Sie sich an eine Zeit, in der Sie glücklich waren, und notieren Sie Aktivitäten, die Ihnen früher viel Freude gemacht haben.
- Jeder Mensch hat Freude an anderen Aktivitäten. Diese brauchen nicht kostspielig und zeitaufwendig zu sein: Oft sind es alltägliche, **unscheinbare Dinge**, die Freude machen. Achten Sie auf **selbstbestimmte Aktivitäten** ohne Verpflichtungen.
- **Berücksichtigen Sie Ihre aktuellen gesundheitlichen Möglichkeiten** und überfordern Sie sich nicht. Falls sich Ihre Befindlichkeit ändert, planen Sie im Vorhinein andere Möglichkeiten ein.

Angelehnt an Hautzinger (2003, S. 80–96), Herrle u. Kühner (1994, S. 52–55), Schaub et al. (2013, S. 98–100)

Abb. 8.4 Arbeitsblatt: Steigerung von angenehmen Aktivitäten

Debora – Trainingsmanual Rückenschmerzkompetenz und Depressionsprävention

Trainingsmodul 1a-8.5	Arbeitsblatt: Aktivitäten-Gefühle-Schmerz-Protokoll	Seite 1

Aktivitäten-Gefühle-Schmerz-Protokoll

Steigern Sie die Anzahl angenehmer Aktivitäten: Führen Sie an 14 Tagen jeweils eine positive Aktivität zusätzlich durch, die Ihnen Freude macht oder das Gefühl vermittelt, etwas geschafft zu haben und fähig zu sein. Wählen Sie Aktivitäten, die in Ihrem Alltag gut durchführbar sind.

Füllen Sie das Aktivitäten-Gefühle-Schmerz-Protokoll bitte einmal am Tag aus!

Durchgeführte Aktivitäten														

Anzahl meiner angenehmen Aktivitäten (mindestens eine am Tag)

5														
4														
3														
2														
1														
0														
Tag →	1	2	3	4	5	6	7	8	9	10	11	12	13	14

Intensität meiner positiven Gefühle nach der Aktivität (0 = am geringsten bis 10 = am stärksten)

10														
9														
8														
7														
6														
5														
4														
3														
2														
1														
0														
Tag →	1	2	3	4	5	6	7	8	9	10	11	12	13	14

Meine Schmerzintensität nach der Aktivität (0 = kein Schmerz bis 10= stärkster vorstellbarer Schmerz)

10														
9														
8														
7														
6														
5														
4														
3														
2														
1														
0														
Tag →	1	2	3	4	5	6	7	8	9	10	11	12	13	14

Abb. 8.5 Arbeitsblatt: Aktivitäten-Gefühle-Schmerz-Protokoll

Debora – Trainingsmanual Rückenschmerzkompetenz und Depressionsprävention

Trainingsmodul 1a-8.6	Arbeitsblatt: Planung von angenehmen Aktivitäten	Seite 1

Planung von angenehmen Aktivitäten

Angenehme Aktivitäten können positive Gefühle erzeugen und das Schmerzempfinden verringern.
Planen Sie mindestens eine Aktivität am Tag!

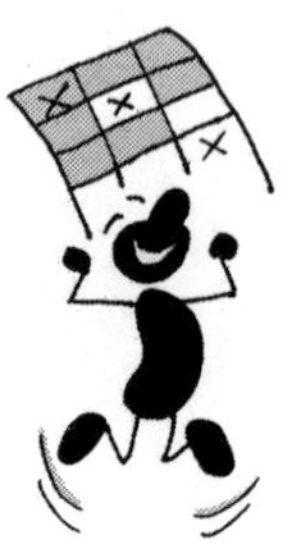

Diese angenehmen Aktivitäten möchte ich *in meinem Alltag* in meinen Tages- und Wochenablauf einplanen:

Nr.	Täglich	Wöchentlich	Angenehme Aktivität
1	○	○	
2	○	○	
3	○	○	
4	○	○	
5	○	○	

Meine Ausreden und Hürden (mein innerer Schweinehund):

___

___

___

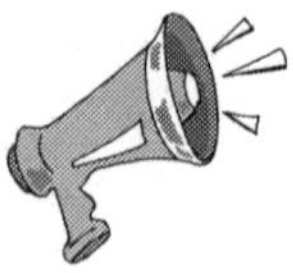

Wie kann ich meine Hürden überwinden, wer kann mich darin unterstützen, was fördert meine Motivation?

___

___

___

Woran könnte ich oder Menschen in meinem näheren Umfeld merken, dass ich etwas verändert habe?

___

___

___

Angelehnt an Hautzinger (2003, S. 96–100), Herrle u. Kühner (1994, S. 51–55)

Abb. 8.6 Arbeitsblatt: Planung von angenehmen Aktivitäten

Literatur

Hautzinger M (2003) Kognitive Verhaltenstherapie bei Depression (Praxismaterial). 6. Aufl. Beltz, Weinheim

Herrle J, Kühner C (Hrsg) (1994) Depression bewältigen. Beltz, Weinheim

Schaub A, Roth E, Goldmann U (2013) Kognitiv-psychoedukative Therapie zur Bewältigung von Depression. 2. Aufl. Hogrefe, Göttingen

Trainingsmodul 2: Gefühle und Schmerz

Beate Mohr, Sabrina Korsch, Svenja Roch, Petra Hampel

B. Mohr et al., *Debora – Trainingsmanual Rückenschmerzkompetenz und Depressionsprävention*,
DOI 10.1007/978-3-662-52739-9_9,

Zusammenfassung

Bei dem Trainingsmodul 2 handelt es sich um das 2. Basismodul des Trainingsmanuals zur Rückenschmerzkompetenz und Depressionsprävention, in dem der wechselseitige Zusammenhang von Gefühlen und Schmerz behandelt und zwischen Gefühlen, die Schmerzen verringern bzw. verstärken, differenziert wird. Nach dem Begrüßungsritual erfolgen ein Überblick zum Trainingsmodul 2 und die Besprechung der Workshopaufgabe aus dem Trainingsmodul 1. Der Zusammenhang zwischen Gefühlen und Schmerz wird über die Darstellung und das Erkennen von Gefühlen, eine vertiefende Wissenvermittlung sowie die Bewertung eigener Gefühle hergeleitet. Daneben findet eine Genussübung statt. Auch am Ende von Trainingsmodul 2 wird an die trainingsbegleitenden Aufgaben erinnert sowie eine neue Workshopaufgabe, der »Schnupperspaziergang«, gestellt, die von den Teilnehmern eigenständig zu bearbeiten sind.

Die Übersicht zum Trainingsmodul 2 veranschaulicht ◻ Tab. 9.1.

◻ Tab. 9.1 Übersicht Trainingsmodul 2

Abschn.-Nr.	Lernziele	Inhalte	Dauer in Minuten	Methode
▸ Abschn. 9.1	Die Teilnehmer können ihr Befinden äußern.	Begrüßungsritual	5	Aktivierungsübung: Lebendige Batterie
▸ Abschn. 9.2	Die Teilnehmer berichten über die Durchführung der Workshopaufgabe.	Fragen, Ergebnisse, Erfolgserlebnisse, Schwierigkeiten	10	Feedback Gruppendiskussion
▸ Abschn. 9.3	Die Teilnehmer kennen die Inhalte von Trainingsmodul 2.	Überblick Trainingsmodul 2	2,5	Kurzvortrag
▸ Abschn. 9.4	Die Teilnehmer können verschiedene Emotionen deuten.	Gefühle darstellen und erkennen	5	Aktivierungsübung: Gefühlspantomime
▸ Abschn. 9.5	Die Teilnehmer kennen den Einfluss von Gefühlen auf das Schmerzerleben.	Einfluss von Gefühlen auf Schmerz	10	Kurzvortrag
▸ Abschn. 9.6	Die Teilnehmer können ihre persönlichen Gefühle in Zusammenhang mit Schmerz benennen.	Eigene Gefühle bei Schmerz	7,5	Aktivierungsübung: Redeball
▸ Abschn. 9.7	Die Teilnehmer können zwischen Schmerz verstärkenden und verringernden Gefühlen differenzieren.	Einfluss von Gefühlen auf das Schmerzerleben	20	Übung: »World-Café«
	Die Teilnehmer können den Einfluss von Gefühlen auf ihr Schmerzerleben erklären.	Wechselseitiger Zusammenhang zwischen Gefühlen und Schmerz	5	Kurzvortrag
▸ Abschn. 9.8	Die Teilnehmer können ihre Aufmerksamkeit auf den Genuss eines Lebensmittels konzentrieren.	Achtsamkeitsübung	5	Kurzvortrag Genussübung
▸ Abschn. 9.9	Die Teilnehmer nutzen das Fischernetz selbstständig nach dem Gruppentraining.	Erinnerung an das Fischernetz: Take-Home-Message	1	Kurzinformation
▸ Abschn. 9.10	Die Teilnehmer können ihre Workshopaufgabe selbstständig bearbeiten.	Organisation und Aufgabenverteilung für den Workshop	4	Kurzvortrag
Übergang in den Workshop				
▸ Abschn. 9.11	Die Teilnehmer können ihre Aufmerksamkeit auf ihren Geruchssinn konzentrieren.	Schnupperspaziergang	25	Übung

- **Materialien Trainingsmodul 2**
  - Trainerpräsentation 2
  - Poster (als Aushang):
    - Schmerzposter (vgl. Abb. 7.3)
    - Stressposter (vgl. Abb. 13.1)
  - Karten:
    - Rollenkarten (Abb. 7.9, für den Workshop)
    - Batteriekarten (Abb. 9.1)
    - Gefühlspantomime (Abb. 9.2)
  - Trainingsmodul 2, Video 1
  - Ball
  - Whiteboard
  - Traineranleitung: Genussübung (Abb. 9.3) und verschiedene Genussmittel (z. B. Schokolade, Obst)
  - Arbeitsmaterialien:
    - Arbeitsblatt: Fischernetz (Abb. 7.6)
    - Arbeitsblatt: Schnupperspaziergang (Abb. 9.4)

9.1 Begrüßungsritual

- **Trainingsphase**

Einführung

- **Ziel**

Die Teilnehmer können ihr Befinden äußern.

- **Methode**

Aktivierungsübung: Lebendige Batterie

- **Gruppengröße**

Gesamtgruppe

- **Zeit**

5 Minuten

- **Material**
  - Trainerpräsentation 2, S. 2
  - Batteriekarten (Abb. 9.1)

- **Durchführung**

Führen Sie das Begrüßungsritual wie folgt durch (5 Minuten):

- Bitten Sie die Teilnehmer aufzustehen.
- Fordern Sie die Teilnehmer auf, den folgenden Satz zu ergänzen: »Meine Batterie ist heute…«.
- Bitten Sie die Teilnehmer, ihr momentanes Befinden einzustufen und sich entsprechend den Batteriekarten bei leer, halb voll oder voll zu positionieren.

9.2 Feedback zum Workshop: Der Ring des Königs

- **Trainingsphase**

Einführung

- **Ziel**

Die Teilnehmer berichten über die Durchführung der Workshopaufgabe.

- **Methode**
  - Feedback
  - Gruppendiskussion

- **Gruppengröße**

Gesamtgruppe

- **Zeit**

10 Minuten

- **Material**
  - Trainerpräsentation 2, S. 3
  - Arbeitsblatt: Der Ring des Königs (Abb. 7.10)

- **Durchführung**

Besprechen Sie mit den Teilnehmern die Workshopaufgabe »Der Ring des Königs« (Zeit: 10 Minuten):

- Klären Sie offene Fragen.
- Lassen Sie die Teilnehmer über ihre Ergebnisse und Erfolgserlebnisse berichten.
- Falls erforderlich können Schwierigkeiten bei der Aufgabenbearbeitung besprochen werden.

9.3 Überblick Trainingsmodul 2

- **Trainingsphase**

Einführung

- **Ziel**

Die Teilnehmer kennen die Inhalte von Trainingsmodul 2.

- **Methode**

Kurzvortrag

- **Gruppengröße**

Gesamtgruppe

- **Zeit**

2,5 Minuten

Material

- Trainerpräsentation 2, S. 4

Tipp

Gehen Sie an dieser Stelle nicht näher auf die Inhalte ein, um den Zeitplan einhalten zu können. Bei Nachfragen können Sie darauf verweisen, dass die Inhalte an der entsprechenden Stelle im Modul näher erläutert werden.

Durchführung

Stellen Sie den Teilnehmern kurz die Inhalte und den Ablauf von Trainingsmodul 2 mithilfe der Trainerpräsentation 2, S. 4, vor (Zeit: 2,5 Minuten).

9.4 Aktivierungsübung: Gefühlspantomime

Trainingsphase

Übung

Ziel

Die Teilnehmer können verschiedene Emotionen deuten.

Methode

Aktivierungsübung: Gefühlspantomime

Gruppengröße

Halbgruppen

Zeit

5 Minuten

Material

- Pantomimekarten (▣ Abb. 9.2)
- Trainerpräsentation 2, S. 5

Durchführung

Teilen Sie die Teilnehmer in 2 Gruppen (Gruppe A und B) ein (Zeit: 5 Minuten):

- Erklären Sie den Gruppen (A und B), dass eine Gruppe (A) das Gefühl pantomimisch darstellt und die andere Gruppe (B) es erraten muss. Anschließend erfolgt ein Wechsel.
- Die Gruppe A zieht eine der Pantomimekarten und erhält kurz Zeit, sich zu beraten.
- Nach einem Kommando durch den Trainer stellt die gesamte Gruppe A das Gefühl pantomimisch dar.
- Die Gruppe B muss das Gefühl erraten.
- Im Anschluss werden die Rollen gewechselt, bis jede Gruppe 2 Gefühle pantomimisch dargestellt und erraten hat.

9.5 Wissensvermittlung: Einfluss von Gefühlen auf Schmerz

Trainingsphase

Edukation

Ziel

Die Teilnehmer kennen den Einfluss von Gefühlen auf das Schmerzerleben.

Methode

Kurzvortrag

Gruppengröße

Gesamtgruppe

Zeit

10 Minuten

Material

- Trainerpräsentation 2, S. 6–8
- Trainingsmodul 2, Video 1 (verfügbar unter http://extras.springer.com/)

Tipp

Nutzen Sie das Zitat von Cyril N. Parkinson in der Trainerpräsentation 2, S. 6, »Um ein böses Gesicht zu machen, musst du 65 Muskeln anstrengen, um zu lächeln, brauchst du nur zehn. Überanstrenge dich nicht!« zum Einstieg ins Thema.

Durchführung

1. Schauen Sie sich mit den Teilnehmern gemeinsam das Video 1 an (Zeit: 2 Minuten).
2. Stellen Sie im Anschluss folgende Fragen, um das Gesehene zu reflektieren (Zeit: 8 Minuten):
   - Wie fanden Sie das Video?
   - Wo gibt es Gemeinsamkeiten/Unterschiede zu dieser Person?
   - Welche Information hat Sie besonders überrascht?

Inhalt des Videos

Die Patientin beschreibt ihre persönlichen Gefühle:

- Sie fühlte sich wie ein Bündel rohes Fleisch.
- Sie war voller Selbstmitleid.
- Sie war wütend auf alle Leute, weil sie einfach so weiter machten.
- Sie war voller Aggression.
- Sie fühlte sich nicht mehr vollwertig, da sie ein Leben aus zweiter Hand führte und auf andere angewiesen war.

Mit der Schmerzwahrnehmung ist immer auch ein Gefühlszustand verbunden. Schmerz wird nicht nur in der Großhirnrinde verarbeitet, sondern auch im sogenannten limbischen System, dem Sitz unserer Gefühle. Aber Gefühle entstehen nicht nur als Folge von Schmerz, sondern sie beeinflussen selbst auch die Schmerzempfindung. In einer ängstlichen, traurigen Stimmung wird Schmerz intensiver und qualvoller erlebt, als wenn wir heiter und freudig sind. Chronischer Schmerz löst Gefühle wie Verzweiflung, Ohnmacht und Depression aus. Diese Gefühle verstärken die subjektive Schmerzempfindung – ein Teufelskreis. Positive Gefühle hingegen wie Freude und Zuversicht verringern die Schmerzempfindung. Dadurch kann der Teufelskreis durchbrochen und umgekehrt werden.

9.6 Eigene Gefühle bei Schmerz sammeln und bewerten

- **Trainingsphase**

Übung

- **Ziel**

Die Teilnehmer können ihre persönlichen Gefühle im Zusammenhang mit Schmerz benennen.

- **Methode**

Aktivierungsübung: Redeball

- **Gruppengröße**

Gesamtgruppe

- **Zeit**

7,5 Minuten

- **Material**

- Ball
- Trainerpräsentation 2, S. 9

- **Durchführung**

Erklären Sie die Vorgehensweise des Ballspiels: Derjenige, der den Redeball fängt, antwortet auf die Frage: »Welche Gefühle habe ich bei Schmerzen?« (Zeit: 7,5 Minuten).

- Die Teilnehmer werfen sich gegenseitig so lange den Redeball zu, bis jede/r auf die Fragestellung geantwortet hat.

9.7 Wechselseitiger Zusammenhang zwischen Gefühlen und Schmerz

- **Trainingsphase**

Übung

- **Ziel**

- Die Teilnehmer können zwischen schmerzverstärkenden und -verringernden Gefühlen differenzieren.
- Die Teilnehmer können den Einfluss von Gefühlen auf das Schmerzerleben erklären.

- **Methode**

- Übung: »World-Café«
- Kurzvortrag

- **Gruppengröße**

Halbgruppen

- **Zeit**

25 Minuten

- **Material**

- Trainerpräsentation 2, S. 10–12
- Flipchart-Papier (oder Whiteboard)
- Schmerzposter (Abb. 7.3)

- **Tipp**

- Fotografieren Sie die Ergebnisse und leiten Sie sie an die Teilnehmer weiter.
- Weitere Informationen zum biopsychosozialen Modell mit Schwerpunkt auf den Risikofaktoren finden Sie in der Erläuterung zu chronischen Rückenschmerzen (▶ Abschn. 2.3.1) und Depressionen (▶ Abschn. 3.3.1).

- **Durchführung**

1. Teilen Sie die Teilnehmer in 2 Gruppen ein (A und B; Zeit: 1 Minute).
2. Jede Gruppe erhält entweder ein Flipchart-Papier oder ein Whiteboard.
3. Arbeitsauftrag (Zeit: 7 Minuten):
   - Gruppe A bearbeitet Frage a: »Welche Gefühle können meine Schmerzen auslösen bzw. verstärken, und in welcher Situation erlebe ich diese Gefühle?«
   - Gruppe B bearbeitet Frage b: »Welche Gefühle können meine Schmerzen verringern, und in welcher Situation erlebe ich diese Gefühle?«
4. Nach Ablauf rotieren die Gruppen und wechseln den Arbeitsplatz, sodass Gruppe A nun Fragestellung b und Gruppe B Fragestellung a beantwortet bzw. ergänzt (Zeit: 7 Minuten).

5. Nach Ablauf der Zeit diskutieren und reflektieren Sie die Ergebnisse in der Gesamtgruppe (Zeit: 5 Minuten).
6. Fassen Sie abschließend die Bedeutung und den Einfluss von Gefühlen auf das Schmerzerleben anhand des Teufelskreises zusammen (Trainerpräsentation 2, S. 12) und verweisen Sie auf den komprimierten Teufelskreis auf dem Schmerzposter (Zeit: 5 Minuten).

9.8 Achtsamkeitsübung

- **Trainingsphase**

Übung

- **Ziel**

Die Teilnehmer können ihre Aufmerksamkeit auf den Genuss eines Lebensmittels konzentrieren.

- **Methode**
  - Kurzvortrag
  - Genussübung

- **Gruppengröße**

Einzelübung

- **Zeit**

5 Minuten

- **Material**
  - Trainerpräsentation 2, S. 13 und 14
  - Traineranleitung: Genussübung (Abb. 9.3)
  - Verschiedene Genussmittel (Schokolade, Obst, Weingummi etc.)

- **Tipp**

Das Lesen von Achtsamkeitsübungen benötigt Übung. Führen Sie ggf. einen Probelauf durch, um ein Gespür für die Geschwindigkeit beim Vortragen und das Zeitmanagement zu bekommen.

- **Durchführung**

1. Tragen Sie den Teilnehmern die Genussregeln aus der Trainerpräsentation 2, S. 13, vor (Zeit: 1 Minute).
   - Gehen Sie in der Trainerpräsentation 2 auf die S. 14, damit die Teilnehmer bei der anschließenden Achtsamkeitsübung nicht von Inhalten der Präsentation abgelenkt werden.
2. Führen Sie die Genussübung durch (Zeit: 4 Minuten).

9.9 Fischernetz

- **Trainingsphase**

Abschluss

- **Ziel**

Die Teilnehmer nutzen das Fischernetz selbstständig nach dem Gruppentraining.

- **Methode**

Kurzinformation

- **Gruppengröße**

Gesamtgruppe

- **Zeit**

1 Minute

- **Material**
  - Trainerpräsentation 2, S. 15
  - Arbeitsblatt: Fischernetz (Abb. 7.6)

- **Durchführung**

Erinnern Sie die Teilnehmer lediglich an das Ausfüllen des Fischernetzes (Abb. 7.6). Im Gruppentraining ist hierfür keine Zeit eingeplant (Zeit: 1 Minute).

9.10 Organisation und Aufgabenverteilung für den Workshop

- **Trainingsphase**

Abschluss

- **Ziel**

Die Teilnehmer können ihre Workshopaufgabe selbstständig bearbeiten.

- **Methode**

Kurzvortrag

- **Gruppengröße**

Gesamtgruppe

- **Zeit**

4 Minuten

- **Material**
  - Trainerpräsentation 2, S. 16
  - Arbeitsblatt: Schnupperspaziergang (Abb. 9.4)

- **Tipp**

Weisen Sie die Teilnehmer darauf hin, dass die Ergebnisse des Workshops im übernächsten Trainingsmodul (Basismodul 3) besprochen werden.

- **Durchführung**

Bereiten Sie die Teilnehmer für die selbstständige Bearbeitung der Workshopaufgabe vor, indem Sie die Aufgabe für den Workshop verteilen, erläutern und ggf. Fragen zur Durchführung klären (Zeit: 4 Minuten):
- Workshopaufgabe: Arbeitsblatt: Schnupperspaziergang – Eine Sin(n)fonie für die Nase (Abb. 9.4).
- Die Anleitung der Übungsaufgabe ist auf dem Arbeitsblatt enthalten.

9.11 Workshop: Schnupperspaziergang

- **Trainingsphase**

Transfer

- **Ziel**

Die Teilnehmer können ihre Aufmerksamkeit auf ihren Geruchssinn konzentrieren.

- **Methode**

Übung

- **Gruppengröße**

Einzel- und Gruppenarbeit

- **Zeit**

25 Minuten

- **Material**

- Arbeitsblatt: Schnupperspaziergang – Eine Sin(n)fonie für die Nase (Abb. 9.4)

- **Durchführung**

Der Workshop findet ohne Trainer statt. Die Teilnehmer kennen ihre Aufgabe und arbeiten selbstständig (Zeit: 25 Minuten):
- Das Arbeitsblatt: Schnupperspaziergang (Abb. 9.4) wurde den Teilnehmern zuvor ausgehändigt und die Aufgabe erklärt.

9.12 Trainingsmaterial

Trainingsmodul 2-9.1	Batteriekarten	Abb. 9.1	
Trainingsmodul 2-9.2	Pantomimekarten	Abb. 9.2	
Trainingsmodul 2-9.3	Traineranleitung: Genussübung	Abb. 9.3	
Trainingsmodul 2-9.4	Arbeitsblatt: Schnupperspaziergang – Eine Sin(n)fonie für die Nase	Abb. 9.4	(optional als Broschüre)

Debora – Trainingsmanual Rückenschmerzkompetenz und Depressionsprävention

Trainingsmodul 2-9.1	Batteriekarten Debora	Seite 1

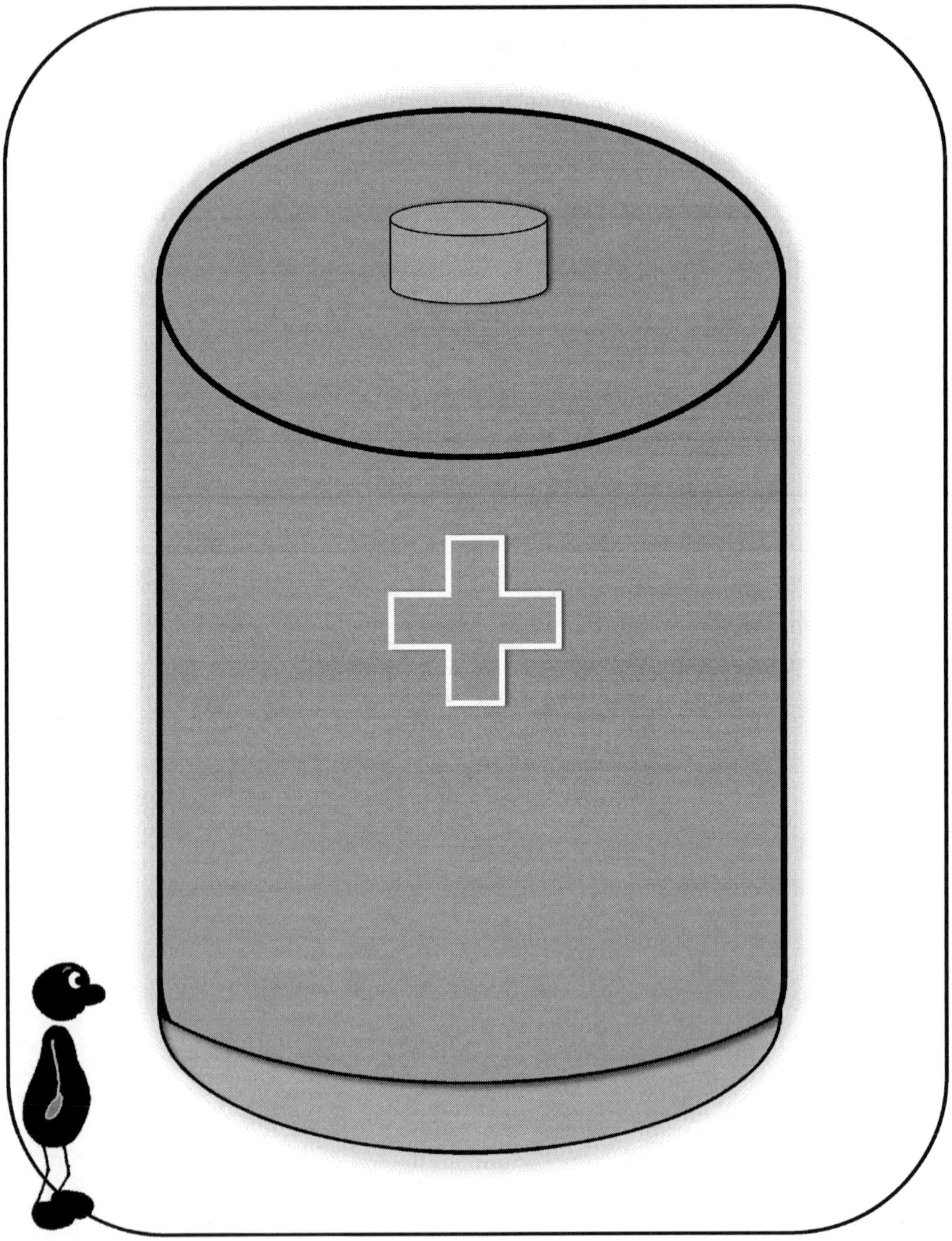

Abb. 9.1 Batteriekarten

Debora – Trainingsmanual Rückenschmerzkompetenz und Depressionsprävention

Trainingsmodul 2-9.1	Batteriekarten Debora	Seite 2

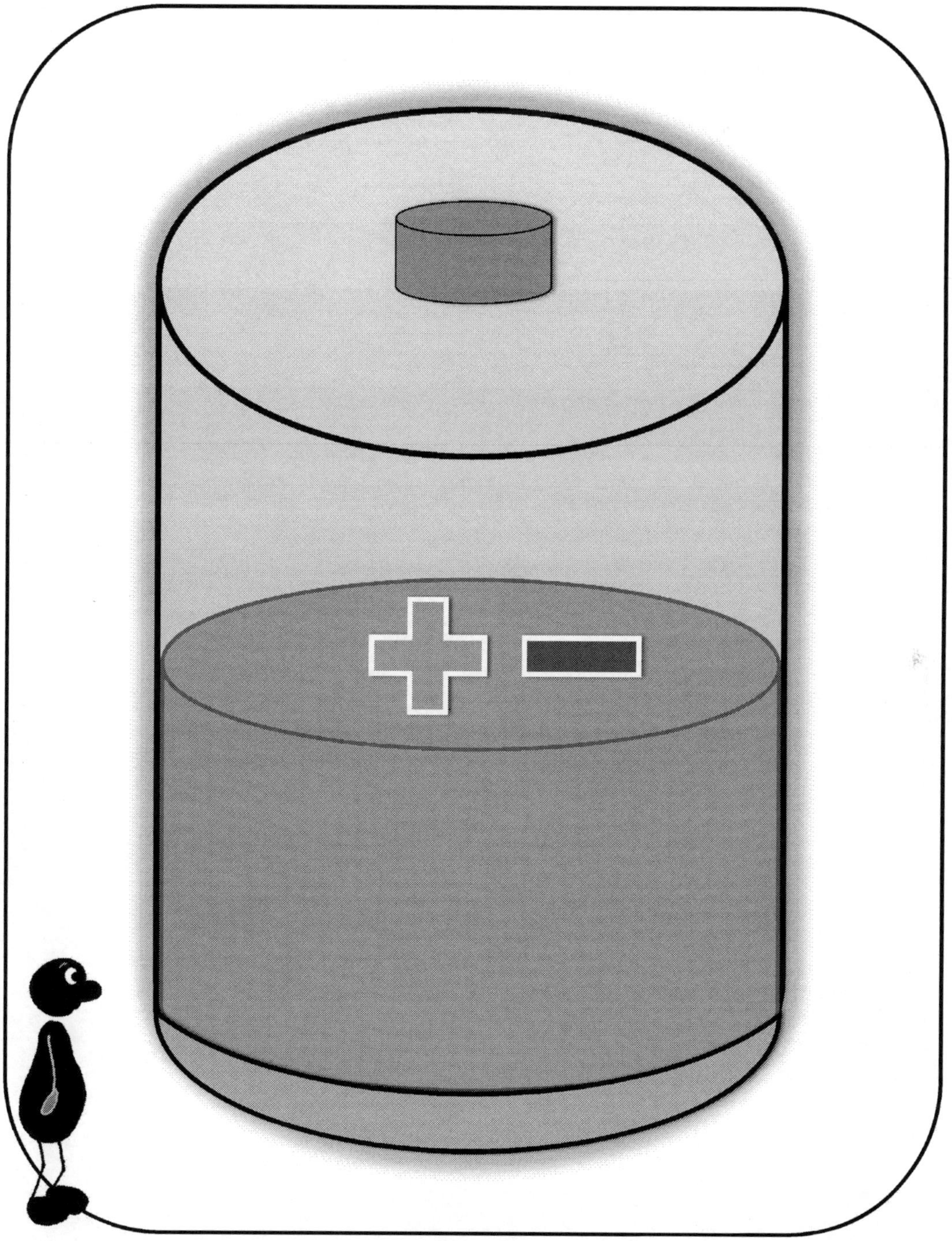

Abb. 9.1 Batteriekarten

Debora – Trainingsmanual Rückenschmerzkompetenz und Depressionsprävention		
Trainingsmodul 2-9.1	**Batteriekarten Debora**	**Seite 3**

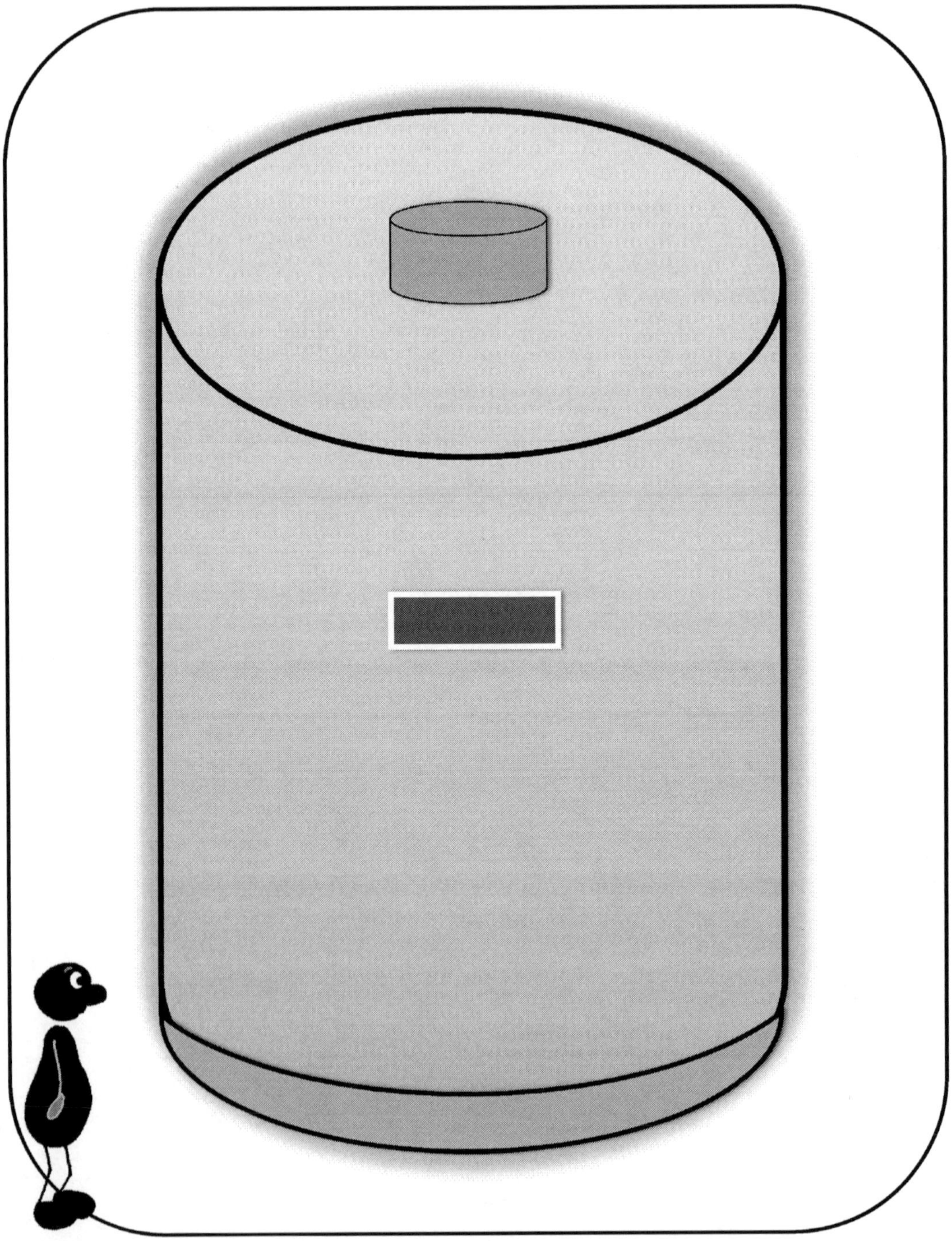

Abb. 9.1 Batteriekarten

Debora – Trainingsmanual Rückenschmerzkompetenz und Depressionsprävention

Trainingsmodul 2-9.2	Pantomimekarten	Seite 1

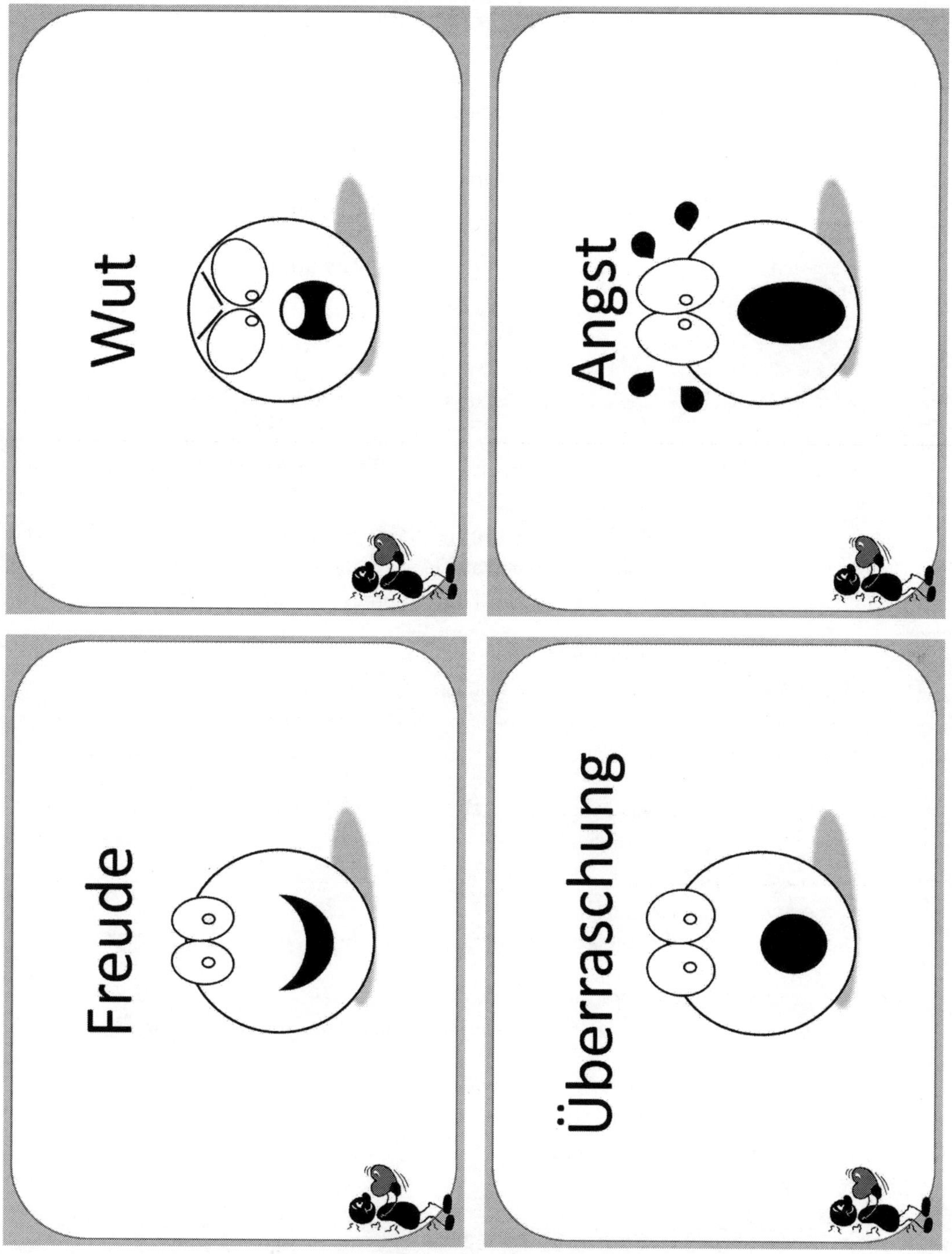

Abb. 9.2 Pantomimekarten

Debora – Trainingsmanual Rückenschmerzkompetenz und Depressionsprävention

Trainingsmodul 2-9.3	Traineranleitung: Genussübung	Seite 1

Anleitung zur Genussübung

Sie erhalten nun die Gelegenheit, einen Geschmack ausgiebig zu erforschen. Dabei sollen meine Worte Ihnen helfen, sich auf den ausgesuchten Geschmack besser einlassen zu können. Falls Sie sich an irgendeiner Stelle durch meine Anweisungen gestört fühlen, dann blenden Sie diese einfach aus und folgen Ihren eigenen Gedanken und Bildern. Sollten sich an irgendeiner Stelle unangenehme Gedanken einstellen, schieben Sie diese fort. – Genießen ist erlaubt!

- Setzen Sie sich so bequem wie möglich auf Ihren Stuhl und nehmen Sie Ihr persönliches Genussmittel in Ihre Hände.
- Wenn Sie möchten, schließen Sie nun die Augen.
- Nehmen Sie sich einen Moment Zeit für sich. (3 Sekunden)
- Atmen Sie ruhig und regelmäßig ein und aus und lassen eine Atempause entstehen. (5 Sekunden)
- Folgen Sie ganz dem Rhythmus Ihres Atems. Nur Ihre ruhigen und regelmäßigen Atemzüge sind wichtig, sonst nichts. (10 Sekunden)
- Nehmen Sie nun Ihr Genussmittel und stecken Sie es sich genüsslich in den Mund. Schließen Sie dabei die Augen, atmen Sie langsam ein und aus. (5 Sekunden)
- Richten Sie nun Ihre Aufmerksamkeit ganz auf Ihren Mund. (3 Sekunden)

- Nehmen Sie den Geschmack wahr. (5 Sekunden)
- Wo in Ihrem Mund ist dieser Geschmack am ausgeprägtesten wahrnehmbar? (3 Sekunden)
- Lassen Sie sich den Geschmack im wahrsten Sinne des Wortes langsam und genüsslich auf der Zunge zergehen. (10 Sekunden)

- Wenn Sie mögen, können Sie das Lebensmittel langsam mit Ihren Zähnen zerkleinern oder mit der Zunge zerdrücken. (3 Sekunden)
- Was ändert sich nun am Geschmack? (5 Sekunden)
- Wie schmeckt es jetzt? (3 Sekunden)
- Beschreiben Sie das Geschmackserlebnis der besonderen Art in Ihren Gedanken. (15 Sekunden)

- Wenn Sie Ihr Genussmittel ausreichend genossen haben, schlucken Sie es nun herunter. (Abwarten, bis alle Teilnehmer ihr Genussmittel heruntergeschluckt haben)

- Ihr Atem geht ruhig und regelmäßig. (3 Sekunden)
- Nun kommen Sie langsam zurück. (3 Sekunden)
- Atmen Sie tief ein und wieder aus. (5 Sekunden)
- Und noch einmal ein und aus. (3 Sekunden)

Öffnen Sie die Augen und strecken Sie sich ausgiebig.

Abb. 9.3 Traineranleitung: Genussübung

Debora – Trainingsmanual Rückenschmerzkompetenz und Depressionsprävention

Trainingsmodul 2-9.4	Arbeitsblatt: Schnupperspaziergang	Seite 1

Arbeitsblatt: Schnupperspaziergang

Eine Sin(n)fonie für die Nase

Oftmals nehmen wir uns im Alltag nicht genug Zeit, unsere Welt zu »erschnuppern«. Die bewusste Konzentration auf das Hier und Jetzt kann Ihnen helfen, das eigene Wohlbefinden zu steigern.

Nehmen Sie sich bei einem Spaziergang Zeit, um das Riechen bewusster zu genießen.

Konzentrieren Sie sich ganz bewusst auf den Geruch Ihrer Umgebung. Wenn möglich, setzen Sie sich auf eine Bank. Nehmen Sie sich Zeit für Ihr persönliches Geruchserlebnis.
Beschreiben Sie nun in 3–4 Stichpunkten, wie Ihre Umgebung für Sie riecht:

____

____

____

____

Suchen Sie sich auf Ihrem Spaziergang eine Blume oder etwas Ähnliches, das Sie vom Geruch her anspricht.

Schließen Sie die Augen, konzentrieren Sie sich ganz auf den Geruch. Riechen Sie lange und intensiv daran.
Beschreiben Sie anschließend, was Sie riechen:

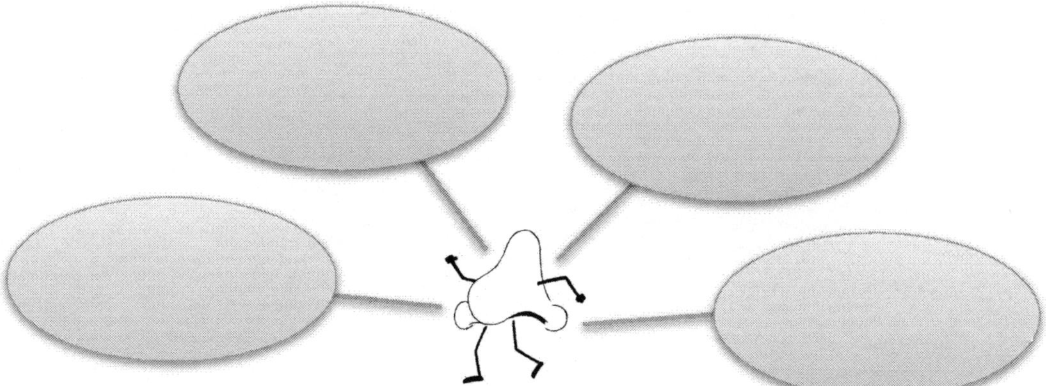

Was ich rieche, duftet ...

(z.B. süßlich, wie ein Urlaub in Griechenland, wie Weihnachten)

Abb. 9.4 Arbeitsblatt: Schnupperspaziergang – Eine Sin(n)fonie für die Nase

Trainingsmodul 2a: Schmerzkommunikation und Gefühle

Beate Mohr, Sabrina Korsch, Svenja Roch, Petra Hampel

B. Mohr et al., *Debora – Trainingsmanual Rückenschmerzkompetenz und Depressionsprävention*,
DOI 10.1007/978-3-662-52739-9_10, © Springer-Verlag GmbH Deutschland 2017

Zusammenfassung

Im Trainingsmodul 2a des Trainingsmanuals zur Rückenschmerzkompetenz und Depressionsprävention wird der Themenbereich Schmerzkommunikation und Gefühle behandelt. Das Begrüßungsritual, die Besprechung der Workshopaufgabe und ein Überblick zum Trainingsmodul 2a bilden den Einstieg. Nach einer theoretischen Einführung zur Kommunikation erarbeiten die Teilnehmer die speziellen Aspekte der Schmerzkommunikation. Die nonverbale Schmerzkommunikation wird an Videobeispielen analysiert, die eigene Schmerzkommunikation reflektiert und auf die Wechselbeziehung zwischen Körpersprache und emotionaler Ebene eingegangen. Das Trainingsmodul 2a beschließt mit der Workshopaufgabe »Rückenstärkung«, die von den Teilnehmern eigenständig durchgeführt wird.

Die Übersicht zum Trainingsmodul 2a veranschaulicht ◘ Tab. 10.1.

◘ **Tab. 10.1** Übersicht Trainingsmodul 2a

Abschn.-Nr.	Lernziele	Inhalte	Dauer in Minuten	Methode
▶ Abschn. 10.1	Die Teilnehmer nennen eine positive Situation und stufen die Intensität des zugehörigen Gefühls ein.	Begrüßungsritual »Mich hat heute erfreut…«	5	Aktivierungsübung: Lebendiges Stimmungsbarometer
▶ Abschn. 10.2	Die Teilnehmer berichten über die Durchführung der Workshopaufgabe. Die Teilnehmer führen selbstständig ein Aktivitäten-Gefühle-Schmerz-Protokoll.	Fragen, Ergebnisse, Erfolgserlebnisse, Schwierigkeiten	10	Feedback Gruppendiskussion
▶ Abschn. 10.3	Die Teilnehmer kennen die Inhalte von Trainingsmodul 2a.	Überblick Trainingsmodul 2a	2,5	Kurzvortrag
▶ Abschn. 10.4	Die Teilnehmer kennen die unterschiedliche Wirkung verbaler/nonverbaler Kommunikationsmerkmale.	Wirkung von Worten, Stimme, Gesichtsausdruck	2,5	Gruppendiskussion
	Die Teilnehmer kennen nonverbale Merkmale der Schmerzkommunikation.	Mimik, Gestik, Körperhaltung, Bewegung, Stimme	2,5	Brainstorming
▶ Abschn. 10.5	Die Teilnehmer können Unterschiede in der Schmerzkommunikation und die Reaktion der anderen Teilnehmer erkennen und beschreiben.	Fallbeispiel zur Schmerzkommunikation mit Beobachtungsaufgabe	20	Video Übung
▶ Abschn. 10.6	Die Teilnehmer können ihre Schmerzkommunikation reflektieren und beschreiben, wie sie anderen ihre Schmerzen mitteilen.	Eigene Schmerzkommunikation	12,5	Übung
▶ Abschn. 10.7	Die Teilnehmer können Folgen von Schmerzkommunikation beschreiben.	Hilfreiche/weniger hilfreiche kurz- und langfristige Folgen	10	Brainstorming
▶ Abschn. 10.8	Die Teilnehmer beschreiben die Wechselwirkung zwischen Körpersprache und Gefühlen.	Wechselwirkung zwischen Körpersprache und depressiven Gefühlen	5	Comic mit Gruppendiskussion
▶ Abschn. 10.9	Die Teilnehmer nutzen das Fischernetz selbstständig nach dem Gruppentraining.	Erinnerung an das Fischernetz: Take-Home-Message	1	Kurzinformation
▶ Abschn. 10.10	Die Teilnehmer können ihre Workshopaufgabe selbstständig bearbeiten.	Organisation und Aufgabenverteilung für den Workshop	4	Kurzvortrag
Übergang in den Workshop				
▶ Abschn. 10.11	Die Teilnehmer können anderen Teilnehmern Wertschätzung vermitteln.	»Rückenstärkung« Was mir an Dir besonders gefällt… Du kannst besonders gut…	25	Übung

- **Materialien Trainingsmodul 2a**
- Trainerpräsentation 2a
- Poster (als Aushang):
  - Schmerzposter (vgl. Abb. 7.3)
  - Stressposter (vgl. Abb. 13.1)
- Seil mit Skalierungsstufen
- Trainingsmodul 2a, Video 1 und 2 (verfügbar unter http://extras.springer.com/)
- Arbeitsmaterialien:
  - Arbeitsblatt: Fischernetz (Abb. 7.6)
  - Wirkung von Kommunikation (Abb. 10.1)
  - Optional Arbeitsblatt: Übung zur Schmerzkommunikation (Abb. 10.2)
  - Optional Arbeitsblatt: Eigene Schmerzkommunikation (Abb. 10.3)
  - Wechselwirkung zwischen Körpersprache und Gefühlen (Abb. 10.4)
  - Teilnehmeranleitung: Rückenstärkung (Abb. 10.5), leere Papierbögen (DIN A4), Stifte

10.1 Begrüßungsritual

Trainingsphase

Einführung

Ziel

Die Teilnehmer nennen eine positive Situation und stufen die Intensität des zugehörigen Gefühls ein.

Methode

Aktivierungsübung: Lebendiges Stimmungsbarometer

Gruppengröße

Gesamtgruppe

Zeit

5 Minuten

Material

- Trainerpräsentation 2a, S. 2
- Seil mit markierten Skalierungsstufen

Vorbereitung

Legen Sie das Seil mit den markierten Stufen als gerade Linie auf dem Fußboden aus, bevor die Teilnehmer eintreffen.

Durchführung

Informieren Sie die Teilnehmer, dass Sie wieder mit dem Begrüßungsritual am lebendigen Stimmungsbarometer beginnen und führen Sie es wie im Trainingsmodul 1a beschrieben durch (▶ Abschn. 8.1; Zeit: 5 Minuten):

- Bitten Sie die Teilnehmer, aufzustehen und sich um das Stimmungsbarometer zu verteilen.
- Fordern Sie die Teilnehmer auf, den folgenden Satz zu ergänzen: »Mich hat heute erfreut…«
- Danach bitten Sie die Teilnehmer, ihr zugehöriges positives Gefühl einzustufen und sich entsprechend am lebendigen Stimmungsbarometer zwischen 0 und 10 zu positionieren:
  - Positionierung bei »0« bedeutet: Es ist keine Freude spürbar.
  - Positionierung in der Mitte, bei »5« bedeutet: Die Freude ist mittelmäßig ausgeprägt.
  - Positionierung bei »10« bedeutet: Die Freude ist stark ausgeprägt.

10.2 Feedback zum Workshop: Planung von angenehmen Aktivitäten und Aktivitäten-Gefühle-Schmerz-Protokoll

Trainingsphase

Einführung

Ziel

- Die Teilnehmer berichten über die Durchführung der Workshopaufgabe.
- Die Teilnehmer berichten Ergebnisse zum ausgefüllten Aktivitäten-Gefühle-Schmerz-Protokoll.

Methode

- Feedback
- Gruppendiskussion

Gruppengröße

Gesamtgruppe

Zeit

10 Minuten

Material

- Trainerpräsentation 2a, S. 3 und 4
- Arbeitsblatt: Planung von angenehmen Aktivitäten (Abb. 8.6)
- Arbeitsblatt: Aktivitäten-Gefühle-Schmerz-Protokoll (Abb. 8.5)

Tipp

Motivieren Sie die Teilnehmer, das Aktivitäten-Gefühle-Schmerz-Protokoll auch die nächsten Tage durchzuführen und weisen Sie darauf hin, dass in jedem 2. Trainingsmodul offene Fragen und Ergebnisse besprochen werden.

- **Durchführung**

1. Besprechen Sie mit den Teilnehmern die Workshopaufgabe »Planung von angenehmen Aktivitäten« (Zeit: 5 Minuten):
   - Klären Sie offene Fragen.
   - Lassen Sie die Teilnehmer über ihre Ergebnisse und Erfolgserlebnisse berichten.
   - Falls erforderlich können Schwierigkeiten bei der Aufgabenbearbeitung besprochen werden.
2. Besprechen Sie offene Fragen und Ergebnisse der Teilnehmer zum Aktivitäten-Gefühle-Schmerz-Protokoll und ergänzen ggf. gemeinsam ein weiteres Beispiel (Zeit: 5 Minuten).

10.3 Überblick Trainingsmodul 2a

- **Trainingsphase**

Einführung

- **Ziel**

Die Teilnehmer kennen die Inhalte von Trainingsmodul 2a.

- **Methode**

Kurzvortrag

- **Gruppengröße**

Gesamtgruppe

- **Zeit**

2,5 Minuten

- **Material**

- Trainerpräsentation 2a, S. 5

- **Tipp**

Gehen Sie an dieser Stelle nicht näher auf die Inhalte ein, um den Zeitplan einhalten zu können. Bei Nachfragen können Sie darauf verweisen, dass die Inhalte an der entsprechenden Stelle im Trainingsmodul näher erläutert werden.

- **Durchführung**

Stellen Sie den Teilnehmern kurz die Inhalte und den Ablauf von Trainingsmodul 2a mithilfe der Trainerpräsentation, S. 5, vor (Zeit: 2,5 Minuten).

10.4 Wissensvermittlung: nonverbale Kommunikation

- **Trainingsphase**

Edukation

- **Ziel**

- Die Teilnehmer kennen die unterschiedliche Wirkung verbaler/nonverbaler Kommunikationsmerkmale.
- Die Teilnehmer kennen nonverbale Merkmale der Schmerzkommunikation.

- **Methode**

- Gruppendiskussion
- Brainstorming

- **Gruppengröße**

Gesamtgruppe

- **Zeit**

5 Minuten

- **Material**

- Trainerpräsentation 2a, S. 6 und 7
- Wirkung von Kommunikation (◘ Abb. 10.1)

- **Tipp**

- Achten Sie darauf, dass es nur ein interaktiver Einstieg in das Thema ist und nicht zu viel Zeit einnimmt.
- Die Wirkung der Körpersprache wird im Verlauf des Moduls nochmals aufgegriffen und anhand der Schmerzkommunikation vertieft.

- **Durchführung**

Einstieg ins Thema nonverbale Kommunikation und Schmerzkommunikation:

1. Fragen Sie die Teilnehmer nach ihrer Einschätzung (Trainerpräsentation 2a, S. 6): »Wenn Worte nicht mit der Stimme bzw. dem Gesichtsausdruck übereinstimmen, wie viel Prozent der Wirkung einer Kommunikation (Gesamtaussage bzw. Gesamtgefühl beim Empfänger: positiv, neutral oder negativ) werden dann durch Worte, wie viel Prozent durch die Stimme und wie viel Prozent durch den Gesichtsausdruck (und weitere Elemente der Körpersprache) erzeugt?« (Zeit: 1 Minute).
2. Sammeln Sie die Antworten auf Zuruf und zeigen Sie die Lösung (Trainerpräsentation 2a, S. 7). Ergänzen Sie, dass die Übereinstimmung von verbalen und nonverbalen Kommunikationsmerkmalen wie Stimme, Gesichtsausdruck und Worte für eine störungsfreie Kommunikation bedeutsam ist (Zeit: 1,5 Minuten).

3. Fragen Sie die Teilnehmer, welche Elemente zur Körpersprache dazugehören, und sammeln Sie die Antworten auf Zuruf (Zeit: 2,5 Minuten).
4. Verteilen Sie zusammenfassend das Arbeitsblatt (◘ Abb. 10.1) und weisen Sie darauf hin, dass die Inhalte im weiteren Verlauf des Trainingsmoduls 2a vertieft werden.

10.5 Übung zur Schmerzkommunikation – Wie werden Schmerzen anderen mitgeteilt?

Trainingsphase

Übung

Ziel

Die Teilnehmer können Unterschiede in der Schmerzkommunikation und die Reaktion der anderen Teilnehmer erkennen und beschreiben.

Methode

- Video
- Übung

Gruppengröße

3 Kleingruppen

Zeit

20 Minuten

Material

- Trainerpräsentation 2a, S. 8–13
- Video 2 und 3 (Trainerpräsentation 2a, S. 8 und 11; verfügbar unter http://extras.springer.com/)
- Optional Arbeitsblatt: Übung zur Schmerzkommunikation (◘ Abb. 10.2)

Tipp

- Laden Sie sich vorab die beiden Videofilme unter http://extras.springer.com/ herunter, sodass Sie direkt darauf zugreifen können.
- Weisen Sie die Teilnehmer darauf hin, dass sie im Anschluss an das Video Fragen zur Bearbeitung erhalten.
- Lassen Sie die Trainerpräsentation 2a (S. 9 bzw. 12) mit den Fragen nach den Videofilmen als Standbild für die Teilnehmer stehen.
- Wenn eine Teilnehmergruppe vor der Zeit mit der Fragestellung fertig sein sollte, können die Teilnehmer ebenfalls Fragen der anderen Gruppen beantworten.

Durchführung

Video 1: Weniger hilfreiche Schmerzkommunikation

1. Instruieren Sie die Teilnehmer vor dem Videofilm darüber, dass sie im Videobeispiel insbesondere die Körpersprache (Mimik, Gestik, Körperhaltung, Körperbewegung) beobachten und auf die Art, wie gsprochen wird, achten sollen. Weisen Sie ebenfalls darauf hin, dass die Teilnehmer im Anschluss an das Video Fragen zur Bearbeitung erhalten (Zeit: 1 Minute).
2. Starten Sie dann das Video 1: Weniger hilfreiche Schmerzkommunikation (Dauer: 2 Minuten).
3. Teilen Sie die Gesamtgruppe möglichst in 3 Teilgruppen ein und lassen Sie jede Gruppe eine der folgenden Fragen beantworten. Verteilen Sie hierzu optional das Arbeitsblatt: Übung zur Schmerzkommunikation (◘ Abb. 10.2), auf dem die Teilnehmer mit Stichworten ihre Fragen beantworten können. Alternativ können Sie die Fragestellungen anhand der Trainerpräsentation 2a, S. 9, visualisieren und die Antworten z. B. auf leeren Moderationskarten notieren oder mündlich beantworten lassen. Infomieren Sie die Teilnehmer, dass die Antworten nachfolgend in der Gesamtgruppe besprochen werden (Zeit: 2 Minuten):
   - Wie werden in dem Videobeispiel 1 einer anderen Person Schmerzen mitgeteilt?
   - Welche Gefühle werden über die Mimik, Gestik und Stimme mitgeteilt?
   - Wie reagiert die andere Person auf die Art, wie die Schmerzen mitgeteilt werden?
4. Anschließend lassen Sie die Gruppen nacheinander in der Gesamtgruppe die Fragen beantworten und diskutieren. Nutzen Sie optional die Trainerpräsentation 2a, S. 10, um die Beiträge zu ergänzen (Zeit: 5 Minuten).

Video 2: Hilfreiche Schmerzkommunikation

1. Instruieren Sie die Teilnehmer vor dem Video 2 darüber, dass Sie im Videobeispiel insbesondere auf die Unterschiede zu Video 1 achten sollen und im Anschluss an das Video Fragen zur Bearbeitung erhalten. Weisen Sie die Teilnehmer darauf hin, sowohl auf die nonverbale Schmerzkommunikation (Mimik, Gestik, Körpersprache und die Art, wie gesprochen wird) als auch auf die Worte (verbale Kommunikation) zu achten (Zeit: 1 Minute).
2. Starten Sie dann das Video 2: Hilfreiche Schmerzkommunikation (Dauer: 1 Minute).

Lassen Sie in denselben 3 Teilgruppen die nachfolgende Frage (Trainerpräsentation 2a, S. 12) diskutieren, optional kann wiederum zur Vorbereitung das Arbeitsblatt: Übung zur Schmerzkommunikation

(Abb. 10.2) genutzt werden. Infomieren Sie die Teilnehmer, dass die Antworten nachfolgend in der Gesamtgruppe besprochen werden (Zeit: 3 Minuten):
   - Welche Unterschiede konnten Sie in Video 2 im Vergleich zum 1. Videobeispiel beobachten?
3. Anschließend lassen Sie die Gruppen nacheinander in der Gesamtgruppe die Fragen beantworten und diskutieren. Visualisieren Sie optional die nonverbalen Merkmale anhand der Trainerpräsentation 2a, S. 13 (Zeit: 5 Minuten).

10.6 Eigene Schmerzkommunikation

- **Trainingsphase**

Übung

- **Ziel**

Die Teilnehmer können ihre Schmerzkommunikation reflektieren und beschreiben, wie sie anderen ihre Schmerzen mitteilen.

- **Methode**

Übung

- **Gruppengröße**

Kleingruppen

- **Zeit**

12,5 Minuten

- **Material**

- Trainerpräsentation 2a, S. 14
- Optional Arbeitsblatt: Eigene Schmerzkommunikation (Abb. 10.3)

- **Durchführung**

1. Teilen Sie die Teilnehmer in Zweier- oder Dreiergruppen ein und lassen Sie die Teilnehmer folgende Fragen bearbeiten. Verteilen Sie hierzu optional das Arbeitsblatt: Eigene Schmerzkommunikation (Abb. 10.3), auf dem die Teilnehmer mit Stichworten ihre Fragen beantworten können. Alternativ können Sie die Fragestellungen anhand der Trainerpräsentation 2a, S. 14, visualisieren und die Antworten z. B. auf leeren Moderationskarten notieren oder mündlich beantworten lassen (Zeit: 6 Minuten):
   - Wie teilen Sie anderen Menschen Ihre Schmerzen mit?
   - Wie reagieren andere auf die Art, wie Sie Ihre Schmerzen mitteilen?
   - Was möchten Sie in Zukunft ändern?
2. Diskutieren Sie anschließend die Ergebnisse in der Gesamtgruppe (Zeit: 6,5 Minuten):
   - Weisen Sie darauf hin, dass sich die nachfolgenden Teilnehmer nicht wiederholen, sondern nur Neues oder für die Teilnehmer Wichtiges ergänzen.

10.7 Folgen von Schmerzkommunikation

- **Trainingsphase**

Übung

- **Ziel**

Die Teilnehmer können Folgen von Schmerzkommunikation beschreiben.

- **Methode**

Brainstorming

- **Gruppengröße**

Gesamtgruppe

- **Zeit**

10 Minuten

- **Material**

- Trainerpräsentation 2a, S. 15 und 16

- **Tipp**

- Die Folgen sollen nicht per se als positiv und negativ gewertet werden. Vielmehr ist entscheidend, in welcher Situation für den jeweiligen Teilnehmer seine Schmerzkommunikation hilfreich (nützlich) oder weniger hilfreich ist.
- Zum Beispiel kann Unterstützung in einer Situation hilfreich sein und in einer anderen eher weniger hilfreich.

- **Durchführung**

1. Beziehen Sie sich auf die zuvor diskutierte Frage, wie andere Menschen auf die Art, wie die Teilnehmer Schmerzen mitteilen, reagieren. Fragen Sie die Teilnehmer vertiefend und sammeln die Antworten im Brainstorming (Zeit: 5 Minuten):
   - Welche Reaktionen anderer Menschen sind für sie hilfreich und zielführend?
   - Welche Reaktionen anderer Menschen empfinden die Teilnehmer als weniger hilfreich oder sogar hinderlich?

10

2. Anschließend ergänzen Sie anhand der Trainerpräsentation 2a (S. 15 und 16) kurz- und langfristige, hilfreiche und weniger hilfreiche Folgen eigener Schmerzkommunikation. Fragen Sie die Teilnehmer und diskutieren Sie (Zeit: 5 Minuten):
   - Welche Folgen kennen Sie von sich?
   - Gibt es Folgen, die ein Teilnehmer in einer Situation hilfreich und in einer anderen für sich als weniger hilfreich erlebt?

10.8 Wechselwirkung zwischen Körpersprache und Gefühlen

- **Trainingsphase**

Übung

- **Ziel**

Die Teilnehmer beschreiben die Wechselwirkung zwischen Körpersprache und Gefühlen.

- **Methode**

Comic mit Gruppendiskussion

- **Gruppengröße**

Gesamtgruppe

- **Zeit**

5 Minuten

- **Material**

- Trainerpräsentation 2a, S. 17–19
- Wechselwirkung zwischen Körpersprache und Gefühlen (Abb. 10.4)

- **Tipp**

Nutzen Sie das Zitat in der Trainerpräsentation 2a, S. 19, »In der Körpersprache zeigt sich, wie Sie sich fühlen, und umgekehrt kann die Körpersprache auch die Art, wie Sie sich fühlen, beeinflussen!« zum Abschluss des Themas.

- **Durchführung**

1. Optional können Sie kurz die große Bedeutung von Körpersprache, Gestik und der Art, wie gesprochen wird, als nonverbale Kommunikationsmerkmale (neben der eigentlichen verbalen Kommunikation) wiederholen (Trainerpräsentation 2a, S. 17, vgl. Abb. 10.1; Zeit: 0,5 Minuten).
2. Zeigen Sie die Wechselwirkung zwischen Körpersprache und Gefühlen anhand des Comics (Trainerpräsentation 2a, S. 18, und Abb. 10.4) und weisen Sie die Teilnehmer an, sich zunächst mit ihrem rechten Sitznachbarn über die folgende Fragestellung auszutauschen (Zeit: 4,5–5 Minuten):
   - Haben Sie eigene Erfahrung zur Wechselwirkung von Körpersprache und Gefühlen?

10.9 Fischernetz

- **Trainingsphase**

Abschluss

- **Ziel**

Die Teilnehmer nutzen das Fischernetz selbstständig nach dem Gruppentraining.

- **Methode**

Kurzinformation

- **Gruppengröße**

Gesamtgruppe

- **Zeit**

1 Minute

- **Material**

- Trainerpräsentation 2a, S. 20
- Arbeitsblatt: Fischernetz (Abb. 7.6)

- **Durchführung**

Erinnern Sie die Teilnehmer lediglich an das Ausfüllen des Fischernetzes (Abb. 7.6). Im Gruppentraining ist hierfür keine Zeit eingeplant (Zeit: 1 Minute).

10.10 Organisation und Aufgabenverteilung für den Workshop

- **Trainingsphase**

Abschluss

- **Ziel**

Die Teilnehmer können ihre Workshopaufgabe selbstständig bearbeiten.

- **Methode**

Kurzvortrag

- **Gruppengröße**

Gesamtgruppe

- **Zeit**

4 Minuten

- **Material**
  - Trainerpräsentation 2a, S. 21
  - Teilnehmeranleitung: Rückenstärkung (Abb. 10.5)
  - Leere Papierbögen im DIN-A4-Format und Stifte

- **Tipp**
  - Weisen Sie die Teilnehmer darauf hin, dass die Ergebnisse zur »Rückenstärkung« im letzten Trainingsmodul 4a genutzt werden und nicht im übernächsten Workshop besprochen werden.
  - Erinnern Sie die Teilnehmer daran, selbstständig an aktuellen Beispielen das Aktivitäten-Gefühle-Schmerz-Protokoll auszufüllen. Fragen und Ergebnisse dazu werden im übernächsten Trainingsmodul 3a besprochen.

- **Durchführung**

Bereiten Sie die Teilnehmer für die selbstständige Bearbeitung der Workshopaufgabe vor, indem Sie die Aufgabe für den Workshop verteilen, erläutern und ggf. Fragen zur Durchführung klären (Zeit: 4 Minuten):
- Workshopaufgabe: Rückenstärkung.
- Händigen Sie den Teilnehmern die Anleitung zur Rückenstärkung (Abb. 10.5) aus und klären Sie ggf. Fragen zur Durchführung.

10

10.11 Workshop: Rückenstärkung

- **Trainingsphase**

Transfer

- **Ziel**

Die Teilnehmer können anderen Teilnehmern Wertschätzung vermitteln.

- **Methode**

Übung

- **Gruppengröße**

Gesamtgruppe

- **Zeit**

25 Minuten

- **Material**
  - Teilnehmeranleitung: Rückenstärkung (Abb. 10.5)
  - Leere Papierbögen im DIN-A4-Format und Stifte
  - Kreppband

- **Durchführung**

Der Workshop findet ohne Trainer statt. Die Teilnehmer kennen ihre Aufgabe und arbeiten selbstständig (Zeit: 25 Minuten):
- Die Anleitung zur Rückenstärkung (Abb. 10.5) wurde den Teilnehmern zuvor ausgehändigt und die Aufgabe erklärt.

10.12 Trainingsmaterial

Trainingsmodul 2a-10.1	Wirkung von Kommunikation	Abb. 10.1	(optional als Broschüre)
Trainingsmodul 2a-10.2	Arbeitsblatt: Übung zur Schmerzkommunikation	Abb. 10.2	
Trainingsmodul 2a-10.3	Arbeitsblatt: Eigene Schmerzkommunikation	Abb. 10.3	
Trainingsmodul 2a-10.4	Wechselwirkung zwischen Körpersprache und Gefühlen	Abb. 10.4	(optional als Broschüre)
Trainingsmodul 2a-10.5	Teilnehmeranleitung: Rückenstärkung	Abb. 10.5	

Debora – Trainingsmanual Rückenschmerzkompetenz und Depressionsprävention

Trainingsmodul 2a-10.1	Wirkung von Kommunikation	Seite 1

Wirkung von Kommunikation

Meistens werden Schmerzen und Gefühle über die Körpersprache mitgeteilt.

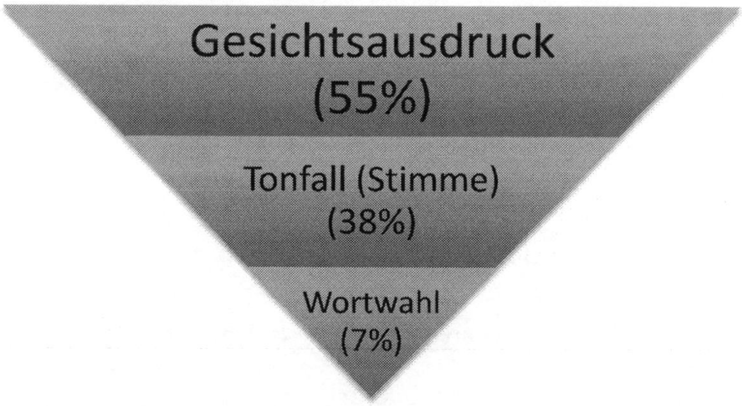

Unsere Kommunikation besteht gleichzeitig aus einer verbalen Mitteilung (die Wortwahl und der Inhalt der gesprochenen Worte) und einer nonverbalen Mitteilungen (Mimik, Tonfall der Stimme, Augenkontakt, Körperhaltung und -bewegung: z. B. Vorlehnen, Gestik: z. B. Arme öffnen oder verschließen, Abwinken). Die nonverbalen Mitteilungen sind den meisten Menschen weniger bewusst und können wirkungsvoller sein als die Worte an sich. Wenn sich verbale und nonverbale Mitteilungen widersprechen, wird die Gesamtaussage durch die nonverbale Mitteilung bestimmt. Der Gesichtsausdruck (55 %) und der Tonfall unserer Stimme (38 %) haben dann im Vergleich zur Wortwahl (7 %) einen deutlich größeren Einfluss darauf, welches Gesamtgefühl beim anderen entsteht (positiv, negativ oder neutral; Mehrabian, 1971, S. 40–54).

Mimik
Gesicht verziehen
Angespannt
Gefühle ausdrücken

Gestik
Reiben
Betasten schmerzhafter Regionen

Körperhaltung
Schief, gebückt
Häufig wechselnd
Fehl-/Schonhaltung

Körperbewegung
Ausweichbewegung
Verringert/schonend
Verlangsamt

Stimme
Stöhnen/Klagen
Weinerlich
Lauter/leiser/undeutlich

Abb. 10.1 Wirkung von Kommunikation

Debora – Trainingsmanual Rückenschmerzkompetenz und Depressionsprävention		
Trainingsmodul 2a-10.2	**Arbeitsblatt: Übung zur Schmerzkommunikation**	**Seite 1**

Arbeitsblatt: Übung zur Schmerzkommunikation

Meistens werden Schmerzen und Gefühle über die Körpersprache mitgeteilt.

Beobachten Sie die beiden Videobeispiele und achten Sie hierbei besonders auf die nonverbale Kommunikation über die Körpersprache (Mimik, Gestik, Körperhaltung, Körperbewegung) und die Art, wie gesprochen wird (z. B. leise Stimme, Jammern). Tauschen Sie sich in Ihrer Kleingruppe über die nachfolgenden Fragen aus und notieren Sie Ihre Beobachtungen in Stichworten auf dem Arbeitsblatt. Sie haben hierfür 10 Minuten Zeit zur Verfügung.
Anschließend tragen wir die Ergebnisse in der gesamten Gruppe zusammen.

Fragen zum Video 1

1. **Wie werden in dem Videobeispiel 1 einer anderen Person Schmerzen mitgeteilt?**
2. **Welche Gefühle werden über die Mimik, Gestik und Stimme mitgeteilt?**
3. **Wie reagiert die andere Person auf die Art, wie die Schmerzen mitgeteilt werden?**

____

____

____

____

____

____

Frage zum Video 2

Welche Unterschiede konnten Sie in Video 2 im Vergleich zum 1. Videobeispiel beobachten?

____

____

____

____

____

____

Abb. 10.2 Arbeitsblatt: Übung zur Schmerzkommunikation

Debora – Trainingsmanual Rückenschmerzkompetenz und Depressionsprävention		
Trainingsmodul 2a-10.3	Arbeitsblatt: Eigene Schmerzkommunikation	Seite 1

Arbeitsblatt: Eigene Schmerzkommunikation

Meistens werden Schmerzen über die Körpersprache mitgeteilt.

Vergegenwärtigen Sie sich Ihre eigene nonverbale Kommunikation über die Körpersprache (Mimik, Gestik, Körperhaltung, Körperbewegung) und die Art, wie Sie sprechen. Tauschen Sie sich in Ihrer Kleingruppe über die nachfolgenden Fragen aus und notieren Sie Ihre Ergebnisse in Stichworten auf dem Arbeitsblatt. Sie haben hierfür 10 Minuten Zeit zur Verfügung.
Anschließend tragen wir die Ergebnisse in der gesamten Gruppe zusammen.

1. **Wie teilen Sie anderen Menschen Ihre Schmerzen mit?**

____

____

____

____

____

Versuchen Sie zudem innerhalb Ihrer Kleingruppe Ihre Schmerzkommunikation, d. h., wie Sie anderen Ihre Schmerzen mitteilen, über die Körpersprache pantomimisch darzustellen.

2. **Wie reagieren andere auf die Art, wie Sie Ihre Schmerzen mitteilen?**

____

____

____

____

____

3. **Was möchten Sie in Zukunft ändern?**

____

____

____

____

Abb. 10.3 Arbeitsblatt: Eigene Schmerzkommunikation

Debora – Trainingsmanual Rückenschmerzkompetenz und Depressionsprävention

Trainingsmodul 2a-10.4	Wechselwirkung zwischen Körpersprache und Gefühlen	Seite 1

Wechselwirkung zwischen Körpersprache und Gefühlen

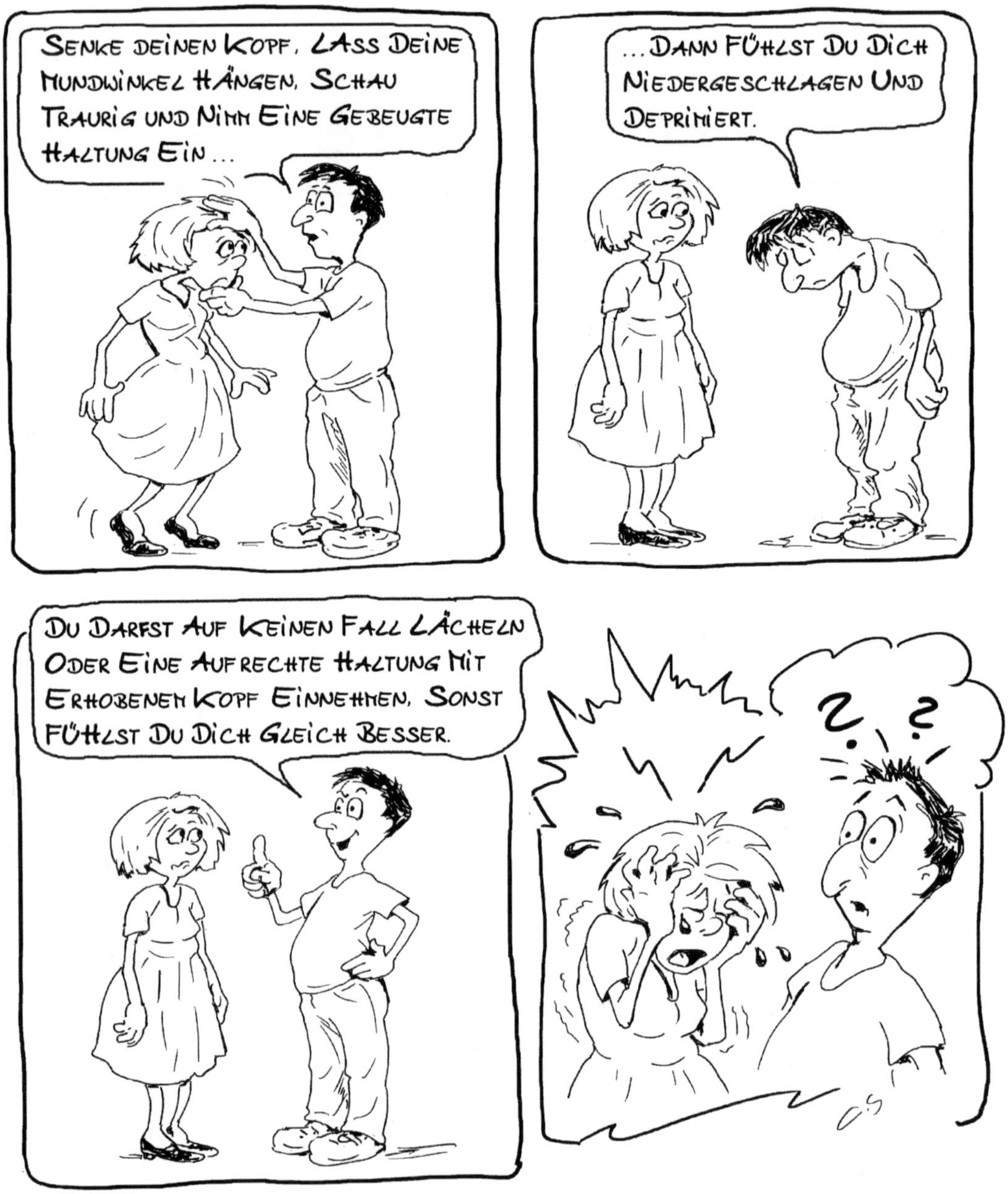

Abb. 10.4 Wechselwirkung zwischen Körpersprache und Gefühlen

Debora – Trainingsmanual Rückenschmerzkompetenz und Depressionsprävention		
Trainingsmodul 2a-10.5	Teilnehmeranleitung: Rückenstärkung	Seite 1

Anleitung zur Rückenstärkung

Bei der Rückenstärkung erhält jeder Teilnehmer positive Sätze mit einer persönlichen Wertschätzung von anderen Teilnehmern geschenkt.

Ablauf:

1. Jeder Teilnehmer erhält ein Blatt Papier, auf dem er zunächst notiert: »Ich schätze an Dir...«, »An Dir gefällt mir...«
2. Anschließend lässt sich jeder Teilnehmer sein Blatt Papier mit einem Streifen Kreppband auf den Rücken kleben.
3. Nun laufen alle Teilnehmer im Raum spazieren und schreiben sich gegenseitig positive Rückmeldungen auf das Blatt Papier am Rücken.
4. Diese persönlichen Wertschätzungen sind zunächst ganz persönliche Geschenke für jeden Teilnehmer.
5. Bringen Sie diese bitte zur Vorbereitung des Abschlussrituals in die letzte Trainingseinheit mit.

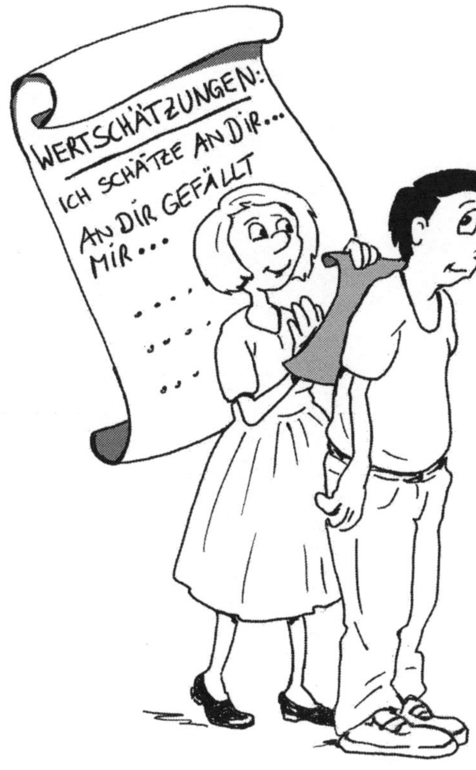

Angelehnt an Beermann u. Schubach (2013, S. 229)

Abb. 10.5 Teilnehmeranleitung: Rückenstärkung

Literatur

Beermann S, Schubach M (2013) Spiele für Workshops und Seminare. Haufe, Freiburg
Mehrabian, A (1971) Silent Messages. Wadsworth, Belmont

Trainingsmodul 3: Gedanken und Schmerz

Beate Mohr, Sabrina Korsch, Svenja Roch, Petra Hampel

B. Mohr et al., *Debora – Trainingsmanual Rückenschmerzkompetenz und Depressionsprävention*,
DOI 10.1007/978-3-662-52739-9_11, © Springer-Verlag GmbH Deutschland 2017

Zusammenfassung

In dem Trainingsmodul 3, dem 3. Basismodul des Trainingsmanuals zur Rückenschmerzkompetenz und Depressionsprävention, steht der Themenbereich Gedanken und Schmerz im Fokus. Nach dem Begrüßungsritual wird ein Überblick zum Trainingsmodul 3 vermittelt, dem sich die Besprechung der Workshopaufgabe aus dem Trainingsmodul 2 anschließt. Der wechselseitige Zusammenhang von Gedanken und Schmerz wird thematisiert und das Formulieren positiver Gedanken geübt. Daneben spielt die Aufmerksamkeit für die Schmerzwahrnehmung eine wichtige Rolle, und es wird eine Achtsamkeitsübung durchgeführt. Das Trainingsmodul 3 endet ebenfalls mit einer neuen Workshopaufgabe, in der sich die Teilnehmer eigenständig im Rahmen eines Ressourcen-Datings über Ablenkungsmöglichkeiten austauschen.

Die Übersicht zum Trainingsmodul 3 veranschaulicht ◘ Tab. 11.1.

◘ **Tab. 11.1** Übersicht Trainingsmodul 3

Abschn.-Nr.	Lernziele	Inhalte	Dauer in Minuten	Methode
▶ Abschn. 11.1	Die Teilnehmer können ihr Befinden äußern.	Begrüßungsritual	5	Aktivierungsübung: Lebendige Batterie
▶ Abschn. 11.2	Die Teilnehmer berichten über die Durchführung der Workshopaufgabe.	Fragen, Ergebnisse, Erfolgserlebnisse, Schwierigkeiten	10	Feedback Gruppendiskussion
▶ Abschn. 11.3	Die Teilnehmer kennen die Inhalte von Trainingsmodul 3.	Überblick Trainingsmodul 3	2,5	Kurzvortrag
▶ Abschn. 11.4	Die Teilnehmer kennen den Einfluss von Gedanken auf das Schmerzerleben.	Gedanken und Schmerz	10	Kurzvortrag Video
▶ Abschn. 11.5	Die Teilnehmer benennen ihre persönlichen Gedanken in Zusammenhang mit Schmerz.	Eigene Gedanken bei Schmerz	11	Aktivierungsübung: Redeball
	Die Teilnehmer formulieren positive Gedanken, die eine negative Gedankenlawine unterbrechen können.	Gedankenlawine	14	Gruppenübung
▶ Abschn. 11.6	Die Teilnehmer kennen die Funktion der Aufmerksamkeit bei der Schmerzwahrnehmung.	Aufmerksamkeitslenkung und Aufmerksamkeitsscheinwerfer	7,5	Kurzvortrag
▶ Abschn. 11.7	Die Teilnehmer können den Einfluss von Gedanken auf ihr Schmerzerleben erklären.	Wechselseitiger Zusammenhang zwischen Gedanken und Schmerz	5	Kurzvortrag
▶ Abschn. 11.8	Die Teilnehmer kennen die Regeln der Achtsamkeit und können diese in der 3-Minuten-Atempause anwenden.	3-Minuten-Atempause	5	Kurzvortrag Achtsamkeitsübung
▶ Abschn. 11.9	Die Teilnehmer nutzen das Fischernetz selbstständig nach dem Gruppentraining.	Erinnerung an das Fischernetz: Take-Home-Message	1	Kurzinformation
▶ Abschn. 11.10	Die Teilnehmer können ihre Workshopaufgabe selbstständig bearbeiten.	Vorschau auf das Trainingsmodul 4 Organisation und Aufgabenverteilung für den Workshop	4	Kurzvortrag
Übergang in den Workshop				
▶ Abschn. 11.11	Die Teilnehmer können anderen ihre persönlichen Ablenkungsmöglichkeiten erläutern und Ablenkungsmöglichkeiten der anderen nennen.	Ressourcen-Dating zu Ablenkungsmöglichkeiten	25	Übung

11

Materialien Trainingsmodul 3

- Trainerpräsentation 3
- Poster (als Aushang):
  - Schmerzposter (vgl. Abb. 7.3)
  - Stressposter (vgl. Abb. 13.1)
- Ball
- Trainingsmodul 3, Video 1
- Karten:
  - Rollenkarten (Abb. 7.9, für den Workshop)
  - Batteriekarten (Abb. 9.1)
- Traineranleitung: 3-Minuten-Atempause (Abb. 11.2)
- Stoppuhr
- Arbeitsmaterialien:
  - Arbeitsblatt: Fischernetz (Abb. 7.6)
  - Allgemeine Informationen zur Achtsamkeit (Abb. 11.1)
  - Arbeitsblatt: Ressourcen-Dating zu Ablenkungsstrategien (Abb. 11.3)
  - Teilnehmeranleitung: Ressourcen-Dating (Abb. 11.4)

11.1 Begrüßungsritual

Trainingsphase

Einführung

Ziel

Die Teilnehmer können ihr Befinden äußern.

Methode

Aktivierungsübung: Lebendige Batterie

Gruppengröße

Gesamtgruppe

Zeit

5 Minuten

Material

- Trainerpräsentation 3, S. 2
- Batteriekarten (Abb. 9.1)

Durchführung

Führen Sie das Begrüßungsritual wie folgt durch (5 Minuten):

- Bitten Sie die Teilnehmer aufzustehen.
- Fordern Sie die Teilnehmer auf, den folgenden Satz zu ergänzen: »Meine Batterie ist heute…«
- Bitten Sie die Teilnehmer, ihr momentanes Befinden einzustufen und sich entsprechend den Batteriekarten bei leer, halb voll oder voll zu positionieren.

11.2 Feedback zum Workshop: Schnupperspaziergang

Trainingsphase

Einführung

Ziel

Die Teilnehmer berichten über die Durchführung der Workshopaufgabe.

Methode

- Feedback
- Gruppendiskussion

Gruppengröße

Gesamtgruppe

Zeit

10 Minuten

Material

- Trainerpräsentation 3, S. 3
- Arbeitsblatt: Schnupperspaziergang – Eine Sin(n)fonie für die Nase (Abb. 9.4)

Durchführung

Besprechen Sie mit den Teilnehmern die Workshopaufgabe »Schnupperspaziergang« (Zeit: 10 Minuten):

- Klären Sie offene Fragen.
- Lassen Sie die Teilnehmer über ihre Ergebnisse und Erfolgserlebnisse berichten.
- Falls erforderlich können Schwierigkeiten bei der Aufgabenbearbeitung besprochen werden.

11.3 Überblick Trainingsmodul 3

Trainingsphase

Einführung

Ziel

Die Teilnehmer kennen die Inhalte von Trainingsmodul 3.

Methode

Kurzvortrag

Gruppengröße

Gesamtgruppe

Zeit

2,5 Minuten

■ **Material**

Trainerpräsentation 3, S. 4

■ **Tipp**

Gehen Sie an dieser Stelle nicht näher auf die Inhalte ein, um den Zeitplan einhalten zu können. Bei Nachfragen können Sie darauf verweisen, dass die Inhalte an der entsprechenden Stelle im Modul näher erläutert werden.

■ **Durchführung**

Stellen Sie den Teilnehmern kurz die Inhalte und den Ablauf von Trainingsmodul 3 mithilfe der Trainerpräsentation 3, S. 4, vor (Zeit: 2,5 Minuten).

11.4 Wissensvermittlung: Gedanken und Schmerz

■ **Trainingsphase**

Edukation

■ **Ziel**

Die Teilnehmer kennen den Einfluss von Gedanken auf das Schmerzerleben.

■ **Methode**

- Kurzvortrag
- Video

■ **Gruppengröße**

Gesamtgruppe

■ **Zeit**

10 Minuten

■ **Material**

- Schmerzposter (■ Abb. 7.3)
- Trainerpräsentation 3, S. 5–7
- Trainingsmodul 3, Video 1 (verfügbar unter http://extras.springer.com/)

■ **Tipp**

Nutzen Sie das Zitat der Trainerpräsentation 3, S. 5, »Das Glück deines Lebens hängt ab von der Beschaffenheit deiner Gedanken.« zum Einstieg ins Thema.

■ **Durchführung**

1. Schauen Sie sich mit den Teilnehmern gemeinsam das Video 1 zum Trainingsmodul 3 an (Zeit: 3 Minuten).
2. Stellen Sie im Anschluss folgende Fragen, um das Gesehene zu reflektieren (Zeit: 7 Minuten):
   - Wie fanden Sie das Video?
   - Wo gibt es Gemeinsamkeiten/Unterschiede zwischen dem Erleben der Teilnehmer und den Berichten der Patientin?
   - Welche Information hat Sie besonders überrascht?

■■ **Inhalt des Videos**

Im Video beschreibt die Patientin ihre persönlichen Gedanken:

- Denken ist sehr reduziert.
- So halte ich das nicht mehr aus.
- So möchte ich andere nicht belasten.
- Bis zum Gedanken des Schlussmachens.

Verarbeitung von Schmerz: Die Schmerzwahrnehmung hängt wesentlich von der Schmerzverarbeitung ab. Schmerz ist ein subjektives Erleben. Das Gehirn kann auf die verschiedenen Schritte der Schmerzverarbeitung regulierend einwirken.

Gedanken und Schmerz: Die Aufmerksamkeitslenkung beeinflusst die Schmerzwahrnehmung. Der Signalfluss im Rückenmark kann reduziert oder sogar verhindert werden. Die gedankliche Bewertung beeinflusst die Schmerzempfindung.

11.5 Eigene Gedanken bei Schmerz und Gedankenlawine

■ **Trainingsphase**

Übung

■ **Ziel**

- Die Teilnehmer benennen ihre persönlichen Gedanken im Zusammenhang mit Schmerz.
- Die Teilnehmer formulieren positive Gedanken, die eine negative Gedankenlawine unterbrechen können.

■ **Methode**

- Aktivierungsübung: Redeball
- Gruppenübung

■ **Gruppengröße**

Gesamtgruppe

■ **Zeit**

25 Minuten

- **Material**
  - Ball
  - Trainerpräsentation 3, S. 8 und 9

- **Durchführung**

Redeball

1. Erklären Sie die Vorgehensweise des Ballspiels: Derjenige, der den Redeball fängt, antwortet auf die Frage: »Welche Gedanken gehen mir durch den Kopf, wenn ich Schmerzen habe?« (Trainerpräsentation 3, S. 8; Zeit: 1 Minute).
2. Die Teilnehmer werfen sich gegenseitig so lange den Redeball zu, bis jede/r auf die Fragestellung geantwortet hat (Zeit: 9 Minuten).
3. Leiten Sie von den genannten Gedanken der Teilnehmer zur Gedankenlawine über, indem Sie darstellen, dass die Gedanken unterschiedlich dramatisch sein und sich immer weiter ausbauen können (Zeit: 1 Minute).

Gruppenübung

1. Erklären Sie die nächste Gruppenaufgabe: Die Teilnehmer sollen gemeinsam überlegen, welche positiven Gedanken man den auf der Trainerpräsentation 3, S. 9, vorgestellten Gedanken entgegensetzen könnte (Zeit: 1 Minute).
2. Die Teilnehmer diskutieren gemeinsam über mögliche positive Alternativgedanken. Notieren Sie dabei die Vorschläge am Whiteboard. Zu jedem Schritt sollte mindestens ein alternativer Gedanke gefunden werden (Zeit: 10 Minuten).
3. Übernehmen Sie die Rolle der negativen Gedanken und lesen Sie die Gedankenlawine Schritt für Schritt vor. Laden Sie die Teilnehmer dazu ein, Ihnen zu jedem Schritt die positiven Gedanken entgegenzurufen (Zeit: 3 Minuten).

11.6 Aufmerksamkeitslenkung und Aufmerksamkeitsscheinwerfer

- **Trainingsphase**

Edukation

- **Ziel**

Die Teilnehmer kennen die Funktion der Aufmerksamkeit bei der Schmerzwahrnehmung.

- **Methode**

Kurzvortrag

- **Gruppengröße**

Gesamtgruppe

- **Zeit**

7,5 Minuten

- **Material**
  - Trainerpräsentation 3, S. 10–12

- **Durchführung**

1. Erläutern Sie, wie durch äußere und innere Aufmerksamkeitslenkung die Schmerzwahrnehmung reduziert werden kann (Trainerpräsentation 3, S. 10; Zeit: 3 Minuten).
2. Erklären Sie das Modell des Aufmerksamkeitsscheinwerfers (Trainerpräsentation 3, S. 11) und geben Sie Beispiele zu den angenehmen Dingen (am besten Beispiele, die früher einmal von den Teilnehmern genannt wurden), auf die der Aufmerksamkeitsscheinwerfer gerichtet werden kann (Trainerpräsentation 3, S. 12). Sammeln Sie ggf. noch einige Beispiele für die verschiedenen Bereiche (Zeit: 4,5 Minuten).

11.7 Wechselseitiger Zusammenhang zwischen Gedanken und Schmerz

- **Trainingsphase**

Edukation

- **Ziel**

Die Teilnehmer können den Einfluss von Gedanken auf ihr Schmerzerleben erklären.

- **Methode**

Kurzvortrag

- **Gruppengröße**

Gesamtgruppe

- **Zeit**

5 Minuten

- **Material**
  - Trainerpräsentation 3, S. 13 und 14
  - Schmerzposter (Abb. 7.3)

- **Tipp**
  - Schließen Sie diese Zusammenfassung von Trainingsmodul 3 mit einem Verweis auf die Parallelen zu den ersten beiden Trainingsmodulen 1 und 2 ab.
  - Weitere Informationen zum biopsychosozialen Modell mit Schwerpunkt auf den Risikofaktoren finden Sie in der Erläuterung zu chronischen Rückenschmerzen (▶ Abschn. 2.3.1) und Depressionen (▶ Abschn. 3.3.1).

- **Durchführung**

Fassen Sie die Bedeutung und den Einfluss von Gedanken auf das Schmerzerleben anhand des Teufelskreises zusammen (Trainerpräsentation 3, S. 13) und verweisen Sie auf den komprimierten Teufelskreis auf dem Schmerzposter (Trainerpräsentation 3, S. 14, und ◘ Abb. 7.3; Zeit: 5 Minuten).

11.8 Achtsamkeitsübung

- **Trainingsphase**

Übung

- **Ziel**

Die Teilnehmer kennen die Regeln der Achtsamkeit und können diese in der 3-Minuten-Atempause anwenden.

- **Methode**
  - Kurzvortrag
  - Achtsamkeitsübung

- **Gruppengröße**

Gesamtgruppe

- **Zeit**

5 Minuten

- **Material**
  - Trainerpräsentation 3, S. 15 und 16
  - Allgemeine Informationen zur Achtsamkeit (◘ Abb. 11.1)
  - Traineranleitung: 3-Minuten-Atempause (◘ Abb. 11.2)

- **Tipp**

Das Lesen von Achtsamkeitsübungen benötigt Übung. Führen Sie ggf. einen Probelauf durch, um ein Gespür für die Geschwindigkeit beim Vortragen und das Zeitmanagement zu bekommen.

- **Durchführung**

1. Tragen Sie den Teilnehmern die Prinzipien der Achtsamkeit vor (Trainerpräsentation 3, S. 15) und verweisen Sie kurz auf die allgemeinen Informationen zur Achtsamkeit (◘ Abb. 11.1), die den Teilnehmern ausgehändigt werden (Zeit: 2 Minuten):
   - Gehen Sie auf die S. 16 der Trainerpräsentation 3, damit die Teilnehmer bei der anschließenden Achtsamkeitsübung nicht von Inhalten der Trainerpräsentation abgelenkt werden.
2. Führen Sie die »3-Minuten-Atempause« durch (Zeit: 3 Minuten).

11.9 Fischernetz

- **Trainingsphase**

Abschluss

- **Ziel**

Die Teilnehmer nutzen das Fischernetz selbstständig nach dem Gruppentraining.

- **Methode**

Kurzinformation

- **Gruppengröße**

Gesamtgruppe

- **Zeit**

1 Minute

- **Material**
  - Trainerpräsentation 3, S. 17
  - Arbeitsblatt: Fischernetz (◘ Abb. 7.6)

- **Durchführung**

Erinnern Sie die Teilnehmer lediglich an das Ausfüllen des Fischernetzes (◘ Abb. 7.6). Im Gruppentraining ist hierfür keine Zeit eingeplant (Zeit: 1 Minute).

11.10 Vorschau auf das Trainingsmodul 4 und Organisation und Aufgabenverteilung für den Workshop

- **Trainingsphase**

Abschluss

- **Ziel**

Die Teilnehmer können ihre Workshopaufgabe selbstständig bearbeiten.

- **Methode**

Kurzvortrag

- **Gruppengröße**

Gesamtgruppe

- **Zeit**

4 Minuten

- **Material**
  - Trainerpräsentation 3, S. 18 und 19
  - Arbeitsblatt: Ressourcen-Dating zu Ablenkungsmöglichkeiten (◘ Abb. 11.3)
  - Teilnehmeranleitung: Ressourcen-Dating (◘ Abb. 11.4)

■ Tipp

Weisen Sie die Teilnehmer darauf hin, dass in der übernächsten Sitzung die Ergebnisse des Workshops besprochen werden.

■ Durchführung

1. Vorschau: Bereiten Sie die Teilnehmer darauf vor, dass im Workshop von Trainingsmodul 4 ein Gruppenfoto gemacht wird. Fragen Sie, wer dafür einen Fotoapparat/ein Smartphone mitbringen kann (Zeit: 1 Minute).
2. Bereiten Sie die Teilnehmer für die selbstständige Bearbeitung der Workshopaufgabe vor, indem Sie die Aufgabe für den Workshop verteilen, erläutern und ggf. Fragen zur Durchführung klären (Zeit: 3 Minuten):
   - Workshopaufgabe: Arbeitsblatt: Ressourcen-Dating zu Ablenkungsmöglichkeiten (◘ Abb. 11.3).
   - Händigen Sie den Teilnehmern die Anleitung zum Ressourcen-Dating (◘ Abb. 11.4) aus und klären Sie ggf. Fragen zur Durchführung.

11.11 Workshop: Ressourcen-Dating zu Ablenkungsmöglichkeiten

■ Trainingsphase

Transfer

■ Ziel

Die Teilnehmer können anderen ihre persönlichen Ablenkungsmöglichkeiten erläutern und Ablenkungsmöglichkeiten der anderen nennen.

■ Methode

Übung

■ Gruppengröße

Gesamtgruppe

■ Zeit

25 Minuten

■ Material

- Stoppuhr
- Arbeitsblatt: Ressourcen-Dating zu Ablenkungsmöglichkeiten (◘ Abb. 11.3)
- Teilnehmeranleitung: Ressourcen-Dating (◘ Abb. 11.4)

■ Durchführung

Der Workshop findet ohne Trainer statt. Die Teilnehmer kennen ihre Aufgabe und arbeiten selbstständig (Zeit: 25 Minuten):

- Das Arbeitsblatt: Ressourcen-Dating zu Ablenkungsmöglichkeiten (◘ Abb. 11.3) wurde den Teilnehmern zuvor ausgehändigt und die Aufgabe erklärt.

11.12 Trainingsmaterial

Trainingsmodul 3-11.1	Allgemeine Informationen zur Achtsamkeit	◘ Abb. 11.1	(optional als Broschüre)
Trainingsmodul 3-11.2	Traineranleitung: 3-Minuten-Atempause	◘ Abb. 11.2	
Trainingsmodul 3-11.3	Arbeitsblatt: Ressourcen-Dating zu Ablenkungsmöglichkeiten	◘ Abb. 11.3	(optional als Broschüre)
Trainingsmodul 3-11.4	Teilnehmeranleitung: Ressourcen-Dating	◘ Abb. 11.4	

Debora – Trainingsmanual Rückenschmerzkompetenz und Depressionsprävention

Trainingsmodul 3-11.1	Allgemeine Informationen zur Achtsamkeit	Seite 1

Allgemeine Informationen zur Achtsamkeit

Das Prinzip der Achtsamkeit ist vom Ursprung her ein buddhistisches Meditationsprinzip und kann Ihnen dabei helfen, das eigene Wohlbefinden zu steigern, indem Sie sich bewusst auf das Hier und Jetzt konzentrieren. Es ermöglicht einen besseren Umgang mit Stress und kann Sie dabei unterstützen, den Blick auf die positiven Aspekte des Lebens zu richten.
Achtsam sein bedeutet,

- unsere Aufmerksamkeit auf die im aktuellen Moment vorhandenen Bewusstseinsinhalte zu lenken,
- mit der Aufmerksamkeit auf das Hier und Jetzt zurückzukommen,
- die augenblicklichen Geschehnisse nicht zu bewerten, sondern so anzunehmen, wie sie sind.

Das Gute ist, dass Sie Achtsamkeit immer wieder trainieren können, indem Sie achtsam riechen, sehen, hören, schmecken und fühlen.

Ideen für Sinneserfahrungen

Riechen

- In einen Blumenladen gehen
- In eine Bäckerei gehen

Sehen

- Ins Museum gehen
- Den Wolken im Himmel zusehen

Hören

- Der eigenen Atmung zuhören
- Auf einer Bank sitzen und der Natur zuhören

Schmecken

- Etwas, das Sie sehr lecker finden, auf die Zunge legen
- Etwas Leckeres trinken

Fühlen

- Ein Haustier streicheln
- Brotteig kneten

Abb. 11.1 Allgemeine Informationen zur Achtsamkeit

Debora – Trainingsmanual Rückenschmerzkompetenz und Depressionsprävention

Trainingsmodul 3-11.2	Traineranleitung: 3-Minuten-Atempause	Seite 1

Anleitung zur 3-Minuten-Atempause

1. Setzen Sie sich in eine aufrechte Position. Wenn Sie bereit dazu sind, schließen Sie Ihre Augen. Atmen Sie einige Male ganz bewusst ein… und wieder aus… – ganz nach Ihrem Rhythmus. Fragen Sie sich, ohne es zu bewerten:
   - Wie geht es mir jetzt im Moment?
   - Welche Gedanken, welche körperlichen Empfindungen nehme ich wahr?
2. Richten Sie dann Ihre Aufmerksamkeit auf den Atem. Beobachten Sie, wie der Atem durch die Nase einströmt und wieder ausströmt.
3. Weiten Sie nun Ihre Aufmerksamkeit von der Nase aus immer weiter aus und spüren Sie den Atem im ganzen Körper. Nehmen Sie Ihren Körper wahr.
4. Kehren Sie nun langsam mit Ihrer Aufmerksamkeit wieder in den Raum zurück, halten Sie dabei Ihre Augen weiterhin geschlossen.
5. Lockern Sie nun die Finger und Hände ein wenig und spannen Sie die Arme an. Atmen Sie noch einmal tief durch. Öffnen Sie nun bitte Ihre Augen.

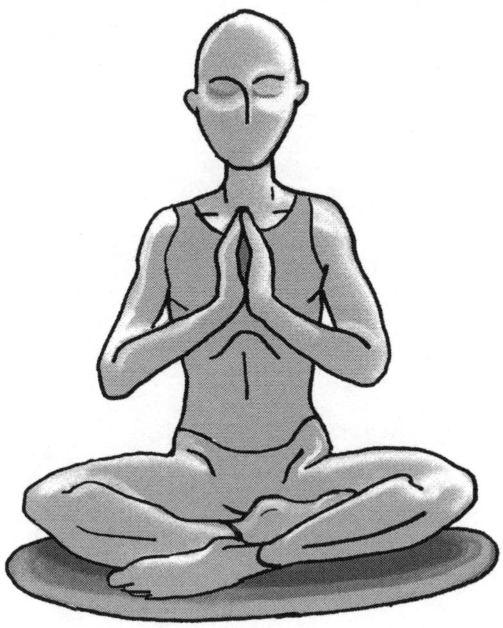

Abb. 11.2 Traineranleitung: 3-Minuten-Atempause

Debora – Trainingsmanual Rückenschmerzkompetenz und Depressionsprävention		
Trainingsmodul 3-11.3	**Arbeitsblatt: Ressourcen-Dating zu Ablenkungsmöglichkeiten**	**Seite 1**

Arbeitsblatt: Ressourcen-Dating zu Ablenkungsmöglichkeiten

Ablenkungsmöglichkeiten können Ihnen helfen, den Schmerz zu verringern.

Welche Ablenkungsmöglichkeiten, die ich alleine oder mit anderen ausführen kann, helfen mir gegen Schmerzen?

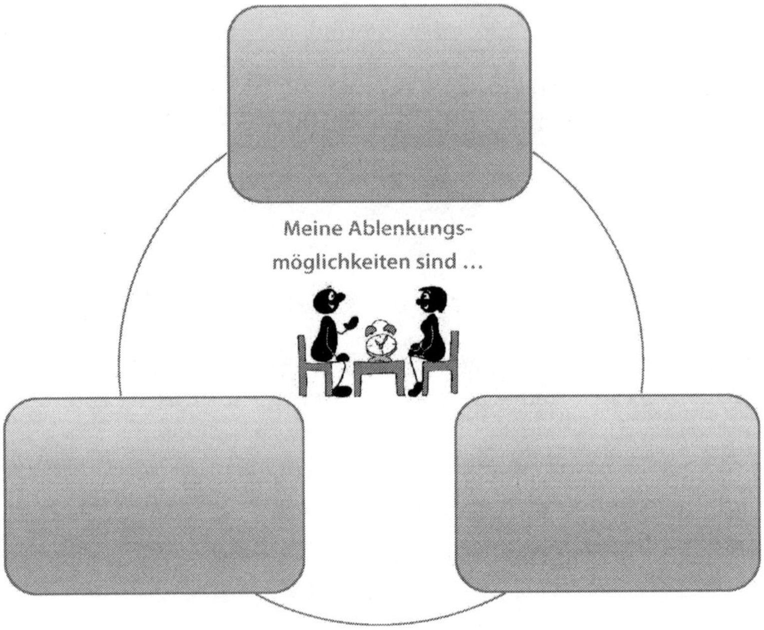

Ressourcen der anderen, die ich mir merken möchte:

____

____

____

____

____

____

____

____

Abb. 11.3 Arbeitsblatt: Ressourcen-Dating zu Ablenkungsmöglichkeiten

Debora – Trainingsmanual Rückenschmerzkompetenz und Depressionsprävention

Trainingsmodul 3-11.4 | **Teilnehmeranleitung: Ressourcen-Dating** | **Seite 1**

Anleitung zum Ressourcen-Dating

Beim Ressourcen-Dating tauschen Sie sich über Ihre persönlichen Ablenkungsstrategien aus. **Gibt es vielleicht Ablenkungsmöglichkeiten, die Sie für sich selbst interessant finden und ausprobieren möchten? Machen Sie sich Notizen!**

Ablauf:

1. Aufteilung der Gruppe: Die Teilnehmer werden in zwei Gruppen aufgeteilt. Dafür kann durchgezählt werden: 1 – 2 – 1 – 2 – 1 – 2 ...
2. Nun nimmt sich jeder für sich 5 Minuten Zeit, um über seine persönlichen Ablenkungsstrategien nachzudenken:
   a. Was hilft mir, um meine Aufmerksamkeit weg von den Schmerzen und auf andere Dinge zu lenken?
   b. Was tue ich allein oder in der Gesellschaft anderer?
3. Als nächstes bilden alle Teilnehmer aus Gruppe 1 einen Stuhlkreis mit Blickrichtung nach außen. Die Teilnehmer aus Gruppe 2 setzen sich ihnen gegenüber. Wenn die Teilnehmerzahl ungerade ist, gibt es eine Dreiergruppe.
   Die/Der Workshop-Vorsitzende nimmt sich eine Stoppuhr mit an ihren/seinen Platz im Kreis.
4. Jetzt haben Sie 2 Minuten lang die Gelegenheit, sich auszutauschen: Die Teilnehmer im Innenkreis beginnen und erzählen 1 Minute lang den Teilnehmern im Außenkreis von ihren Ablenkungsmöglichkeiten und -strategien. Die Teilnehmer im Außenkreis hören aufmerksam zu, reagieren jedoch nicht auf das Gesagte. In der 2. Minute werden die Rollen getauscht und die Teilnehmer im Außenkreis erzählen von ihren Ablenkungsmöglichkeiten.
5. Die/Der Workshop-Vorsitzende stoppt die Zeit und gibt nach 1 Minute ein Zeichen.
   Nach der 2. Minute gehen alle Teilnehmer aus Gruppe 2 im Uhrzeigersinn einen Stuhl weiter, und es folgt eine neue Austauschrunde.
6. Wenn die Teilnehmer aus Gruppe 2 einmal den Kreis umrundet haben, ist die Übung beendet.

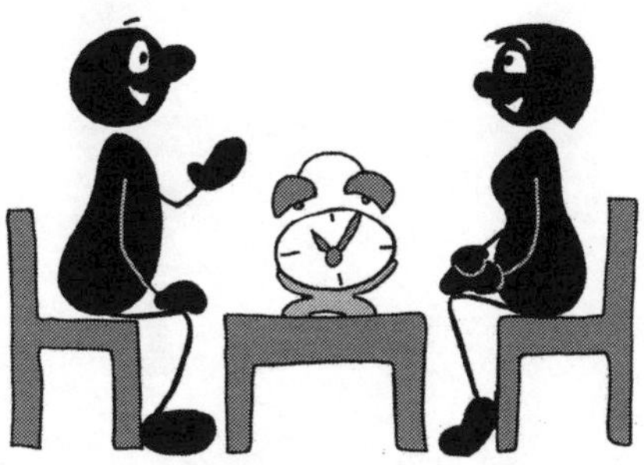

Abb. 11.4 Teilnehmeranleitung: Ressourcen-Dating

Trainingsmodul 3a: Positive Veränderung von Gedanken

Beate Mohr, Sabrina Korsch, Svenja Roch, Petra Hampel

B. Mohr et al., *Debora – Trainingsmanual Rückenschmerzkompetenz und Depressionsprävention*
DOI 10.1007/978-3-662-52739-9_12, © Springer-Verlag GmbH D

Zusammenfassung

Das Trainingsmodul 3a des Trainingsmanuals zur Rückenschmerzkompetenz und Depressionsprävention stellt das Zusatzmodul zu dem Trainingsmodul 3 Gedanken und Schmerz dar. Nach dem Begrüßungsritual, der Besprechung der Workshopaufgabe und einem Überblick zum Trainingsmodul 3a wird die Bedeutung automatischer negativer Gedanken und Bewertungen vermittelt und anhand von Übungsbeispielen zum Bagatellisieren und Katastrophisieren verdeutlicht. Mithilfe des ABC-Schemas üben die Teilnehmer alternative positive Selbstinstruktionen ein. Abschließend beschreiben die Teilnehmer selbstständig in einem Workshop ihre Stärken.

Die Übersicht zum Trainingsmodul 3a veranschaulicht ◘ Tab. 12.1.

◘ **Tab. 12.1** Übersicht zum Trainingsmodul 3a

Abschn.-Nr.	Lernziele	Inhalte	Dauer in Minuten	Methode
► Abschn. 12.1	Die Teilnehmer nennen einen positiven Gedanken und stufen die Intensität des zugehörigen Gefühls ein.	Begrüßungsritual Satz ergänzen »Ich hatte einen schönen Gedanken an…«	5	Aktivierungsübung: Lebendiges Stimmungsbarometer
► Abschn. 12.2	Die Teilnehmer berichten über die Durchführung der Workshopaufgabe. Die Teilnehmer führen selbstständig ein Aktivitäten-Gefühle-Schmerz-Protokoll.	Fragen, Ergebnisse, Erfolgserlebnisse, Schwierigkeiten	10	Feedback Gruppendiskussion
► Abschn. 12.3	Die Teilnehmer kennen die Inhalte von Trainingsmodul 3a.	Überblick Trainingsmodul 3a	2,5	Kurzvortrag
► Abschn. 12.4	Die Teilnehmer können automatische Gedanken beschreiben.	Definition automatischer Gedanken	2	Kurzvortrag
	Die Teilnehmer wissen, woran automatische Gedanken erkennbar sind.	Erscheinungsformen	7,5	Brainstorming
	Die Teilnehmer kennen das ABC-Schema.	Einführung in das ABC-Schema	3	Übungsbeispiel
► Abschn. 12.5	Die Teilnehmer füllen an einem vorgegebenen Fallbeispiel das ABC-Schema aus.	Übungsbeispiele: Bagatellisieren, Katastrophisieren	20	Übung
► Abschn. 12.6	Die Teilnehmer füllen an einem eigenen Beispiel ein ABC-Schema aus. Sie erkennen eigene automatische Gedanken und können alternative positive Selbstinstruktionen formulieren.	Positive Veränderung von Gedanken und Selbstinstruktionen am ABC-Schema	20	Übung
► Abschn. 12.7	Die Teilnehmer nutzen das Fischernetz selbstständig nach dem Gruppentraining.	Erinnerung an das Fischernetz: Take-Home-Message	1	Kurzinformation
► Abschn. 12.8	Die Teilnehmer können ihre Workshopaufgabe selbstständig bearbeiten.	Organisation und Aufgabenverteilung für 2 Workshops: 3a/4a	4	Kurzvortrag
Übergang in den Workshop				
► Abschn. 12.9	Die Teilnehmer beschreiben ihre Stärken.	»Sich selbst ein guter Freund sein« Eigene Stärken	25	Übung

- **Materialien Trainingsmodul 3a**
- Trainerpräsentation 3a
- Poster (als Aushang):
  - Schmerzposter (vgl. Abb. 7.3)
  - Stressposter (vgl. Abb. 13.1)
- Seil mit Skalierungsstufen
- ABC-Schema – Übungsbeispiele (Abb. 12.1; Varianten A und B)
- Arbeitsmaterialien:
  - Arbeitsblatt: Fischernetz (Abb. 7.6)
  - Arbeitsblatt: Gedanken beeinflussen Gefühle und Verhalten (Abb. 12.2)
  - Teilnehmeranleitung: Vorbereitung auf das Abschlussritual (Abb. 12.3)
  - Arbeitsblatt: Vorbereitung auf das Abschlussritual »Das möchte ich hierlassen und nicht mit nach Hause nehmen« (Abb. 7.8)
  - Arbeitsblatt: Sich selbst ein guter Freund sein (Abb. 12.4)

12.1 Begrüßungsritual

- **Trainingsphase**

Einführung

- **Ziel**

Die Teilnehmer nennen einen positiven Gedanken und stufen die Intensität des zugehörigen Gefühls ein.

- **Methode**

Aktivierungsübung: Lebendiges Stimmungsbarometer

- **Gruppengröße**

Gesamtgruppe

- **Zeit**

5 Minuten

- **Material**
- Trainerpräsentation 3a, S. 2
- Seil mit markierten Skalierungsstufen

- **Vorbereitung**

Legen Sie das Seil mit den markierten Stufen als gerade Linie auf dem Fußboden aus, bevor die Teilnehmer eintreffen.

- **Durchführung**

Führen Sie das Begrüßungsritual am lebendigen Stimmungsbarometer wie folgt durch (Zeit: 5 Minuten):

- Bitten Sie die Teilnehmer, aufzustehen und sich um das Stimmungsbarometer zu verteilen.
- Fordern Sie die Teilnehmer auf, den folgenden Satz zu ergänzen: »Ich hatte einen schönen Gedanken an...«
- Danach bitten Sie die Teilnehmer, ihr zugehöriges positives Gefühl einzustufen und sich entsprechend am lebendigen Stimmungsbarometer zwischen 0 und 10 zu positionieren:
  - Positionierung bei »0« bedeutet: Es ist keine Freude spürbar.
  - Positionierung in der Mitte, bei »5« bedeutet: Die Freude ist mittelmäßig ausgeprägt.
  - Positionierung bei »10« bedeutet: Die Freude ist stark ausgeprägt.

12.2 Feedback zum Aktivitäten-Gefühle-Schmerz-Protokoll

- **Trainingsphase**

Einführung

- **Ziel**
- Die Teilnehmer berichten über die Durchführung der Workshopaufgabe.
- Die Teilnehmer berichten Ergebnisse zum ausgefüllten Aktivitäten-Gefühle-Schmerz-Protokoll

- **Methode**
- Feedback
- Gruppendiskussion

- **Gruppengröße**

Gesamtgruppe

- **Zeit**

10 Minuten

- **Material**
- Trainerpräsentation 3a, S. 3 und 4
- Arbeitsblatt: Aktivitäten-Gefühle-Schmerz-Protokoll (Abb. 8.5)

- **Tipp**
- Nutzen Sie die Zeit, um ein weiteres Beispiel gemeinsam mit den Teilnehmern durchzuführen.
- Motivieren Sie die Teilnehmer, das Aktivitäten-Gefühle-Schmerz-Protokoll (Abb. 8.5) die nächsten Tage zu führen, und weisen Sie darauf hin, dass im abschließenden Trainingsmodul 4a offene Fragen und Ergebnisse besprochen werden.

- **Durchführung**

1. Betonen Sie, dass die Workshopaufgabe »Rückenstärkung« (▣ Abb. 10.4) ein persönliches Geschenk für die Teilnehmer ist und die Ergebnisse nicht weiter besprochen werden. Falls jedoch offene Fragen vorliegen, können diese geklärt werden (Zeit: 2 Minuten).
2. Lassen Sie die Teilnehmer ihre Ergebnisse und Erfolgserlebnisse berichten und besprechen Sie offene Fragen oder Schwierigkeiten bei der Durchführung zum Aktivitäten-Gefühle-Schmerz-Protokoll (▣ Abb. 8.5). Ergänzen Sie ggf. gemeinsam mit den Teilnehmern ein weiteres Beispiel aus dem aktuellen Alltag/Stationsalltag bei stationärem Setting (Zeit: 8 Minuten).

12.3 Überblick Trainingsmodul 3a

- **Trainingsphase**

Einführung

- **Ziel**

Die Teilnehmer kennen die Inhalte von Trainingsmodul 3a.

- **Methode**

Kurzvortrag

- **Gruppengröße**

Gesamtgruppe

- **Zeit**

2,5 Minuten

- **Material**

- Trainerpräsentation 3a, S. 5

- **Tipp**

Gehen Sie an dieser Stelle nicht näher auf die Inhalte ein, um den Zeitplan einhalten zu können. Bei Nachfragen können Sie darauf verweisen, dass die Inhalte an der entsprechenden Stelle im Modul näher erläutert werden.

- **Durchführung**

Stellen Sie den Teilnehmern kurz die Inhalte und den Ablauf von Trainingsmodul 3a mithilfe der Trainerpräsentation 3a, S. 5, vor (Zeit: 2,5 Minuten).

12.4 Wissensvermittlung: automatische Gedanken und ABC-Schema

- **Trainingsphase**

Edukation

- **Ziel**

- Die Teilnehmer können automatische Gedanken beschreiben.
- Die Teilnehmer wissen, woran automatische Gedanken erkennbar sind.
- Die Teilnehmer kennen das ABC-Schema.

- **Methode**

- Kurzvortrag
- Brainstorming
- Übungsbeispiel

- **Gruppengröße**

Gesamtgruppe

- **Zeit**

12,5 Minuten

- **Material**

Trainerpräsentation 3a, S. 6–14

- **Tipp**

- Nutzen Sie das Zitat von Mark Aurel auf der Trainerpräsentation 3a, S. 6, »Das Leben eines Menschen ist das, was seine Gedanken daraus machen!« zum Einstieg ins Thema.
- Falls erforderlich können Sie die kognitive Triade (▣ Abb. 3.3) anhand der optionalen Trainerpräsentation 3a, S. 10, erläutern.

- **Durchführung**

1. Erläutern Sie zum Einstieg ins Thema in einem Kurzvortrag (Zeit: 2 Minuten), dass
   - wir uns die wechselseitige Beeinflussung von Verhalten, Gefühlen, Gedanken und Schmerzen in der Therapie zunutze machen;
   - Gedanken entscheidend unsere Gefühle, unser Verhalten und Schmerzerleben beeinflussen;
   - es sich hierbei um automatische gedankliche Bewertungen handelt, d. h., wir denken zumeist nicht bewusst darüber nach, wie wir Situationen bewerten.

2. Klären Sie mit den Teilnehmern im Brainstorming anhand der Trainerpräsentation 3a, S. 7–9 folgende Fragen (Zeit: 7,5 Minuten):
   a. Was sind automatische gedankliche Bewertungen? (Trainerpräsentation 3a, S. 7 und 8)
   Beispiel zur Verdeutlichung, dass automatische Gedanken von Person zu Person verschieden sein können und dieselbe Situation von einer Person als positiv und von einer anderen als negativ bewertet werden kann:
      - Ein zur Hälfte gefülltes Glas kann als »halb voll« oder »halb leer« betrachtet werden.
      - Erfolgen sehr viele automatische negative Erklärungen für Situationen, führt dies zu negativen Gefühlen.
   b. Wie kann ich automatische Gedanken erkennen? (Trainerpräsentation 3a, S. 9)
   Achten Sie darauf, den Begriff »Selbstinstruktionen« als »Selbstgespräch« (inneren Dialog) zu erklären.
3. Einführung ins ABC-Schema (Zeit: 3 Minuten):
   - Erarbeiten Sie gemeinsam mit den Teilnehmern das Übungsbeispiel zur Realitätsüberprüfung mit alternativen Bewertungen von automatischen Gedanken im ABC-Schema anhand der Trainerpräsentation 3a, S. 11–14.

12.5 Übungsbeispiel: ABC-Schema

Trainingsphase

Übung

Ziel

Die Teilnehmer füllen an einem vorgegebenen Fallbeispiel das ABC-Schema aus.

Methode

Übung

Gruppengröße

Kleingruppen

Zeit

20 Minuten

Material

- Trainerpräsentation 3a, S. 15–17
- ABC-Schema – Übungsbeispiele (Abb. 12.1) in 2 Varianten (Übungsbeispiel A und B)

Tipp

- Stellen Sie den Gruppen beide Aufgaben zur Verfügung. Das heißt, es sind jeweils 2–4 Kopien pro Übungsbeispiel zu erstellen, abhängig davon, wie viele Gruppen eingeteilt werden.
- Stehen Sie den Teilnehmern während der Bearbeitungszeit für Rückfragen zur Verfügung.

Durchführung

1. Teilen Sie die Teilnehmer in 2 bis 4 Kleingruppen ein. Verteilen Sie jeweils beide Übungsbeispiele A und B der Gruppenaufgabe an die Kleingruppen (Übungsbeispiel A: »Katastrophisieren« und B: »Bagatellisieren«). Erläutern Sie die Aufgabenstellung (Zeit: 2 Minuten).
2. Ein Teilnehmer soll jeweils in seiner Kleingruppe die kurze Geschichte im Übungsbeispiel vorlesen. Danach sollen die Teilnehmer gemeinsam die aufgeführten Fragen beantworten. Stellen Sie hierfür 8 Minuten Bearbeitungszeit zur Verfügung und informieren Sie die Teilnehmer, dass die Ergebnisse im Anschluss gemeinsam in der Gesamtgruppe besprochen werden (Zeit: 8 Minuten).
3. Nach der Ausarbeitung werden die Ergebnisse in der Gesamtgruppe zusammengetragen und diskutiert. Wenn 2 Kleingruppen dieselbe Übungsvariante (A oder B) hatten, weisen Sie darauf hin, dass sich die nachfolgenden Teilnehmer nicht wiederholen, sondern nur Neues oder noch offene Fragen ergänzen. Nutzen Sie zusammenfassend oder ergänzend die bagatellisierenden und katastrophisierenden Selbstinstruktionen in der Trainerpräsentation 3a, S. 16 und 17 (Zeit: 8 Minuten).
4. Fassen Sie den Nutzen eines ABC-Schemas für die positive Veränderung von Gedanken kurz zusammen (Zeit: 2 Minuten). Hierzu zählen:
   - Überprüfen, ob eine automatische negative Bewertung der Situation erfolgt.
   - Zugehörige negative Gefühle erkennen und die Stärke einstufen.
   - Veränderung in alternative, realistischere (positivere) Bewertungen.
   - Zugehörige Verbesserung in Richtung neutraler und positiver Gefühle erkennen.

12.6 Positive Veränderung von Gedanken

- **Trainingsphase**

Übung

- **Ziel**

- Die Teilnehmer füllen an einem eigenen Beispiel ein ABC-Schema aus.
- Sie erkennen eigene automatische Gedanken und können alternative positive Selbstinstruktionen formulieren.

- **Methode**

Übung

- **Gruppengröße**

Einzelübung und Kleingruppen

- **Zeit**

20 Minuten

- **Material**

- Trainerpräsentation 3a, S. 18
- Arbeitsblatt: Gedanken beeinflussen Gefühle und Verhalten (◘ Abb. 12.2)

- **Tipp**

Falls nötig, weisen Sie darauf hin, dass es nicht darum geht, alles durch eine »rosa Brille« zu betrachten, sondern darum, alternative Bewertungen zu prüfen, die nicht vorwiegend negativ durch eine »schwarze Brille« erfolgen.

- **Durchführung**

1. Erläutern Sie den Teilnehmern die Anweisung in 5 Einzelschritten auf dem Arbeitsblatt: Gedanken beeinflussen Gefühle und Verhalten (◘ Abb. 12.2). Betonen Sie hierzu, dass die Teilnehmer (Zeit: 4 Minuten)
   - eine Situation wählen sollen, die vor Kurzem auftrat und die mit einem deutlichen unangenehmen Gefühl einherging;
   - zuerst das Gefühl eintragen und dann erst die Stärke des Gefühls einstufen sollen;
   - zur Situation nur beschreiben, was wirklich passiert ist, und noch keine Bewertung und Erklärungen hinzufügen.
2. Erinnern Sie die Teilnehmer an das Beispiel aus den Trainerpräsentation 3a, S. 11–14. Erklären Sie, dass mit alternativen Gedanken eine neutralere oder positivere Bewertung der Situation gemeint ist (Zeit: 1 Minute).
3. Bilden Sie Kleingruppen. Weisen Sie die Teilnehmer an, zuerst in Einzelarbeit das Arbeitsblatt auszufüllen und sich danach in ihrer Kleingruppe darüber auszutauschen und zu ergänzen. Hierbei sollen sich die Teilnehmer gegenseitig unterstützen, weitere alternative Gedanken für die auslösende Situation zu finden (Zeit: 7,5 Minuten).
4. Geben Sie in einer Nachbesprechung in der Gesamtgruppe den Teilnehmern Gelegenheit, offene Fragen zu klären und Beiträge zu diskutieren (Zeit: 7,5 Minuten).

12.7 Fischernetz

- **Trainingsphase**

Abschluss

- **Ziel**

Die Teilnehmer nutzen das Fischernetz selbstständig nach dem Gruppentraining.

- **Methode**

Kurzinformation

- **Gruppengröße**

Gesamtgruppe

- **Zeit**

1 Minute

- **Material**

- Trainerpräsentation 3a, S. 19
- Arbeitsblatt: Fischernetz (◘ Abb. 7.6)

- **Durchführung**

Erinnern Sie die Teilnehmer lediglich an das Ausfüllen des Fischernetzes (◘ Abb. 7.6). Im Gruppentraining ist hierfür keine Zeit eingeplant (Zeit: 1 Minute).

12.8 Vorschau auf das Trainingsmodul 4a und Organisation und Aufgabenverteilung für den Workshop

- **Trainingsphase**

Abschluss

- **Ziel**

Die Teilnehmer können ihre Workshopaufgabe selbstständig bearbeiten.

- **Methode**

Kurzvortrag

- **Gruppengröße**

Gesamtgruppe

- **Zeit**

4 Minuten

- **Material**

- Trainerpräsentation 3a, S. 20 und 21
- Arbeitsblatt: Vorbereitung auf das Abschlussritual »Das möchte ich hierlassen und nicht mit nach Hause nehmen« (Abb. 7.8)
- Teilnehmeranleitung: Vorbereitung auf das Abschlussritual (Abb. 12.3)
- Arbeitsblatt: Sich selbst ein guter Freund sein (Abb. 12.4)

- **Tipp**

- Weisen Sie die Teilnehmer darauf hin, dass die Ergebnisse zum Arbeitsblatt: Sich selbst ein guter Freund sein (Abb. 12.4) im Trainingsmodul 4a persönlich genutzt werden können und nicht in der Gruppe besprochen werden.
- Erinnern Sie die Teilnehmer daran, selbstständig mit aktuellen Beispielen das Aktivitäten-Gefühle-Schmerz-Protokoll (Abb. 8.5) auszufüllen. Fragen und Ergebnisse dazu werden ebenfalls erst im übernächsten und damit letzten Trainingsmodul 4a besprochen.

- **Durchführung**

1. Vorschau: Bereiten Sie die Teilnehmer darauf vor, dass der Workshop von Trainingsmodul 4a ausnahmsweise vorgezogen und direkt vor dem Gruppentraining stattfinden wird, damit das letzte Trainingsmodul gemeinsam mit einem Abschlussritual beendet werden kann (Zeit: 2 Minuten).
   - Workshopaufgabe zum Trainingsmodul 4a: Arbeitsblatt: Vorbereitung zum Abschlussritual »Was möchte ich hier lassen und nicht mit nach Hause nehmen« (Abb. 7.8).
   - Händigen Sie den Teilnehmern bereits an dieser Stelle die Anleitung zur Vorbereitung auf das Abschlussritual aus (Abb. 12.3) und klären Sie ggf. Fragen zur Durchführung.
   - Informieren Sie die Teilnehmer, dass alle auf der Anleitung genannten Arbeitsblätter für die Vorbereitung des Abschlussrituals zum letzten Workshop mitzubringen sind:
     - Fischernetz (Abb. 7.6), persönliche Notizen (Abb. 7.7)
     - Ergebnis der Workshopaufgabe: Rückenstärkung (DIN-A4-Bogen mit Wertschätzungen der anderen Teilnehmer)
     - Arbeitsblatt und Teilnehmeranleitung: Vorbereitung zum Abschlussritual »Das möchte ich hier lassen und nicht mit nach Hause nehmen« (Abb. 7.8 und Abb. 12.3)
2. Bereiten Sie die Teilnehmer für die selbstständige Bearbeitung der Workshopaufgabe vor, indem Sie die Aufgabe für den Workshop verteilen, erläutern und ggf. Fragen zur Durchführung klären (Zeit: 2 Minuten):
   - Workshopaufgabe: Arbeitsblatt: Sich selbst ein guter Freund sein (Abb. 12.4).
   - Die Anleitung der Übungsaufgabe ist auf dem Arbeitsblatt enthalten.
   - Die Aufgabe wird in Einzelarbeit durchgeführt. Ein anschließender Austausch darüber in der Gruppe ist freiwillig, und über die Teilnahme daran entscheidet jeder Teilnehmer für sich selbst.

12.9 Workshop: Sich selbst ein guter Freund sein

- **Trainingsphase**

Transfer

- **Ziel**

Die Teilnehmer beschreiben ihre Stärken.

- **Methode**

Übung

- **Gruppengröße**

Einzelarbeit

- **Zeit**

25 Minuten

- **Material**

- Arbeitsblatt: Sich selbst ein guter Freund sein (Abb. 12.4)

- **Durchführung**

Der Workshop findet ohne Trainer statt. Die Teilnehmer kennen ihre Aufgabe und arbeiten selbstständig (Zeit: 25 Minuten):

- Das Arbeitsblatt: Sich selbst ein guter Freund sein (Abb. 12.4) wurde den Teilnehmern zuvor ausgehändigt und die Aufgabe erklärt.

12.10 Trainingsmaterial

Trainingsmodul 3a-12.1	ABC-Schema – Übungsbeispiele	▪ Abb. 12.1	
Trainingsmodul 3a-12.2	Arbeitsblatt: Gedanken beeinflussen Gefühle und Verhalten	▪ Abb. 12.2	(optional als Broschüre)
Trainingsmodul 3a-12.3	Teilnehmeranleitung: Vorbereitung auf das Abschlussritual	▪ Abb. 12.3	
Trainingsmodul 3a-12.4	Arbeitsblatt: Sich selbst ein guter Freund sein	▪ Abb. 12.4	(optional als Broschüre)

Debora – Trainingsmanual Rückenschmerzkompetenz und Depressionsprävention

Trainingsmodul 3a-12.1	ABC-Schema – Übungsbeispiele	Seite 1

ABC-Schema – Übungsbeispiel A

Lesen Sie zunächst das Übungsbeispiel durch und beantworten Sie gemeinsam in Ihrer Kleingruppe die Fragen unten im ABC-Schema. Sie haben hierfür 10 Minuten Zeit. Anschließend besprechen wir die Ergebnisse in der Gesamtgruppe.

Herr K. ist am Freitagnachmittag gemeinsam mit seiner Frau auf einer Autofahrt. Ein anderer Autofahrer hupt. Herrn K. geht durch den Kopf: »Was habe ich jetzt wieder falsch gemacht? Ich kann mich nicht mal auf das Autofahren konzentrieren. Woher die schrecklichen Schmerzen nur kommen? Die Schmerzen werden sicher noch schlimmer. Ich halte das bald nicht mehr aus, die Schmerzen machen mich noch verrückt.« Herr K. fährt an den Straßenrand und bittet seine Frau, weiterzufahren.

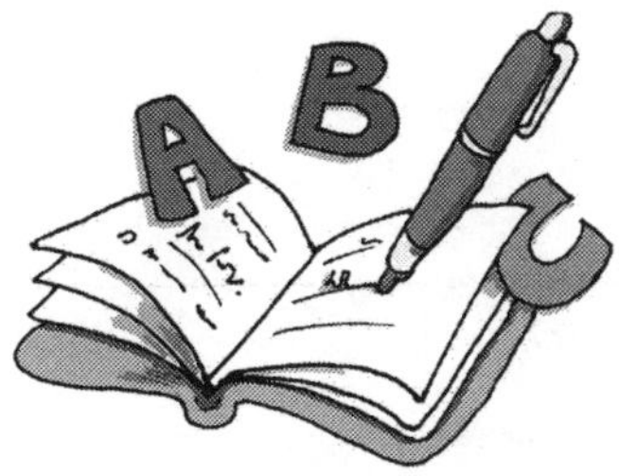

Fragen:

A Beschreiben Sie die auslösende Situation – nur was wirklich passiert ist, ohne eigene Vermutungen oder Erklärungen hinzuzufügen. Beantworten Sie hierzu die folgenden Fragen: **Was** ist vorgefallen, **wer** war beteiligt, **wo** war es, **wann** war der Vorfall?

____

____

____

____

B Welche Gedanken gingen Herrn K. durch den Kopf?

____

____

C Welche Gefühle hatte Herr K. in der Situation?

____

____

B^{neu} Wie könnten alternative gedankliche Bewertungen aussehen?

____

____

C^{neu} Wie würde er sich dann fühlen?

____

____

Abb. 12.1 ABC-Schema – Übungsbeispiele

Debora – Trainingsmanual Rückenschmerzkompetenz und Depressionsprävention

Trainingsmodul 3a-12.1	**ABC-Schema – Übungsbeispiele**	**Seite 2**

ABC-Schema – Übungsbeispiel B

Lesen Sie zunächst das Übungsbeispiel durch und beantworten Sie gemeinsam in Ihrer Kleingruppe die Fragen unten im ABC-Schema. Sie haben hierfür 10 Minuten Zeit. Anschließend besprechen wir die Ergebnisse in der Gesamtgruppe.

Herr B. ist am Freitagnachmittag gemeinsam mit seiner Frau auf einer Autofahrt. Ein anderer Autofahrer hupt. Herrn B. geht durch den Kopf: »So ein Idiot, es gibt doch überhaupt keinen Grund, zu hupen. Warum muss ich nur solche Schmerzen haben? Wir sind spät dran. Ich muss mich zusammenreißen und darf mich jetzt nicht gehen lassen.« Herr B. fährt weiter.

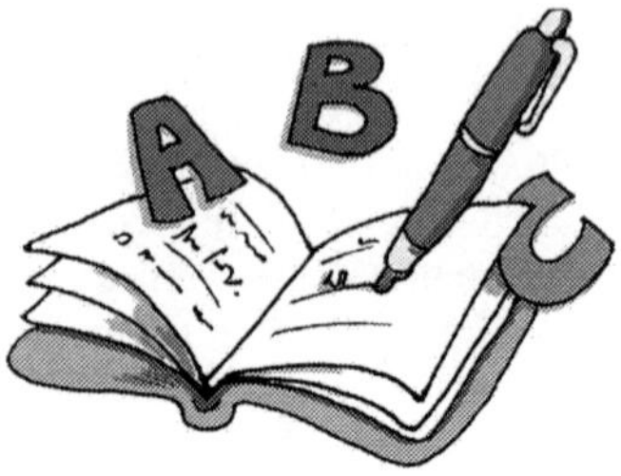

Fragen:

A Beschreiben Sie die auslösende Situation – nur was wirklich passiert ist, ohne eigene Vermutungen oder Erklärungen hinzuzufügen. Beantworten Sie hierzu die folgenden Fragen: **Was** ist vorgefallen, **wer** war beteiligt, **wo** war es, **wann** war der Vorfall?

____

____

____

____

B Welche Gedanken gingen Herrn B. durch den Kopf?

____

____

C Welche Gefühle hatte Herr B. in der Situation?

____

____

Bneu Wie könnten alternative gedankliche Bewertungen aussehen?

____

____

Cneu Wie würde er sich dann fühlen?

____

____

Abb. 12.1 ABC-Schema – Übungsbeispiele

Debora – Trainingsmanual Rückenschmerzkompetenz und Depressionsprävention

Trainingsmodul 3a-12.2	Arbeitsblatt: Gedanken beeinflussen Gefühle und Verhalten	Seite 1

Arbeitsblatt: Gedanken beeinflussen Gefühle und Verhalten

Wählen Sie zunächst eine Situation, die vor Kurzem aufgetreten ist, in der Sie ein starkes Gefühl hatten. Im 1. Schritt tragen Sie ein, um welches Gefühl es sich handelt, und notieren in Klammern die Stärke des Gefühls zwischen 0 (kein) bis 10 (sehr stark). Im 2. Schritt beschreiben Sie möglichst genau die Situation, in der das Gefühl aufgetreten ist. Im 3. Schritt tragen Sie Ihre automatischen Gedanken ein. Im 4. und 5. Schritt notieren Sie alternative Gedanken und veränderte Gefühle.

A Auslösende Situation: aus einer neutralen Beobachterperspektive, nur was wirklich passiert ist (ohne Vermutungen und Erklärungen)

B Bewertung: automatische gedankliche Bewertung, die nicht der tatsächlichen Situation entspricht

C Consequence (engl., Konsequenz, Folge) auf der Gefühlsebene: auf einer Skala von 0–10, wobei mit »0« kein Gefühl verbunden wird und mit »10« ein sehr starkes Gefühl

A Auslösende Situation	B Automatische Gedanken	C Gefühle (0–10)
Was, wer, mit wem, wo, wann?	Was geht mir durch den Kopf? Bilder, Wörter, Fragen, Selbstgespräche	Wie fühle ich mich? z. B. traurig (8), ängstlich (6)

B^{neu} Alternative Gedanken	C^{neu} Veränderte Gefühle (0–10)

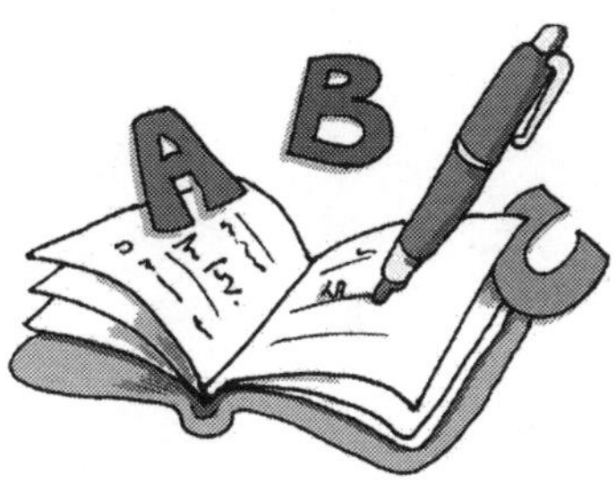

Angelehnt an Hautzinger (2003, S. 131), Herrle u. Kühner (1994, S. 59f.), Schaub et al. (2013, S. 104–116)

Abb. 12.2 Arbeitsblatt: Gedanken beeinflussen Gefühle und Verhalt…

Debora – Trainingsmanual Rückenschmerzkompetenz und Depressionsprävention		
Trainingsmodul 3a-12.3	**Teilnehmeranleitung: Vorbereitung auf das Abschlussritual**	**Seite 1**

Anleitung zur Vorbereitung auf das Abschlussritual

Bitte achten Sie darauf, das Arbeitsblatt: Vorbereitung auf das Abschlussritual »Das möchte ich hierlassen und nicht mit nach Hause nehmen« zum letzten Workshop mitzubringen.

Ablauf:

1. Jede Teilnehmerin und jeder Teilnehmer bearbeitet für sich selbst schriftlich das Arbeitsblatt: Vorbereitung auf das Abschlussritual »Das möchte ich hierlassen und nicht mit nach Hause nehmen«, das bereits am Ende des 1. Trainingsmodules verteilt wurde und parallel zum Gruppentraining von den Teilnehmern ausgefüllt werden sollte (Zeit: 10 Minuten).
   Dieses Arbeitsblatt werden Sie in einem gemeinsamen Abschlussritual am Ende der letztenTrainingseinheit entsorgen.
2. Sammeln Sie anschließend für sich aus Ihren Unterlagen alle Informationen, die Ihnen wichtig sind und die Sie aus dem Training mit in Ihre Zukunft nehmen möchten. Anregungen hierzu entnehmen Sie bitte den folgenden Unterlagen (Zeit: 5 Minuten):
   - Arbeitsblatt: Fischernetz
   - Arbeitsblatt: Persönliche Notizen
   - Ergebnis der Workshopaufgabe »Rückenstärkung«
3. Gehen Sie abschließend im Raum spazieren und berichten Sie sich gegenseitig, was Sie sich aus dem Training merken und mit in Ihre Zukunft nehmen möchten (Zeit: 10 Minuten).

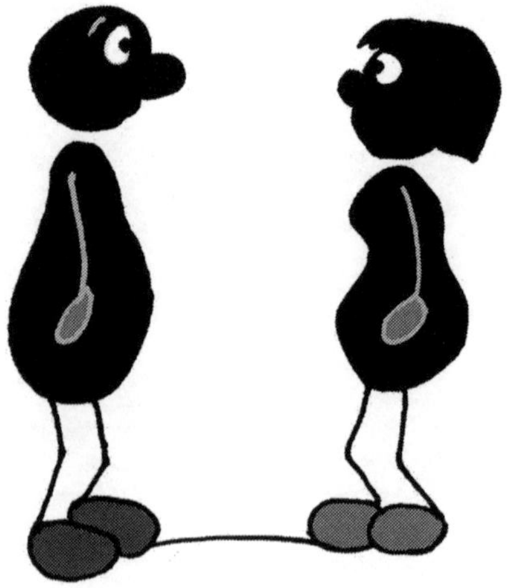

Abb. 12.3 Teilnehmeranleitung: Vorbereitung auf das Abschlussritual

Debora – Trainingsmanual Rückenschmerzkompetenz und Depressionsprävention

Trainingsmodul 3a-12.4	Arbeitsblatt: Sich selbst ein guter Freund sein	Seite 1

Arbeitsblatt: Sich selbst ein guter Freund sein

Betrachten Sie sich selbst als Ihren eigenen Freund. Verstärken Sie Ihren Selbstwert, indem Sie sich selbst Anerkennung schenken, mit Respekt begegnen und wertschätzen.

Setzen Sie sich unter Druck, z. B. mit Worten wie »ich muss« und »ich sollte«? Oder trauen Sie sich auch zu, sich für Teilerfolge und Ihre Stärken zu loben?
Welche Erfolge und Etappenziele gibt es in Ihrem Leben? Notieren Sie sich einen Erfolg, auf den Sie gerne zurückblicken:

____

____

Was, denken Sie, würde ein guter Freund antworten, wenn er nach Ihren Stärken gefragt würde?

____

____

Fragen Sie sich nun bitte selbst, welche Stärken Sie haben – egal, wie sehr Ihre Stärke ausgeprägt ist. Verbinden Sie Ihre persönlichen Stärken, die im Außenkreis stehen, mit der Person im Innenkreis. Es ist auch noch Platz für Ergänzungen.

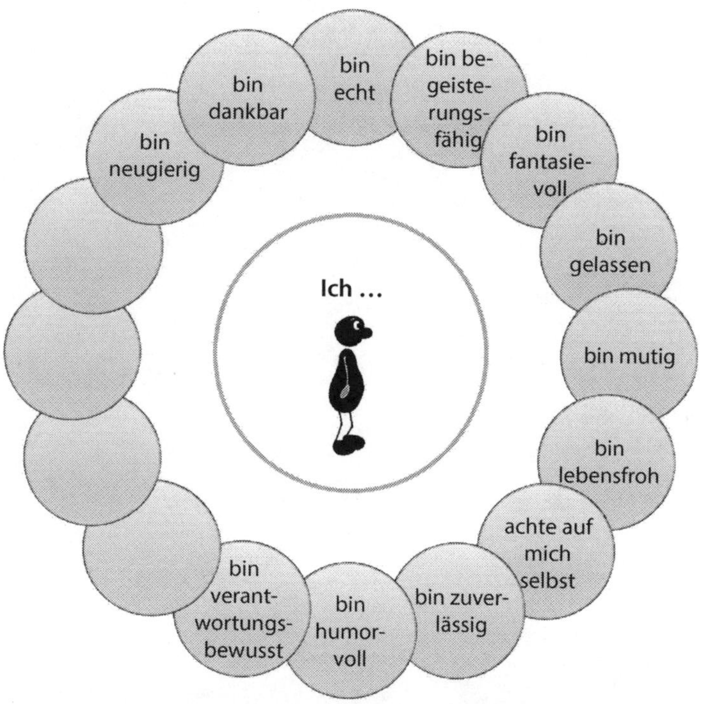

Abb. 12.4 Arbeitsblatt: Sich selbst ein guter Freund sein

Trainingsmodul 4: Stress und Schmerz

Beate Mohr, Sabrina Korsch, Svenja Roch, Petra Hampel

B. Mohr et al., *Debora – Trainingsmanual Rückenschmerzkompetenz und Depressionsprävention*
DOI 10.1007/978-3-662-52739-9_13, © Springer-Verlag G...

Zusammenfassung

In dem 4. Basismodul des Trainingsmanuals zur Rückenschmerzkompetenz und Depressionsprävention geht es um den wechselseitige Zusammenhang von Stress und Schmerz. Nach einem Begrüßungsritual stellen die Teilnehmer die Ergebnisse des Workshops vor. Danach wird das Stressgeschehen anhand von persönlichen Stresssituationen, Stressreaktionen und Stressverarbeitungsstrategien gemeinsam erarbeitet. Zu diesem Trainingsmodul gibt es 2 Workshopaufgaben: Zunächst wird ein gemeinsames Gruppenfoto für eine positive Erinnerung an das Training gemacht, anschließend formuliert jeder Teilnehmer einzeln einen Brief an sich selbst.

Die Übersicht zum Trainingsmodul 4 veranschaulicht ◘ Tab. 13.1.

◘ **Tab. 13.1** Übersicht Trainingsmodul 4

Nr.	Lernziele	Inhalte	Dauer in Minuten	Methode
▶ Abschn. 13.1	Die Teilnehmer können ihr Befinden äußern.	Begrüßungsritual	5	Aktivierungsübung: Lebendige Batterie
▶ Abschn. 13.2	Die Teilnehmer berichten über die Durchführung der Workshopaufgabe.	Fragen, Ergebnisse, Erfolgserlebnisse, Schwierigkeiten	10	Feedback Gruppendiskussion
▶ Abschn. 13.3	Die Teilnehmer kennen die Inhalte von Trainingsmodul 4.	Überblick Trainingsmodul 4	2,5	Kurzvortrag
▶ Abschn. 13.4	Die Teilnehmer können persönliche Stresssituationen und Verarbeitungsstrategien nennen.	Stressnetz	20	Aktivierungsübung
▶ Abschn. 13.5	Die Teilnehmer können die Entstehung von Stress anhand der Balance bzw. Dysbalance von Ereignis- und Ressourceneinschätzung erläutern.	Begriffserklärung: Was ist Stress?	5	Kurzvortrag
▶ Abschn. 13.6	Die Teilnehmer können persönliche Beispiele für Stresssituationen, Stressreaktionen und günstige Stressverarbeitungsstrategien nennen.	Eigene Stresserfahrungen: – Stresssituationen – Stressreaktionen – Günstige Stressverarbeitungsstrategien	20	Übung
▶ Abschn. 13.7	Die Teilnehmer können den Einfluss von Stress auf ihr Schmerzerleben und die Wechselwirkungen mit Verhalten, Gefühlen und Gedanken erklären.	Wechselseitiger Zusammenhang zwischen Verhalten, Gefühlen, Gedanken, Stress und Schmerz	5	Kurzvortrag
▶ Abschn. 13.8	Die Teilnehmer nutzen das Fischernetz selbstständig nach dem Gruppentraining.	Erinnerung an das Fischernetz: Take-Home-Message	1	Kurzinformation
	Die Teilnehmer können die Basisinformationen zur ambulanten Schmerztherapie benennen.	Infos zur ambulanten Schmerztherapie	2,5	Kurzvortrag
▶ Abschn. 13.9	Die Teilnehmer können ihre Workshopaufgabe selbstständig bearbeiten.	Organisation und Aufgabenverteilung für den Workshop	4	Kurzvortrag
Übergang in den Workshop				
▶ Abschn. 13.10	Die Teilnehmer haben eine positive Erinnerung an das Training.	Positive Erinnerung	5	Gruppenfoto
▶ Abschn. 13.11	Die Teilnehmer können kleinschrittig Ziele festlegen und formulieren.	Brief an sich selbst	20	Übung

- **Materialien Trainingsmodul 4**
- Trainerpräsentation 4
- Poster (als Aushang):
  - Schmerzposter (vgl. ◘ Abb. 7.3)
  - Stressposter (vgl. ◘ Abb. 13.1)
- Karten:
  - Rollenkarten (◘ Abb. 7.9, für den Workshop)
  - Batteriekarten (◘ Abb. 9.1)
- Stresswaage (Pappmodell)
- 1 Knäuel Paketschnur für das Stressnetz
- 2 rote und 2 grüne leere Pappkarten
- Briefpapier und Briefumschläge, Stifte
- Fotoapparat
- Arbeitsmaterialien:
  - Arbeitsblatt: Fischernetz (◘ Abb. 7.6)
  - Zusammenhang von Stress und Schmerz (Stressposter; ◘ Abb. 13.1)
  - Arbeitsblatt: Meine Stresserfahrungen (◘ Abb. 13.2)
  - Tipps für einen besseren Schlaf (◘ Abb. 13.3)
  - Kurzinformationen zur ambulanten Schmerztherapie (◘ Abb. 13.4)
  - Optional Weiterführende Informationen und Literaturempfehlungen (◘ Abb. 13.5)
  - Kontaktliste Gruppentraining Debora (◘ Abb. 13.6)
  - Teilnehmeranleitung: Brief an sich selbst (◘ Abb. 13.7)

13.1 Begrüßungsritual

- **Trainingsphase**

Einführung

- **Ziel**

Die Teilnehmer können ihr Befinden äußern.

- **Methode**

Aktivierungsübung: Lebendige Batterie

- **Gruppengröße**

Gesamtgruppe

- **Zeit**

5 Minuten

- **Material**
- Trainerpräsentation 4, S. 2
- Batteriekarten (◘ Abb. 9.1)

- **Durchführung**

Führen Sie das Begrüßungsritual wie folgt durch (Zeit: 5 Minuten):

- Bitten Sie die Teilnehmer aufzustehen.
- Fordern Sie die Teilnehmer auf, den folgenden Satz zu ergänzen: »Meine Batterie ist heute…«.
- Bitten Sie die Teilnehmer, ihr momentanes Befinden einzustufen und sich entsprechend den Batteriekarten bei leer, halb voll oder voll zu positionieren.

13.2 Feedback zum Workshop: Ressourcen-Dating zu Ablenkungsmöglichkeiten

- **Trainingsphase**

Einführung

- **Ziel**

Die Teilnehmer berichten über die Durchführung der Workshopaufgabe.

- **Methode**
- Feedback
- Gruppendiskussion

- **Gruppengröße**

Gesamtgruppe

- **Zeit**

10 Minuten

- **Material**
- Trainerpräsentation 4, S. 3
- Arbeitsblatt: Ressourcen-Dating zu Ablenkungsmöglichkeiten (◘ Abb. 11.3)

- **Durchführung**

Besprechen Sie mit den Teilnehmern die Workshopaufgabe »Ressourcen-Dating zu Ablenkungsmöglichkeiten« (Zeit: 10 Minuten):

- Klären Sie offene Fragen.
- Lassen die Teilnehmer über ihre Ergebnisse und Erfolgserlebnisse berichten.
- Falls erforderlich können Schwierigkeiten bei der Aufgabenbearbeitung besprochen werden.

13.3 Überblick Trainingsmodul 4

- **Trainingsphase**

Einführung

- **Ziel**

Die Teilnehmer kennen die Inhalte von Trainingsmodul 4.

- **Methode**

Kurzvortrag

- **Gruppengröße**

Gesamtgruppe

- **Zeit**

2,5 Minuten

- **Material**

Trainerpräsentation 4, S. 4

- **Tipp**

Gehen Sie an dieser Stelle nicht näher auf die Inhalte ein, um den Zeitplan einhalten zu können. Bei Nachfragen können Sie darauf verweisen, dass die Inhalte an der entsprechenden Stelle im Modul näher erläutert werden.

- **Durchführung**

Stellen Sie den Teilnehmern kurz die Inhalte und den Ablauf von Trainingsmodul 4 mithilfe der Trainerpräsentation 4, S. 4, vor (Zeit: 2,5 Minuten).

13.4 Aktivierungsübung: Stressnetz

- **Trainingsphase**

Übung

- **Ziel**

Die Teilnehmer können persönliche Stresssituationen und Verarbeitungsstrategien nennen.

- **Methode**

Aktivierungsübung

- **Gruppengröße**

Gesamtgruppe

- **Zeit**

20 Minuten

- **Material**

- Knäuel Paketschnur
- 2 rote und 2 grüne Pappkarten zum Notieren der Antworten der Teilnehmer
- Trainerpräsentation 4, S. 5

- **Durchführung**

1. Erklären Sie das Vorgehen der Übung: Alle Teilnehmer stellen sich im Kreis auf. Das Knäuel wird (genau wie der Ball in den anderen Übungen) von Teilnehmer zu Teilnehmer geworfen; wer das Knäuel hat, nennt eine Situation, die für ihn Stress erzeugt. Beim Weiterwerfen wird die Paketschnur festgehalten (Zeit: 1 Minute).
2. Geben Sie ein Beispiel vor. Werfen Sie das Knäuel zu einem der Teilnehmer, halten Sie das Ende aber nicht fest (Zeit: 0,5 Minuten).
3. Notieren Sie die genannten Situationen auf den roten Pappkarten. Teilen Sie die Situationen dabei in innere und äußere Stresssituationen ein (Zeit: 8 Minuten).
4. Wenn das Stressnetz »aufgebaut« ist, erläutern Sie, dass viele kleine Stresssituationen zusammen ein Netz bilden können. Dieses Netz kann nur aufgelöst werden, wenn man die Stresssituationen Schritt für Schritt angeht. Erklären Sie den 2. Teil der Übung: Jeder Teilnehmer nennt jetzt eine mögliche »Lösung« für seine eigene Stresssituation, und zwar in umgekehrter Reihenfolge, um das Stressnetz aufzulösen (Zeit: 1 Minute).
5. Geben Sie ein Beispiel vor (Zeit: 0,5 Minuten).
6. Notieren Sie die genannten Stressverarbeitungsstrategien auf den grünen Pappkarten. Teilen Sie die Strategien dabei danach auf, ob die zugrunde liegende Situation veränderbar oder nicht veränderbar ist (Zeit: 8 Minuten).
7. Wenn das Stressnetz wieder aufgelöst ist, fassen Sie noch einmal zusammen: Viele Stresssituationen können sich zu einem Netz aufbauen, das unüberwindbar erscheinen kann. Mit der richtigen Strategie kann es aber Schritt für Schritt wieder aufgelöst werden (Zeit: 1 Minute).

13.5 Begriffserklärung: Was ist Stress?

- **Trainingsphase**

Edukation

- **Ziel**

Die Teilnehmer können die Entstehung von Stress anhand der Balance bzw. Dysbalance von Ereignis- und Ressourceneinschätzung erläutern.

- **Methode**

Kurzvortrag

- **Gruppengröße**

Gesamtgruppe

- **Zeit**

5 Minuten

- **Material**

- Trainerpräsentation 4, S. 6–9
- Pappwaage
- Zusammenhang von Stress und Schmerz (Stressposter; Abb. 13.1)

▪ Tipp

- Nutzen Sie zum Einstieg ins Thema das Zitat der Trainerpräsentation 4, S. 6: »Man soll sich nicht über Dinge ärgern, denn das ist ihnen völlig egal.«
- Verwenden Sie die Beispiele der Teilnehmer, die Sie während der Stressnetzübung auf den roten und grünen Karten notiert haben.

▪ Durchführung

1. Erklären Sie anhand der Stresswaage, wie ein Ungleichgewicht von Stresssituationen und (fehlenden) günstigen Stressverarbeitungsstrategien zu Stresserleben führen kann (Zeit: 2 Minuten).
2. Erklären Sie anschließend, wie eine günstige Stressverarbeitung die Stresswaage wieder ins Gleichgewicht bringt (Zeit: 2 Minuten).
3. Schließen Sie mit der Betonung der Wichtigkeit günstiger Stressverarbeitungsstrategien ab (Zeit: 1 Minute).

13.6 Eigene Stresserfahrungen der Teilnehmer

▪ Trainingsphase

Übung

▪ Ziel

Die Teilnehmer können persönliche Beispiele für Stresssituationen, Stressreaktionen und günstige Stressverarbeitungsstrategien nennen.

▪ Methode

Übung

▪ Gruppengröße

Gesamtgruppe

▪ Zeit

20 Minuten

▪ Material

- Trainerpräsentation 4, S. 10–12
- Arbeitsblatt: Meine Stresserfahrungen (◘ Abb. 13.2)
- Optional Tipps für einen besseren Schlaf (◘ Abb. 13.3)

▪ Tipp

Umgang mit ungünstigen Stressverarbeitungsstrategien, die von den Teilnehmern genannt werden:

- Es gibt einen »Sammelpool« von Stressverarbeitungsstrategien. Nicht alles, was man gegen den Stress tut, ist auch hilfreich.
- Frage zur Überprüfung, ob eine Strategie günstig ist: »Wenn Sie das machen, bewegt sich die Stresswaage dann in die richtige Richtung?«
  - Ja: Es handelt sich um eine günstige Stressverarbeitungsstrategie.
  - Nein: Es handelt sich nicht um eine günstige Stressverarbeitungsstrategie.

▪ Durchführung

1. Leiten Sie die Teilnehmer an, zunächst die Fragen zur Stresssituation und Stressverarbeitung in dem Arbeitsblatt: Meine Stresserfahrungen (◘ Abb. 13.2) auszufüllen. Weisen Sie darauf hin, dass entweder die Situation aus der Stressnetzübung oder eine andere Stresssituation eingetragen werden kann (Zeit: 5 Minuten).
2. Erklären Sie die verschiedenen Stressreaktionen (Zeit: 3 Minuten).
3. Fordern Sie die Teilnehmer nun auf, auch die anderen Fragen zu beantworten (Zeit: 10 Minuten).
4. Erläutern Sie zum Abschluss, dass eine aufmerksame Wahrnehmung der Stressreaktionen genutzt werden kann, um gezielt etwas an der Stresssituation oder dem Umgang mit ihr zu ändern (Zeit: 2 Minuten).
5. Optional kann den Teilnehmern das Informationsblatt zur Schlafhygiene (◘ Abb. 13.3) ausgeteilt werden. Dies ist besonders dann zu empfehlen, wenn Teilnehmer davon berichten, sich nicht ausreichend erholen zu können.

13.7 Wechselseitiger Zusammenhang zwischen Verhalten, Gefühlen, Gedanken, Stress und Schmerz

▪ Trainingsphase

Edukation

▪ Ziel

Die Teilnehmer können den Einfluss von Stress auf ihr Schmerzerleben und die Wechselwirkungen mit Verhalten, Gefühlen und Gedanken erklären.

▪ Methode

Kurzvortrag

▪ Gruppengröße

Gesamtgruppe

▪ Zeit

5 Minuten

- **Material**
- Trainerpräsentation 4, S. 13–15
- Zusammenhang von Stress und Schmerz (Stressposter; Abb. 13.1)

- **Tipp**
- Nutzen Sie die Trainerpräsentation 4, S. 13–15, um die Wechselwirkung schrittweise darzustellen.
- Veranschaulichen Sie die einzelnen Wirkungsweisen durch Beispiele.

- **Durchführung**

1. Fassen Sie die Bedeutung und den Einfluss von Verhalten, Gefühlen, Gedanken und Stress auf das Schmerzerleben anhand des Stress-Schmerz-Kreises zusammen (Trainerpräsentation 4, S. 13; Zeit: 2 Minuten).
2. Erläutern Sie, wie Schmerz auf den verschiedenen Wegen zu mehr Stress führen kann (Trainerpräsentation 4, S. 14; Zeit: 2 Minuten).
3. Zeigen Sie auf, wie durch Verhalten, Gefühle, Gedanken und Entspannung sowohl auf den Schmerz als auch auf Stress positiv eingewirkt werden kann (Trainerpräsentation 4, S. 15; Zeit: 1 Minute).

13.8 Fischernetz und Informationen zur ambulanten Schmerztherapie

- **Trainingsphase**

Abschluss

- **Ziel**
- Die Teilnehmer nutzen das Fischernetz selbstständig nach dem Gruppentraining.
- Die Teilnehmer können die Basisinformationen zur ambulanten Schmerztherapie benennen.

- **Methode**
- Kurzinformation
- Kurzvortrag

- **Gruppengröße**

Gesamtgruppe

- **Zeit**

3,5 Minuten

- **Material**
- Trainerpräsentation 4, S. 16
- Arbeitsblatt: Fischernetz (Abb. 7.6)
- Kurzinformationen zur ambulanten Schmerztherapie (Abb. 13.4)
- Optional Weiterführende Informationen und Literaturempfehlungen (Abb. 13.5)

- **Durchführung**

1. Erinnern Sie die Teilnehmer lediglich an das Ausfüllen des Fischernetzes (Abb. 7.6). Im Gruppentraining ist hierfür keine Zeit eingeplant (Zeit: 1 Minute).
2. Verteilen Sie die Informationen zur ambulanten Schmerztherapie (Abb. 13.4) und sprechen Sie die wesentlichen Inhalte kurz an. Optional können Sie zusätzlich eine Liste weiterführender Informationen und Literaturempfehlungen (Abb. 13.5) verteilen, die zur eigenen Recherche genutzt werden können (Zeit: 2,5 Minuten).

13.9 Organisation und Aufgabenverteilung für den Workshop

- **Trainingsphase**

Abschluss

- **Ziel**

Die Teilnehmer können ihre Workshopaufgabe selbstständig bearbeiten.

- **Methode**

Kurzvortrag

- **Gruppengröße**

Gesamtgruppe

- **Zeit**

4 Minuten

- **Material**
- Trainerpräsentation 4, S. 17 und 18
- Kontaktliste Gruppentraining Debora (Abb. 13.6)
- Teilnehmeranleitung: Brief an sich selbst (Abb. 13.7)
- Briefpapier/Stifte
- Briefumschläge

- **Tipp**

Wichtig: Die genaue Anleitung für den Brief an sich selbst muss für jeden Teilnehmer ausgedruckt werden, da diese Übung nicht zwingend im Gruppenkontext durchgeführt werden muss. Die Teilnehmer können den Brief auch abends vor dem Zubettgehen oder am nächsten Tag schreiben, wenn ihnen das lieber ist.

- **Durchführung**

1. Bereiten Sie die Teilnehmer für die selbstständige Bearbeitung der Workshopaufgabe vor, indem Sie die Aufgabe für den Workshop verteilen und erläutern (Zeit: 3 Minuten):
   - Workshopaufgabe: »Brief an sich selbst« (hierzu gibt es eine Anleitung für Teilnehmer)
   - Händigen Sie jedem Teilnehmer die Anleitung der Übungsaufgabe (Abb. 13.7) aus und klären ggf. Fragen zur Durchführung.
2. Geben Sie einem Teilnehmer die Kontaktliste (Abb. 13.6) mit, damit das Foto an alle Teilnehmer verschickt werden kann (Zeit: 1 Minute).

13.10 Workshop: Gruppenfoto

- **Trainingsphase**

Transfer

- **Ziel**

Die Teilnehmer haben eine positive Erinnerung an das Training.

- **Methode**

Gruppenfoto

- **Gruppengröße**

Gesamtgruppe

- **Zeit**

5 Minuten

- **Material**

- Fotoapparat oder ein Smartphone der Teilnehmer
- Kontaktliste Gruppentraining Debora (Abb. 13.6)

- **Tipp**

- Wichtig: Das Gruppenfoto ist freiwillig. Wenn jemand nicht auf dem Gruppenfoto sein möchte, nimmt er an dieser Übung nicht teil.
- Es empfiehlt sich ein E-Mail-Versand des Gruppenfotos, die Angabe der Telefonnummer ist optional.

- **Durchführung**

Die Teilnehmer machen ein Gruppenfoto und tauschen ihre E-Mail-Kontakte aus (Zeit: 5 Minuten).

13.11 Workshop: Brief an sich selbst

- **Trainingsphase**

Transfer

- **Ziel**

Die Teilnehmer können kleinschrittig Ziele festlegen und formulieren.

- **Methode**

Übung

- **Gruppengröße**

Einzelarbeit

- **Zeit**

20 Minuten

- **Material**

- Briefpapier/Stifte
- Briefumschlag
- Teilnehmeranleitung: Brief an sich selbst (Abb. 13.7)

- **Tipp**

Wichtig: Die genaue Anleitung für den Brief an sich selbst muss jedem Teilnehmer ausgehändigt werden, da diese Übung nicht zwingend im Gruppenkontext durchgeführt werden muss. Die Teilnehmer können den Brief auch abends vor dem Zubettgehen oder am nächsten Tag schreiben, wenn ihnen das lieber ist.

- **Durchführung**

Der Workshop findet ohne Trainer statt. Die Teilnehmer kennen ihre Aufgabe und arbeiten selbstständig (Zeit: 20 Minuten):

- Die Anleitung zum »Brief an sich selbst« (Abb. 13.7) wurde jedem Teilnehmer zuvor ausgehändigt und die Aufgabe erklärt.

13.12 Trainingsmaterial

Trainingsmodul 4-13.1	Zusammenhang von Stress und Schmerz (Stressposter)	Abb. 13.1	(optional als Broschüre)
Trainingsmodul 4-13.2	Arbeitsblatt: Meine Stresserfahrungen	Abb. 13.2	(optional als Broschüre)
Trainingsmodul 4-13.3	Tipps für einen besseren Schlaf	Abb. 13.3	(optional als Broschüre)
Trainingsmodul 4-13.4	Kurzinformationen zur ambulanten Schmerztherapie	Abb. 13.4	(optional als Broschüre)
Trainingsmodul 4-13.5	Weiterführende Informationen und Literaturempfehlungen	Abb. 13.5	(optional als Broschüre)
Trainingsmodul 4-13.6	Kontaktliste Gruppentraining Debora	Abb. 13.6	
Trainingsmodul 4-13.7	Teilnehmeranleitung: Brief an sich selbst	Abb. 13.7	

Debora – Trainingsmanual Rückenschmerzkompetenz und Depressionsprävention

Trainingsmodul 4-13.1	Zusammenhang von Stress und Schmerz (Stressposter)	Seite 1

Zusammenhang von Stress und Schmerz

Wann kommt es zu Stress?

Für die Entstehung von Stress gibt es zwei Voraussetzungen, die gleichzeitig erfüllt werden müssen:

1. Die Person bewertet die aktuelle Situation als wichtig.
2. Die Situation konfrontiert die Person mit Anforderungen, die ihre aktuellen Bewältigungsmöglichkeiten beanspruchen oder überschreiten. Dies ist der Fall, wenn die Person keine (oder nicht genügend) günstige Stressverarbeitungsstrategien hat.

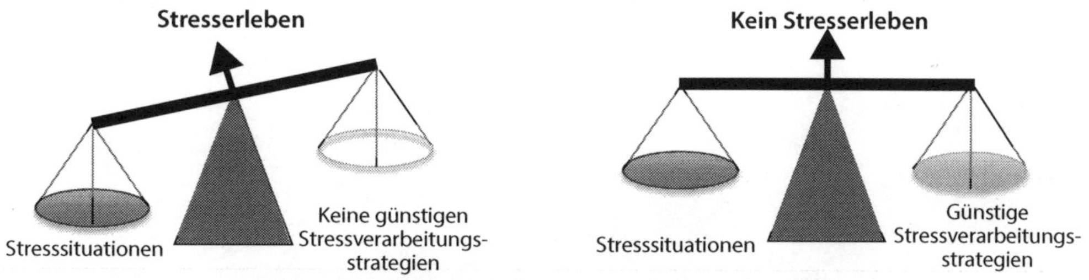

Mohr u. Hampel (2006; modifiziert nach Hampel u. Petermann, 2003)

Die Wechselwirkung von Stress und Schmerz

Stress und Schmerz werden an der gleichen Stelle im Gehirn verarbeitet. Dadurch können sie sich gegenseitig beeinflussen und verstärken. Schmerz ist einer der stärksten Stressauslöser. Dabei kann es sich um körperlichen Schmerz (z. B. durch eine Verletzung) oder seelischen Schmerz (z. B. durch soziale Zurückweisung) handeln. Deshalb haben positive soziale Kontakte genau wie die Behandlung einer körperlichen Verletzung eine schmerzhemmende Wirkung.

Einflüsse von Stress auf die Schmerzwahrnehmung

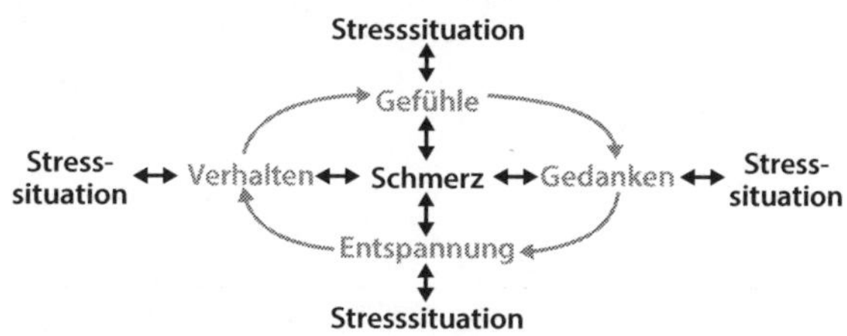

Mohr u. Hampel (2006; modifiziert nach Basler u. Kröner-Herwig, 1998)

Ansatzpunkte für die Stressbewältigung

Es gibt verschiedene Möglichkeiten, Stress zu verringern. Dabei kann sowohl bei der Person selbst als auch bei der Situation angesetzt werden.

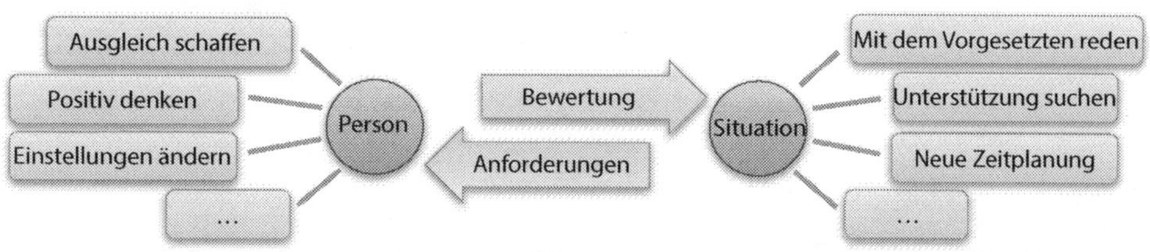

Abb. 13.1 Zusammenhang von Stress und Schmerz (Stressposter)

Debora – Trainingsmanual Rückenschmerzkompetenz und Depressionsprävention

Trainingsmodul 4-13.2	Arbeitsblatt: Meine Stresserfahrungen	Seite 1

Arbeitsblatt: Meine Stresserfahrungen

Wann erlebe ich Stress?

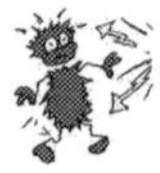

Stressreaktionen

A) Wie reagiert mein Körper?

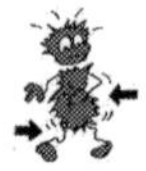

B) Wie fühle ich mich bei Stress?

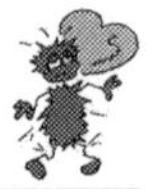

C) Wie sind meine Gedanken?

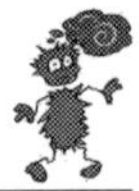

Günstige Stressverarbeitungsstrategien: Was kann ich gegen Stress tun?

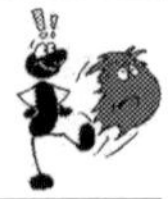

Abb. 13.2 Arbeitsblatt: Meine Stresserfahrungen

Debora – Trainingsmanual Rückenschmerzkompetenz und Depressionsprävention

Trainingsmodul 4-13.3	Tipps für einen besseren Schlaf	Seite 1

9 Tipps für einen besseren Schlaf

Einschlaf- und Durchschlafstörungen treten häufig auf und sollten als ein Warnsignal für Dauerstress ernstgenommen werden. Die folgenden Tipps sollen kleine Denkanstöße für Sie sein, um das Einschlafen und Durchschlafen zu erleichtern und mehr Erholung durch Schlaf zu erlangen.

1. **Regelmäßige Schlafens- und Aufstehzeiten**
   Damit die »innere Uhr« nicht aus dem Rhythmus kommt, sollten Sie jeden Tag (auch am Wochenende) zur gleichen Zeit aufstehen, wobei an 1 Tag in der Woche davon abgewichen werden kann. Dabei ist die Regelmäßigkeit entscheidend. Die Uhrzeit zum Aufstehen sollte an die eigene Persönlichkeit und den Alltag angepasst werden.
2. **Körperliche Aktivität**
   Am Morgen oder frühen Nachmittag sollten Sie den Kreislauf in Schwung bringen, kurz vor dem Zubettgehen hingegen sollten Sie körperliche Anstrengung vermeiden. Regelmäßiger Sport fördert den Schlaf.
3. **Vermeidung von koffeinhaltigen Getränken in den Nachmittagsstunden**
   Koffein hat eine wachmachende Wirkung auf den Körper und sollte eher vormittags und mittags konsumiert werden.
4. **Einschränkung des Nikotinkonsums**
   Nikotin hat (neben den weitgehend bekannten schädlichen Effekten) genau wie Koffein eine aufputschende Wirkung und sollte deshalb nicht am Abend konsumiert werden.
5. **Vermeidung von Alkohol vor dem Schlafengehen**
   Alkohol erleichtert zwar das Einschlafen, hat jedoch eine negative Wirkung auf das Durchschlafen und die Erholsamkeit des Schlafes. Außerdem kann er Albträume und Kopfschmerzen am Morgen verursachen.
6. **Weder mit Hunger noch mit Völlegefühl schlafen**
   Die letzte »große« Mahlzeit des Tages sollte 2–3 Stunden vor dem Zubettgehen eingenommen werden. Danach kann bei Hunger noch ein kleiner Imbiss folgen; am besten geeignet sind hierfür Milchprodukte und Bananen, die den Schlaf unterstützen.
7. **Angenehme Schlafumgebung**
   Das Bett im Besonderen und das Schlafzimmer im Allgemeinen sollten ausschließlich vorwiegend zum Ruhen und Schlafen genutzt werden. Andere Aktivitäten und Ablenkungen sollten hier nicht stattfinden. Ein kühles, abgedunkeltes Zimmer und frische Luft unterstützen den Schlaf.
8. **Entspannung**
   Wer entspannt zu Bett geht (z. B. nach einem warmen Bad, leichter Lektüre, einer kleinen Entspannungsübung oder entspannender Musik), schläft besser.
9. **Was tun bei Wachliegen im Bett?**
   Sie sollten erst schlafen gehen, wenn Sie müde sind. Wenn Sie noch wach sind, sollten Sie aufstehen und sich mit schönen Dingen beschäftigen, die Sie entspannen. Erst wenn Sie sich schläfrig fühlen, sollten Sie erneut zu Bett gehen. Kontrollen der Uhrzeit sollten Sie vermeiden, denn Schlaf lässt sich nicht erzwingen und stellt sich meist von selbst ein, wenn Sie nicht mehr aktiv versuchen, einzuschlafen.

Angelehnt an: Kaluza (2011, S. 239f.)

Abb. 13.3 Tipps für einen besseren Schlaf

Debora – Trainingsmanual Rückenschmerzkompetenz und Depressionsprävention

Trainingsmodul 4-13.4	Kurzinformationen zur ambulanten Schmerztherapie	Seite 1

Kurzinformationen zur ambulanten Schmerztherapie

Bei Ihrer Krankenkasse erhalten Sie eine Liste der niedergelassenen Schmerztherapeuten. Eine ambulante Schmerztherapie wird in der Regel von der Krankenkasse getragen.

Es gibt zwei Arten von Schmerztherapeuten:

1. **Ärztlicher Schmerztherapeut:**
   Zumeist ist dies ein Anästhesist (medikamentöse Schmerztherapie).
2. **Psychologischer Schmerztherapeut:**
   Schmerzbewältigungsverfahren werden speziell auf Sie abgestimmt und eingeübt.

Wenn Sie sich für einen psychologischen Schmerztherapeuten in Ihrer Nähe entschieden haben, können Sie zunächst 5 sogenannte »probatorische Sitzungen« in Anspruch nehmen. Diese Sitzungen dienen dazu, dass Sie und Ihr Therapeut sich näher kennenlernen können. (Meistens erfolgen während dieser Sitzungen das Erstgespräch, die Anamnese/Diagnostik sowie der Beginn der Therapieplanung.)

Sollten Sie mit dem Therapeuten aus Ihnen wichtigen Gründen kein längerfristiges Arbeitsbündnis eingehen wollen, können Sie die Therapie beenden und einen anderen Therapeuten aufsuchen. Die ersten 5 Sitzungen werden dann trotzdem von der Krankenkasse gezahlt. Dies ist wichtig, da eine ambulante Schmerztherapie 6–8 Monate dauern kann und eine gute Zusammenarbeit notwendige Voraussetzung für einen Erfolg der Therapie ist.

Sie brauchen nicht mehr zu einem Arzt zu gehen, um sich zu einem psychologischen Schmerztherapeuten überweisen zu lassen. Allerdings erfolgt im Rahmen der ambulanten Schmerztherapie eine medizinische Untersuchung, um eine »Unbedenklichkeitserklärung« für die Therapie einzuholen.

Adressen von Schmerztherapeuten erhalten Sie über folgende Anlaufstellen:

- Krankenkasse
- Kassenärztliche Vereinigung
- Branchenverzeichnis
- Im Internet: *http://www.schmerzhilfe.de/4schritte.php*, *www.psychotherapiesuche.de* (Therapeutensuche)

Abb. 13.4 Kurzinformationen zur ambulanten Schmerztherapie

Debora – Trainingsmanual Rückenschmerzkompetenz und Depressionsprävention

Trainingsmodul 4-13.5	Weiterführende Informationen und Literaturempfehlungen	Seite 1

Weiterführende Informationen und Literaturempfehlungen

Informationen aus dem Internet

- Themenhefte des Robert Koch-Instituts zu chronischen Schmerzen, Rückenschmerzen, Depressiven Erkrankungen und Angsterkrankungen:
  http://www.rki.de/DE/Content/Gesundheitsmonitoring/Gesundheitsberichterstattung/Themenhefte/themenhefte_node.html
- Patienteninformationen der Deutschen Schmerzgesellschaft e.V.:
  http://www.dgss.org/patienteninformationen/
- Patienteninformationen der Deutsche Gesellschaft für psychologische Schmerztherapie und -forschung e.V.:
  http://www.dgpsf.de/fuerpatienten.html
- Website der Deutschen Schmerzliga e.V.:
  http://www.schmerzliga.de/
- Website der Stiftung Deutsche Depressionshilfe:
  http://www.deutsche-depressionshilfe.de/
- Patientenleitlinien zu Rücken- und Kreuzschmerzen der Universität Witten/Herdecke:
  http://www.patientenleitlinien.de/Rueckenschmerz/rueckenschmerzen.html
- Informationen von SchmerzOnline:
  http://www.schmerz-online.de/rueckenschmerzen/
- Aktivitätenliste der Universität Münster:
  http://wwwpsy.uni-muenster.de/imperia/md/content/psychotherapie_ambulanz/aktivit__tenliste.pdf

Bücher

- Hautzinger, M. (2006). *Ratgeber Depression: Informationen für Betroffene und Angehörige.* Göttingen: Hogrefe. (75 Seiten, 9,95 €)
- Iding, D. (2012). *Der kleine Achtsamkeitscoach: Wie Sie im Jetzt ankommen und zu wahrer Gelassenheit finden.* München: Gräfe & Unzer Verlag GmbH. (128 Seiten, 12,99 €)
- Kröner-Herwig, B. (2004). *Ratgeber Rückenschmerz: Informationen für Betroffene und Angehörige.* Göttingen: Hogrefe. (44 Seiten, 7,95 €)

Debora – Trainingsmanual Rückenschmerzkompetenz und Depressionsprävention

Trainingsmodul 4-13.6	**Kontaktliste – Gruppentraining Debora**	**Seite 1**

Kontaktliste – Gruppentraining Debora

Name	Telefon	E-Mail	Ja, ich möchte das Gruppenfoto erhalten

Abb. 13.6 Kontaktliste Gruppentraining Debora

Debora – Trainingsmanual Rückenschmerzkompetenz und Depressionsprävention		
Trainingsmodul 4-13.7	Teilnehmeranleitung: Brief an sich selbst	Seite 1

Brief an sich selbst

Der Brief an sich selbst hat zum Ziel, dass Sie sich über die nächsten 6 Monate Gedanken machen.

Schreiben Sie einen Brief an sich selbst.

Überlegen Sie sich: Was möchten Sie sich selbst in 6 Monaten sagen?

Orientieren Sie sich in Ihrem Brief an folgenden Fragen:

1. Meine Vision:
   - Welches spezielle Ziel möchte ich in 6 Monaten erreicht haben?
2. Umsetzung meiner Vision:
   - Was werde ich als Erstes tun, um mein Ziel zu erreichen?
   - Wann, wo und mit wem werde ich das tun?
   - Welche Inhalte des Trainings helfen mir, diese Ziele zu erreichen?
   - Was werde ich tun, wenn ich in 6 Monaten mein Ziel noch nicht erreicht habe?
3. Der Blick in die Zukunft:
   - Wie wird es mir in 6 Monaten mit meinen Schmerzen gehen?
   - Wie reagiere ich, wenn sie stärker werden?
   - Was wird in 6 Monaten besser sein als jetzt?

Wenn Sie den Brief geschrieben haben, stecken Sie ihn bitte in den bereitgelegten Umschlag. Verwahren Sie den Brief an einem sicheren Ort und öffnen und lesen Sie ihn in 6 Monaten.

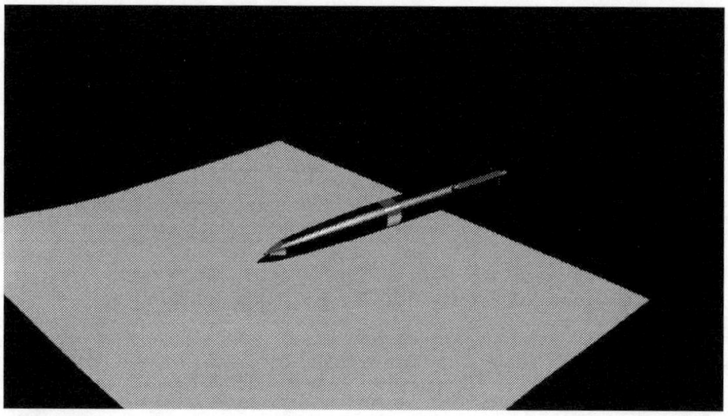

Angelehnt an Beermann et al. (2013, S. 224f.)

Literatur

Basler HD, Kröner-Herwig B (Hrsg) (1998) Psychologische Therapie bei Kopf- und Rückenschmerzen: Das Marburger Schmerzbewältigungsprogramm zur Gruppen- und Einzeltherapie. 2. Aufl. Quintessenz, München

Beermann S, Schubach M (2013) Spiele für Workshops und Seminare. Haufe, Freiburg

Hampel P, Petermann F (2003) Anti-Stress-Training für Kinder. Beltz, Weinheim

Kaluza G (2011) Stressbewältigung. Trainingsmanual zur psychologischen Gesundheitsförderung. 2. Aufl. Springer, Berlin Heidelberg

Mohr B, Hampel P (2006) Unveröffentlichte Arbeitsmaterialien. Universität Bremen, Bremen

Trainingsmodul 4a: Stressverarbeitung

Beate Mohr, Sabrina Korsch, Svenja Roch, Petra Hampel

Zusammenfassung

Das Trainingsmodul 4a des Trainingsmanuals zur Rückenschmerzkompetenz und Depressionsprävention beginnt abweichend zu den übrigen Trainingsmodulen mit einem Workshop zur Vorbereitung eines gemeinsamen Abschlussrituals, das am Ende des Modules mit den Teilnehmern praktisch durchgeführt wird, da das Training mit diesem Modul endet. Erst dann schließen sich das Begrüßungsritual und der Überblick zum Trainingsmodul 4a an. Den Teilnehmern wird vertiefend vermittelt, dass die Stressbewältigung einem Problemlöseprozess entspricht (Stresskette). Zudem wird die Unterscheidung günstiger und ungünstiger Stressverarbeitungsstrategien geübt. In einem Rollenspiel werden außerdem günstige und ungünstige Interaktionsstile in einer sozialen Belastungssituation differenziert. Das Trainingsmodul 4a endet mit dem Abschlussritual und der Verabschiedung der Teilnehmer aus dem Training.

Die Übersicht zum Trainingsmodul 4a veranschaulicht ◘ Tab. 14.1.

◘ Tab. 14.1 Übersicht zum Trainingsmodul 4a

Abschn.-Nr.	Lernziele	Inhalte	Dauer in Minuten	Methode
Vorgezogener Workshop				
▶ Abschn. 14.1	Die Teilnehmer bereiten sich schriftlich auf das Abschlussritual vor.	1) Was lasse ich zurück? 2) Was nehme ich mit?	25	Übung
Beginn von Trainingsmodul 4a mit Trainer				
▶ Abschn. 14.2	Die Teilnehmer nennen ihre Stärken und stufen die Intensität des zugehörigen Gefühls ein.	Begrüßungsritual: »Ich kann besonders gut…«	5	Aktivierungsübung: Lebendiges Stimmungsbarometer
▶ Abschn. 14.3	Die Teilnehmer führen selbstständig ein Aktivitäten-Gefühle-Schmerz-Protokoll durch.	Fragen, Ergebnisse Erfolgserlebnisse, Schwierigkeiten	10	Feedback Gruppendiskussion
▶ Abschn. 14.4	Die Teilnehmer kennen die Inhalte von Trainingsmodul 4a.	Überblick Trainingsmodul 4a	2,5	Kurzvortrag
▶ Abschn. 14.5	Die Teilnehmer kennen die Elemente und Abfolge einer Stresskette.	Stresskette zur günstigen Stressverarbeitung	7,5	Gruppendiskussion
▶ Abschn. 14.6	Die Teilnehmer können die Elemente und deren Abfolge einer Stresskette zur günstigen Stressverarbeitung zuordnen.	Stresskettenquiz zur günstigen Stressverarbeitung	5	Übung
▶ Abschn. 14.7	Die Teilnehmer erkennen ungünstige Wege der Stressverarbeitung und können diese von günstiger Stressverarbeitung unterscheiden.	Beispiele für ungünstige Stressverarbeitung	7,5	Karteikartenmethode Gruppendiskussion
▶ Abschn. 14.8	Die Teilnehmer wenden günstige Stressverarbeitung in einer sozialen Belastungssituation an.	Übungsbeispiel: Jemanden um Unterstützung bitten	20	Rollenspiel
▶ Abschn. 14.9	Die Teilnehmer nutzen das Fischernetz selbstständig nach dem Gruppentraining.	Erinnerung an das Fischernetz: Take-Home-Message	1,5	Kurzinformation
▶ Abschn. 14.10	Die Teilnehmer entsorgen, was sie hierlassen möchten, und beschreiben, was sie mit in ihre Zukunft nehmen möchten.	»Was lasse ich hier« »Was nehme ich aus dem Training mit«	16	Abschlussritual

- **Materialien Trainingsmodul 4a**
- Trainerpräsentation 4a
- Poster (als Aushang):
  - Schmerzposter (vgl. ■ Abb. 7.3)
  - Stressposter (vgl. ■ Abb. 13.1)
- Seil mit Skalierungsstufen
- Stresswaage (Pappmodell)
- 2 gelbe leere Pappkarten
- 2 rote und 2 grüne Pappkarten mit Beispielen der Teilnehmer aus dem Trainingsmodul 4
- Papierkorb
- Karten:
  - Megastresserkarten (■ Abb. 14.1)
  - Rollenkarten Akteure und Beobachter (■ Abb. 14.4)
- Anleitung: Rollenspiel für Akteure und Beobachter (■ Abb. 14.3)
- Arbeitsmaterialien:
  - Arbeitsblatt: Fischernetz (■ Abb. 7.6)
  - Arbeitsblatt: Persönliche Notizen (■ Abb. 7.7)
  - Arbeitsblatt: Vorbereitung auf das Abschlussritual »Das möchte ich hierlassen und nicht mit nach Hause nehmen« (■ Abb. 7.8)
  - »Rückenstärkung« (Ergebnis aus dem Workshop im Trainingsmodul 2a)
  - Arbeitsblatt: Sich selbst ein guter Freund sein (■ Abb. 12.4)
  - Günstige Stressverarbeitungsstrategien (■ Abb. 14.2)

14.1 Vorgezogener Workshop: Vorbereitung auf das Abschlussritual

- **Trainingsphase**

Transfer

- **Ziel**

Die Teilnehmer bereiten sich schriftlich auf das Abschlussritual vor.

- **Methode**

Übung

- **Gruppengröße**

Einzelübung

- **Zeit**

25 Minuten

- **Material**
- Optional Trainerpräsentation 4a, S. 1
- Arbeitsblatt: Fischernetz (■ Abb. 7.6)
- Arbeitsblatt: Vorbereitung auf das Abschlussritual »Das möchte ich hierlassen und nicht mit nach Hause nehmen« (■ Abb. 7.8)
- Teilnehmeranleitung: Vorbereitung auf das Abschlussritual (■ Abb. 12.3)
- »Rückenstärkung« (Ergebnis aus dem Workshop im Trainingsmodul 2a)

- **Tipp**
- Wichtig: Die Teilnehmer beginnen selbstständig mit dem vorgezogenen Workshop vor dem letzten Trainingsmodul 4a.
- Optional kann dabei die Trainerpräsentation 4a, S. 1, gezeigt werden.

- **Durchführung**

Der Workshop findet ohne Trainer statt. Die Teilnehmer kennen ihre Aufgabe und arbeiten selbstständig (Zeit: 25 Minuten):

- Das Arbeitsblatt: Vorbereitung auf das Abschlussritual »Das möchte ich hierlassen und nicht mit nach Hause nehmen« (■ Abb. 7.8) sowie die Teilnehmeranleitung: Vorbereitung auf das Abschlussritual (■ Abb. 12.3) wurden jedem Teilnehmer zuvor ausgehändigt und die Aufgabe erklärt.

14.2 Begrüßungsritual

- **Trainingsphase**

Einführung

- **Ziel**

Die Teilnehmer nennen ihre Stärken und stufen die Intensität des zugehörigen Gefühls ein.

- **Methode**

Aktivierungsübung: Lebendiges Stimmungsbarometer

- **Gruppengröße**

Gesamtgruppe

- **Zeit**

5 Minuten

- **Material**
- Trainerpräsentation 4a, S. 3
- Seil mit markierten Skalierungsstufen
- Arbeitsblatt: Sich selbst ein guter Freund sein (■ Abb. 12.4)

- **Tipp**

- Informieren Sie die Teilnehmer, dass zum heutigen Begrüßungsritual Stärken aus dem Arbeitsblatt: Sich selbst ein guter Freund sein (Abb. 12.4) und aus dem Workshop »Rückenstärkung« genutzt werden können.
- Einigen Teilnehmer könnte es schwerfallen, ihre Stärken zu nennen. Hier sollten die Personen ermuntert und insbesondere auf die bisherige Sammlung der Stärken in der Übung »Rückenstärkung« verwiesen werden.
- Wenn es einem Teilnehmer nach vorheriger Ermunterung immer noch unangenehm ist, seine Stärken vor der Gruppen zu benennen, kann er diese auch nur gedanklich zu sich selbst sprechen.

- **Vorbereitung**

Legen Sie das Seil mit den markierten Stufen als gerade Linie auf dem Fußboden aus, bevor die Teilnehmer eintreffen.

- **Durchführung**

Führen Sie das Begrüßungsritual am lebendigen Stimmungsbarometer wie folgt durch (Zeit: 5 Minuten):

- Bitten Sie die Teilnehmer, aufzustehen und sich um das Stimmungsbarometer zu verteilen.
- Fordern Sie die Teilnehmer auf, den folgenden Satz mit ihren persönlichen Stärken zu ergänzen: »Ich kann besonders gut…«
- Danach bitten Sie die Teilnehmer, ihr zugehöriges Gefühl einzustufen und sich entsprechend am lebendigen Stimmungsbarometer zwischen 0 und 10 zu positionieren:
  - Positionierung bei »0« bedeutet: Es sind keine positiven Gefühle spürbar.
  - Positionierung in der Mitte, bei »5« bedeutet: Die positiven Gefühle sind mittelmäßig ausgeprägt.
  - Positionierung bei »10« bedeutet: Positive Gefühle sind deutlich ausgeprägt.

14.3 Feedback zum Aktivitäten-Gefühle-Schmerz-Protokoll

- **Trainingsphase**

Einführung

- **Ziel**

Die Teilnehmer berichten Ergebnisse zum ausgefüllten Aktivitäten-Gefühle-Schmerz-Protokoll.

- **Methode**

- Feedback
- Gruppendiskussion

- **Gruppengröße**

Gesamtgruppe

- **Zeit**

10 Minuten

- **Material**

- Trainerpräsentation 4a, S. 4 und 5
- Arbeitsblatt: Sich selbst ein guter Freund sein (Abb. 12.4)
- Arbeitsblatt: Aktivitäten-Gefühle-Schmerz-Protokoll (Abb. 8.5)

- **Tipp**

- Wichtig: Es findet nur ein Feedback zum Aktivitäten-Gefühle-Schmerz-Protokoll statt.
- Die Workshopaufgabe »Vorbereitung auf das Abschlussritual« wird an dieser Stelle nicht besprochen, sondern im Abschlussritual praktisch umgesetzt.

- **Durchführung**

1. Die Workshopaufgabe »Sich selbst ein guter Freund sein« ist ein persönliches Geschenk für die Teilnehmer. Die Ergebnisse werden nicht weiter besprochen. Falls jedoch offene Fragen vorliegen, können diese geklärt werden (Zeit: 2 Minuten).
2. Lassen Sie die Teilnehmer ihre Ergebnisse und Erfolgserlebnisse berichten und besprechen Sie offene Fragen oder Schwierigkeiten bei der Durchführung zum Aktivitäten-Gefühle-Schmerz-Protokoll und ergänzen ggf. gemeinsam ein weiteres Beispiel (Zeit: 8 Minuten).

14.4 Überblick Trainingsmodul 4a

- **Trainingsphase**

Einführung

- **Ziel**

Die Teilnehmer kennen die Inhalte von Trainingsmodul 4a.

- **Methode**

Kurzvortrag

- **Gruppengröße**

Gesamtgruppe

- **Zeit**

2,5 Minuten

- **Material**

- Trainerpräsentation 4a, S. 6

- **Tipp**

Gehen Sie an dieser Stelle nicht näher auf die Inhalte ein, um den Zeitplan einhalten zu können. Bei Nachfragen können Sie darauf verweisen, dass die Inhalte an der entsprechenden Stelle im Modul näher erläutert werden.

- **Durchführung**

Stellen Sie den Teilnehmern kurz die Inhalte und den Ablauf von Trainingsmodul 4a mithilfe der Trainerpräsentation 4a, S. 6, vor (Zeit: 2,5 Minuten).

14.5 Wissensvermittlung: Stresskette zur günstigen Stressverarbeitung

- **Trainingsphase**

Edukation

- **Ziel**

Die Teilnehmer kennen die Elemente und Abfolge einer Stresskette.

- **Methode**

Gruppendiskussion

- **Gruppengröße**

Gesamtgruppe

- **Zeit**

7,5 Minuten

- **Material**

- Trainerpräsentation 4a, S. 7–9
- Günstige Stressverarbeitungsstrategien (◻ Abb. 14.2)
- Pappwaage am Whiteboard mit Magneten
- 2 rote und 2 grüne Pappkarten mit Beispielen der Teilnehmer aus dem Trainingsmodul 4

- **Tipp**

- Nutzen Sie das Zitat der Trainerpräsentation 4a, S. 7 »Entscheidend ist nicht
- Weisen Sie an konkreten Beispielen der Teilnehmer darauf hin, dass bei nicht veränderbaren Situationen ebenfalls eine günstige Stressverarbeitung möglich ist, wenn sie an der eigenen Person ansetzt (siehe auch ◻ Abb. 14.2):
  - Beispiele für eine Veränderung der Situation: im Voraus planen/Planung anpassen, Verhandeln und berechtigte Forderungen stellen (z. B. mit Vorgesetzten reden), jemanden um Hilfe bitten.
  - Beispiele für eine Veränderung an der Person: sich selbst Mut zusprechen, für Ausgleich sorgen, die Erwartungshaltung an sich selbst ändern (z. B. 80 % statt immer 100 %).
- Weisen Sie darauf hin, dass eine günstige Stressverarbeitungsstrategie nicht zwangsläufig die Stresssituation aufhebt und ein völliges Gleichgewicht entsteht (vgl. Stresswaage). Es führt zu einer Verringerung der Stressreaktion und des vorhandenen Ungleichgewichtes.

- **Durchführung**

1. Wiederholen Sie zunächst kurz die Begriffe »Stresssituationen«, »Stressreaktionen« und »günstige Stressverarbeitungsstrategien« anhand der Trainerpräsentation 4a, S. 8 (Zeit: 1,5 Minuten).
2. Führen Sie den neuen Begriff der Stresskette ein und verwenden Sie hierfür die Pappwaage am Whiteboard. Erklären Sie den Teilnehmern den Begriff der Stresskette anhand der Stresswaage (Pappwaage am Whiteboard; Trainerpräsentation 4a, S. 9) an konkreten Beispielen der Teilnehmer mithilfe der grünen und roten Pappkarten (aus dem Trainingsmodul 4). Eine Stresskette setzt sich aus der Abfolge von 4 aufeinanderfolgenden Schritten (beim Stressgeschehen) zusammen (Zeit: 6 Minuten):
   1. Stresssituationen (aufgeteilt in innere und äußere; Beispiele auf roten Pappkarten): »Zunächst erkennen Sie, ob eine Situation vorliegt, die einen unter Druck setzt.« Ist dies der Fall, handelt es sich um eine Stresssituation, die in innere und äußere Situationen aufgeteilt werden kann. Zeigen Sie, wie die Pappwaage durch ein Ungleichgewicht zwischen der Anforderung (Stresssituation: rote Waagschale) und den ungenügenden Bewältigungsmöglichkeiten (günstige Stressverarbeitungsstrategien: grüne Waagschale) von der Mitte abweicht.
   2. Stressreaktionen (körperliche, emotionale, gedankliche): Zeigen Sie, wie der Gefühlszeiger der Waage als Symbol für die körperliche und seelisch/psychische Dysbalance von der Mitte abweicht: »An den Anzeichen der Stressreaktionen

3. Günstige Stressverarbeitungsstrategien (aufgeteilt in veränderbare und nicht veränderbare zugrunde liegende Situationen; Beispiele auf grünen Pappkarten): »Sie können eine günstige Stressverarbeitungsstrategie einsetzen, um den Stress in den Griff zu bekommen.«
4. Verringerung der Stressreaktionen: Zeigen Sie an der Pappwaage, wie diese wieder etwas in Richtung Mitte zurückkehrt: »An der verringerten Stressreaktion erkennen Sie, dass Sie mithilfe günstiger Stressverarbeitungsstrategien den Stress in den Griff bekommen.« Achten Sie darauf, dass es in der Regel durch eine günstige Stressverarbeitungsstrategie nicht zu einem völligen Gleichgewicht kommt, sondern zur Verringerung der Stressreaktionen und des Ungleichgewichtes (Dysbalance).

14.6 Stresskettenquiz zur günstigen Stressverarbeitung

- **Trainingsphase**

Übung

- **Ziel**

Die Teilnehmer können die Elemente und deren Abfolge einer Stresskette zur günstigen Stressverarbeitung zuordnen.

- **Methode**

Übung

- **Gruppengröße**

Gesamtgruppe

- **Zeit**

5 Minuten

- **Material**

- Trainerpräsentation 4a, S. 10

- **Tipp**

Überprüfen Sie das Verständnis durch das Stresskettenquiz, dass in der Gruppe interaktiv gelöst wird.

- **Durchführung**

Vertiefen Sie das Verständnis für die Abfolge der Stresskette anhand des Stresskettenquiz auf der Trainerpräsentation 4a, S. 10–14 (Zeit: 5 Minuten).

14.7 Ungünstige Stressverarbeitung: Megastresser

- **Trainingsphase**

Edukation

- **Ziel**

Die Teilnehmer erkennen ungünstige Wege der Stressverarbeitung und können diese von günstiger Stressverarbeitung unterscheiden.

- **Methode**

- Karteikartenmethode
- Gruppendiskussion

- **Gruppengröße**

Gesamtgruppe

- **Zeit**

7,5 Minuten

- **Material**

- Trainerpräsentation 4a, S. 15–17
- Pappwaage an Magnettafel mit Magneten
- Megastresserkarten (Karten mit vorgegebenen ungünstigen Stressverarbeitungsstrategien, gelb als Farbsymbol für Megastresser; ◘ Abb. 14.1)
- 2 unbeschriebene gelbe Pappkarten zum Notieren der Antworten für ungünstige Stressverarbeitungsstrategien der Teilnehmer

- **Tipp**

Falls im Trainingsmodul 4 bereits ungünstige Stressverarbeitungsstrategien genannt wurden, können Sie diese hier wieder aufgreifen.

- **Durchführung**

1. Verdeutlichen Sie am Modell der Pappwaage, dass diese noch weiter ins Ungleichgewicht kippen kann, als dies ohnehin bei fehlenden günstigen Stressverarbeitungsstrategien der Fall ist (Trainerpräsentation 4a, S. 15; Zeit: 1 Minute).
2. Lassen Sie einzelne Teilnehmer gelb umrandete ungünstige Stressverarbeitungsstrategien (Megastresserkarten; ◘ Abb. 14.1) ziehen. Die Teilnehmer sollen sich kurz mit ihrem Sitznachbar darüber austauschen, ob sie dies von sich kennen und wie sich das auf ihre Stresssituation und ihr Stresserleben auswirken kann (Trainerpräsentation 4a, S. 12–13; Zeit: 1 Minute).
3. Bitten Sie die Teilnehmer, anhand ihrer persönlichen Stresssituation (z. B. aus der Übung Stressnetz in Trainingsmodul 4) ungünstige Stressverarbeitungsstrategien zu nennen. Notieren Sie diese auf Zuruf auf den gelben Pappkarten, besprechen Sie diese und heften Sie sie an die Pappwaage (Zeit: 5,5 Minuten).

14.8 Rollenspiel zur günstigen Stressverarbeitung in einer sozialen Belastungssituation

▪ **Trainingsphase**

Übung

▪ **Ziel**

Die Teilnehmer wenden günstige Stressverarbeitungsstrategien in einer sozialen Belastungssituation an.

▪ **Methode**

Rollenspiel

▪ **Gruppengröße**

Kleingruppen aus mindestens 3 Teilnehmer (2 Akteure, 1 Beobachter)

▪ **Zeit**

20 Minuten

▪ **Material**

- Trainerpräsentation 4a, S. 18–20
- Günstige Stressverarbeitungsstrategien (◘ Abb. 14.2)
- Anleitung: Rollenspiel für Akteure und Beobachter (◘ Abb. 14.3)
- Rollenkarten Akteure und Beobachter (◘ Abb. 14.4)

▪ **Tipp**

- Erwähnen Sie, dass Konfliktsituationen ganz spezielle Stresssituationen, sogenannte soziale Belastungssituationen, darstellen. Erinnern Sie an das Videobeispiel im Trainingsmodul 2a und verwenden das zugehörige Standbild auf der Trainerpräsentation 4a, S. 18.
- Wichtig: Weisen Sie darauf hin, dass die Teilnehmerbeiträge sich nicht wiederholen, sondern jeder weitere Teilnehmer nur noch ergänzende oder abweichende Erfahrungen aus den Rollenspielen berichtet, um den Zeitrahmen einhalten zu können.

▪ **Durchführung**

1. Bitten Sie die Teilnehmer, Kleingruppen zu bilden (mindestens 3 oder mehr Teilnehmer; Zeit: 1 Minute).
2. Leiten Sie die Aufgabenstellung für die beiden Akteure und die Beobachter an (◘ Abb. 14.3; Zeit: 1 Minute).
3. Lassen Sie zuerst die Teilnehmer das Rollenspiel in der falschen Version (ungünstige Stressverarbeitungsstrategien) durchführen und anschließend die Ergebnisse in ihrer Kleingruppe besprechen (Zeit: 5 Minuten).
4. Danach lassen Sie das Rollenspiel in der richtigen Version (günstige Stressverarbeitungsstrategien) durchführen und ebenfalls in der Kleingruppe eingehender besprechen (Zeit: 5 Minuten).
5. Sammeln und besprechen Sie die Ergebnisse in der Gesamtgruppe nach folgendem Schema (Zeit: 8 Minuten):
   - Zuerst fragen Sie die Akteure nacheinander, wie es ihnen erging und welche Unterschiede sie zwischen den beiden Versionen feststellen konnten.
   - Danach fragen Sie, ob einzelne Beobachter zusammenfassen möchten, was Sie beobachtet haben.
   - Abschließend fassen Sie nochmals das Wesentliche zu den günstigen Stressverarbeitungsstrategien anhand der Trainerpräsentation 4a, S. 20, und der ◘ Abb. 14.2 zusammen.

14.9 Fischernetz

▪ **Trainingsphase**

Abschluss

▪ **Ziel**

Die Teilnehmer nutzen das Fischernetz selbstständig nach dem Gruppentraining.

▪ **Methode**

Kurzinformation

▪ **Gruppengröße**

Gesamtgruppe

▪ **Zeit**

1,5 Minute

▪ **Material**

- Trainerpräsentation 4a, S. 21
- Arbeitsblatt: Fischernetz (◘ Abb. 7.6)

▪ **Tipp**

Optional können Sie im letzten Trainingsmodul die Teilnehmer direkt Stichworte ins Fischernetz eintragen lassen.

▪ **Durchführung**

Erinnern Sie die Teilnehmer lediglich an das Ausfüllen des Fischernetzes (◘ Abb. 7.6; Zeit: 1,5 Minute).

14.10 Gemeinsames Abschlussritual

▪ **Trainingsphase**

Transfer

▪ **Ziel**

Die Teilnehmer entsorgen, was sie hierlassen möchten, und beschreiben, was [illegible]

- **Methode**

Abschlussritual

- **Gruppengröße**

Gesamtgruppe

- **Zeit**

16 Minuten

- **Material**

- Trainerpräsentation 4a, S. 22
- Mülleimer
- Arbeitsblatt: Vorbereitung für das Abschlussritual »Das möchte ich hierlassen und nicht mit nach Hause nehmen«

- **Tipp**

- Verabschieden Sie ganz am Ende des Trainings jeden einzelnen Teilnehmer persönlich, bevor dieser den Raum verlässt.
- Geben Sie jedem Teilnehmer noch eine Anerkennung oder einen guten Wunsch als Abschiedsgeschenk mit auf den Weg.

- **Durchführung**

1. Alle Teilnehmer stellen sich im Halbkreis auf. Mit etwas Abstand steht in der Mitte des Halbkreises ein Mülleimer (Zeit: 1 Minute).
2. Bitten Sie die Teilnehmer, einzeln nacheinander aus dem Kreis heraus vor den Mülleimer zu treten und das Arbeitsblatt mit der Botschaft »Was möchte ich hierlassen und nicht mit nach Hause nehmen« im Mülleimer zu entsorgen.
   Lassen Sie die Teilnehmer die Reihenfolge selbst entscheiden und fragen Sie, wer beginnen möchte (Zeit: 15 Minuten).

14.11 Trainingsmaterial

Trainingsmodul 4a-14.1	Megastresserkarten	Abb. 14.1	
Trainingsmodul 4a-14.2	Günstige Stressverarbeitungsstrategien	Abb. 14.2	(optional als Broschüre)
Trainingsmodul 4a-14.3	Anleitung: Rollenspiel für Akteure und Beobachter	Abb. 14.3	
Trainingsmodul 4a-14.4	Rollenkarten Akteure und Beobachter	Abb. 14.4	

Debora – Trainingsmanual Rückenschmerzkompetenz und Depressionsprävention

Trainingsmodul 4a-14.1	Megastresserkarten	Seite 1

Grübeln

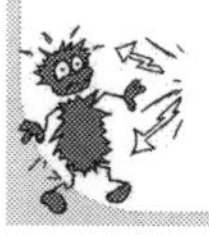

Nicht abschalten können

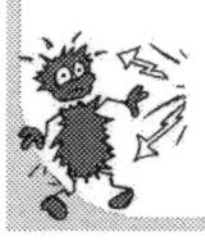

Übertriebene selbstkritische Gedanken

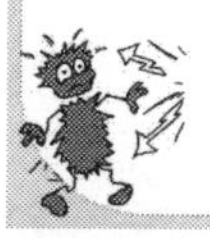

Selbst-abwertende Gedanken

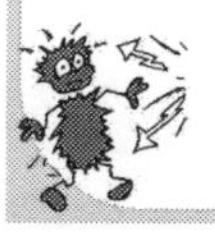

Hastig und verkrampft arbeiten

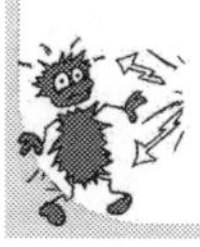

Keine Pausen machen

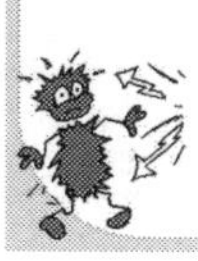

Abb. 14.1 Megastresserkarten

Debora – Trainingsmanual Rückenschmerzkompetenz und Depressionsprävention

Trainingsmodul 4a-14.1	Megastresserkarten	Seite 2

Resignation, sich zurückziehen

Zu spät ins Bett gehen

Vermehrter Gebrauch von Medikamenten

Erhöhter Konsum von Alkohol, Nikotin

Aggressiv werden

Abb. 14.1 Megastresserkarten

Debora – Trainingsmanual Rückenschmerzkompetenz und Depressionsprävention

Trainingsmodul 4a-14.2	Günstige Stressverarbeitungsstrategien	Seite 1

Günstige Stressverarbeitungsstrategien

Chronische Schmerzen belasten Sie zusätzlich in Ihrem Alltag, Ihrem Beruf und in Ihrer Familie. Mit günstigen Stressverarbeitungsstrategien kann es Ihnen gelingen, die Balance zwischen den Anforderungen und Ihrer aktuellen Leistungsfähigkeit und Belastbarkeit wiederherzustellen.

Sie haben zwei Möglichkeiten, mit günstigen Stressverarbeitungsstrategien anzusetzen:

1. **Veränderung an der Situation**
   (bei veränderbaren Situationen)
2. **Veränderung an Ihrer Person**
   (auch möglich, wenn Sie die Situation nicht beeinflussen können)

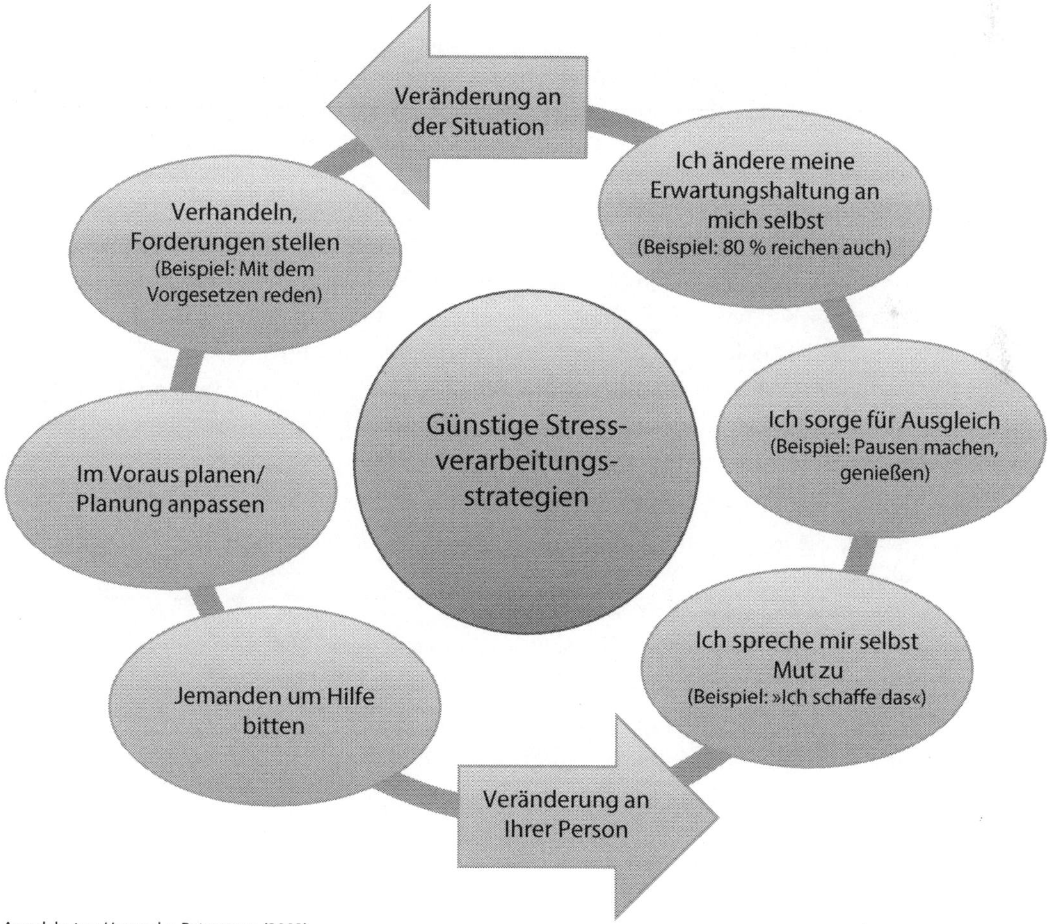

Angelehnt an Hampel u. Petermann (2003)

Abb. 14.2 Günstige Stressverarbeitungsstrategien

Trainingsmodul 4a-14.3	Anleitung: Rollenspiel für Akteure und Beobachter	Seite 1

Anleitung zum Rollenspiel für Akteure und Beobachter

Anleitungstext zum Rollenspiel für den 1. Akteur

1. Sie kommen am Anreisetag erschöpft und mit Rückenschmerzen in einer Rehabilitationsklinik an.
2. Sie benötigen Unterstützung mit Ihrem Reisegepäck und müssen jemanden vom Personal auffordern, Sie zu unterstützen, Ihr schweres Gepäck auf Ihr Zimmer zu bringen.
3. Führen Sie ein kurzes Rollenspiel durch, indem Sie sich zunächst falsch verhalten (ungünstige Stressverarbeitungsstrategie, z. B. aggressiv reagieren, resignieren).
4. Besprechen Sie in Ihrer Kleingruppe, wie es Ihnen dabei ging.
5. Führen Sie anschließend das Rollenspiel nochmals durch und verhalten Sie sich dabei richtig (günstige Stressverarbeitungsstrategie, z. B. Forderung um Unterstützung durchsetzen, jemand anderes um Hilfe bitten, erst einmal eine Pause machen).
6. Besprechen Sie in Ihrer Kleingruppe, wie es Ihnen im Unterschied zum Rollenspiel 1 ging.

Anleitungstext zum Rollenspiel für den 2. Akteur

1. Lehnen Sie beim Rollenspiel 1 die Forderung um Unterstützung ab.
2. Besprechen Sie in Ihrer Kleingruppe, wie es Ihnen dabei ging und wie Sie den anderen Rollenspieler erlebt haben.
3. Nehmen Sie beim Rollenspiel 2 die Forderung um Unterstützung an.
4. Besprechen Sie in Ihrer Kleingruppe, wie es Ihnen im Unterschied zum Rollenspiel 1 ging und wie Sie den anderen Rollenspieler dieses Mal erlebt haben.

Anleitungstext für die Beobachter

1. Beobachten Sie die beiden Rollenspieler während der Durchführung. Achten Sie hierbei darauf,
   - was gesprochen wird (Inhalt des Gesagten),
   - wie gesprochen wird (z. B. Lautstärke, Stimme, Stöhnen),
   - welche Körpersprache gezeigt wird (z. B. gebückte Körperhaltung, unsichere Körperbewegungen wie von einem auf das andere Bein wippen, Schmerzkommunikation wie Reiben schmerzhafter Körperstellen, Gesichtsausdruck),
   - wie das Ziel verfolgt und ob es erreicht wird.
2. Achten Sie bei dem Rollenspiel 2 auf die Unterschiede zu Rollenspiel 1.

Abb. 14.3 Anleitung: Rollenspiel für Akteure und Beobachter

Debora – Trainingsmanual Rückenschmerzkompetenz und Depressionsprävention

Trainingsmodul 4a-14.4	Rollenkarten Akteur und Beobachter	Seite 1

Akteur

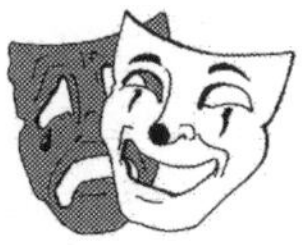

Beobachter

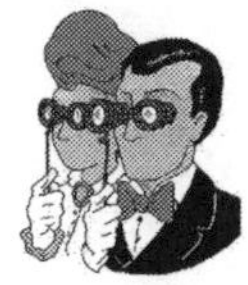

Akteur

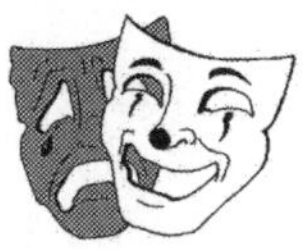

Beobachter

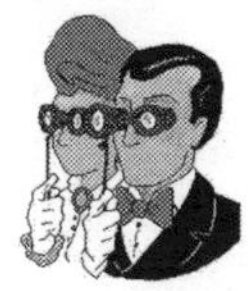

Akteur

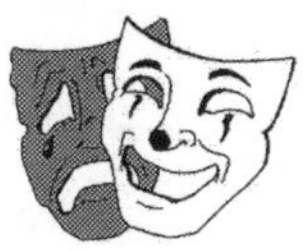

Beobachter

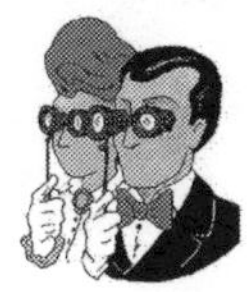

Abb. 14.4 Rollenkarten Akteure und Beobachter

Debora – Trainingsmanual Rückenschmerzkompetenz und Depressionsprävention

Trainingsmodul 4a-14.4	Rollenkarten Akteur und Beobachter	Seite 2

Akteur

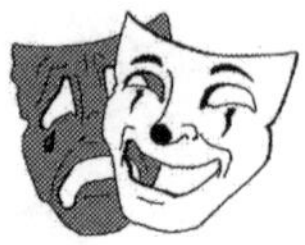

Beobachter

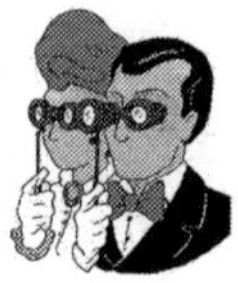

Akteur

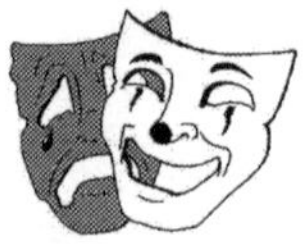

Beobachter

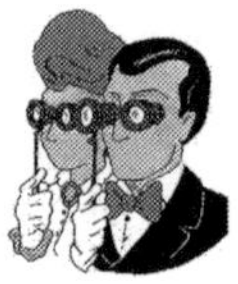

Akteur

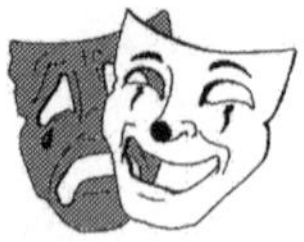

Beobachter

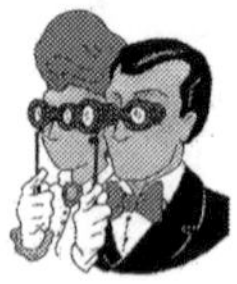

Abb. 14.4 Rollenkarten Akteure und Beobachter

Debora – Trainingsmanual Rückenschmerzkompetenz und Depressionsprävention

Trainingsmodul 4a-14.4	Rollenkarten Akteur und Beobachter	Seite 3

Beobachter

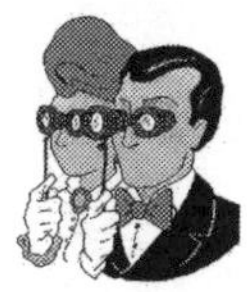

Beobachter

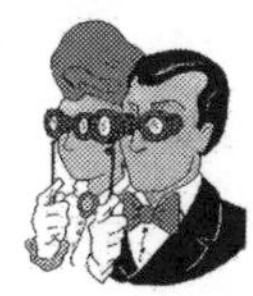

Beobachter

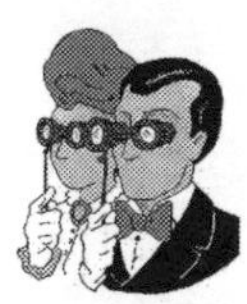

Beobachter

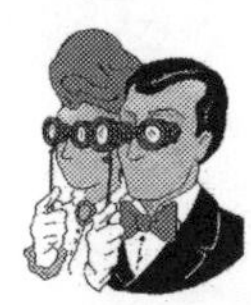

Beobachter

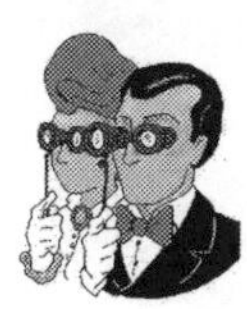

Beobachter

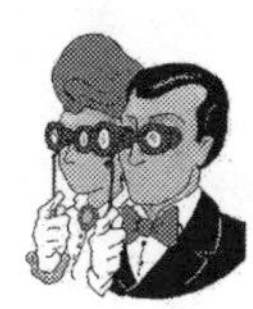

Abb. 14.4 Rollenkarten Akt…

Literatur

Hampel P, Petermann F (2003) Anti-Stress-Training für Kinder. Beltz, Weinheim

Begleitende Vorträge

Beate Mohr, Sabrina Korsch, Svenja Roch, Petra Hampel

B. Mohr et al., *Debora – Trainingsmanual Rückenschmerzkompetenz und* [illegible]
DOI 10.1007/978-3-662-5273[illegible]

Zusammenfassung
Für die Psychoedukation wurden im Rahmen des Trainings drei Vorträge entwickelt, die begleitend zu den Gruppentrainings von den Teilnehmern besucht werden sollen. Im Vortrag 1 werden die Grundlagen des biopsychosozialen Modells vermittelt, weshalb dieser Vortrag vor dem Trainingsmodul 1 angeboten werden sollte. Die anderen beiden Vorträge bieten ergänzendes Wissen und können flexibel im Verlauf des Trainings eingegliedert werden. Die Reihenfolge sollte nicht verändert werden, da der Vortrag 2 direkt auf Vortrag 1 aufbaut.

15.1 Vortrag 1: Psychologische Grundlagen von Schmerz

Ziel Die Teilnehmer kennen die psychologischen Grundlagen von Schmerz und können das biopsychosoziale Modell erklären.

Zusammenfassung des Vortrags In Deutschland gibt es ca. 13 Mio. chronische Schmerzpatienten, für die zunehmend Schmerztherapie-Einrichtungen an den Stadtkrankenhäusern und Schmerztherapie-Teams in den Rehakliniken zur Verfügung stehen. Dies ist nicht nur für die Betroffenen selbst von hoher Relevanz, sondern auch für die Wirtschaft, da Schmerzen zu 20 % der Grund für Erwerbsunfähigkeit sind.

Schmerzen werden allgemein als ein unangenehmes Sinnes- oder Gefühlserlebnis definiert, das mit aktueller oder potenzieller Gewebeschädigung verknüpft ist oder mit Begriffen einer solchen Schädigung beschrieben wird. Bei genauerer Betrachtung können Schmerzen aufgrund verschiedener Merkmale in akute und chronische Schmerzen eingeteilt werden (▣ Tab. 15.1). Darüber hinaus lassen sich Schmerzen danach unterscheiden, wie sie von den Betroffenen beschrieben werden. Eine solche Einteilung führt zu einer emotional-affektiven Dimension (beschrieben durch Adjektive wie erschöpfend, grausam, quälend) und einer somatisch-nozizeptiven Dimension (beschrieben durch Adjektive wie schneidend, stechend, klopfend, brennend).

Schmerzen sind trotz des unangenehmen Ergebnisses jedoch nicht ausschließlich negativ zu betrachten, denn sie haben eine lebensnotwendige Funktion als innerer Schutzfaktor. Sie signalisieren Gefahr oder Schädigung und können gerade wegen der ausgelösten unangenehmen Emotionen gut erinnert werden. Wie wichtig Schmerzen sind, wird deutlich, wenn die Schmerzempfindlichkeit fehlt, wie es z. B. bei einer Querschnittslähmung oder angeborener Schmerzunempfindlichkeit der Fall ist. Bei **chronischen Schmerzen** ist diese Warnfunktion jedoch nicht mehr angemessen, da der wahrgenommene Schmerz viel stärker ist als der tatsächliche körperliche Schaden.

Die Wahrnehmung der Schmerzen und auch deren Ausdruck sind eine besondere Form der Kommunikation und deshalb abhängig von der Kultur und ethnischen Faktoren. Daher sind historische, kulturelle, philosophische und anthropologische Zusammenhänge wesentlich für das Verständnis des Phänomens »Schmerz«.

Auf biologischer Ebene kann die Entstehung von Schmerz von den Schmerzsinneszellen (Nozizeptoren) in Haut, Muskeln, Gelenken und inneren Organen über die Nervenbahnen im Rückenmark bis ins Gehirn verfolgt werden. Dort angekommen entsteht durch das Zusammenspiel verschiedener Hirnbereiche das Schmerzerleben. Entscheidende Bereiche sind dabei der Thalamus, die Großhirnrinde, das Vorderhirn und das limbische System (Gyrus cinguli, Insula, Amygdala und Hippocampus). Der Thalamus fungiert als »Tor zum Bewusstsein« als Filter und entscheidet darüber, welche Signale weiter verarbeitet werden. Die Großhirnrinde lokalisiert, wo der Schmerzreiz aufgetreten ist, und das Vorderhirn führt zur Bewertung des Schmerzreizes und ist darüber hinaus für

▣ Tab. 15.1 Merkmale von akuten und chronischen Schmerzen

Akut	Schmerzmerkmale	Chronisch
Nur kurz andauernd	Dauer	Lang andauernd bzw. wiederkehrend länger als 6 Monate
Warnfunktion	Funktion	Meist keine körperliche Warnfunktion
Bekannt z. B. Verletzung, Entzündung	Ursache	Vielschichtig, unbekannt oder bekannt z. B. chronischer Rückenschmerz, Rheuma
Kurzfristige Behandlung der Schädigung z. B. Medikamente Schonung	Behandlung	Langfristige Behandlung mit Abbau schmerzfördernder Bedingungen z. B. Schmerzauslöser reduzieren, ausgewogene Aktivität, Entspannungsverfahren
Beseitigung der Ursachen, Schmerzfreiheit	Behandlungsziele	Reduktion der Schmerzauslöser, aktiver Umgang mit dem Schmerz, Schmerzlinderung

die Schmerzerwartung zuständig. Das limbische System lenkt dabei die Aufmerksamkeit und ist außerdem für die Bestimmung der Schmerzintensität und das Erleben von Emotionen zuständig. Es reagiert auf Stress und stellt das Alarmsystem des Gehirns dar. Durch das Zusammenspiel der verschiedenen Prozesse im Gehirn kann es dazu kommen, dass die Schmerzwahrnehmung situationsabhängig bereits im Rückenmark durch absteigende Bahnen gehemmt wird. So kann z. B. durch angenehme Erlebnisse die Schmerzwahrnehmung abgeschwächt werden.

Durch diese vielschichtigen Prozesse besteht keine direkte Beziehung zwischen körperlicher Krankheit und Schmerzintensität, da Mechanismen wie das Schmerzgedächtnis (das durch wiederholte Aktivierung der beteiligten Nervenbahnen gebildet wird) und psychische Überlagerung eine wichtige Rolle spielen. Dies führt dazu, dass die körperlichen Ursachen für Schmerzen überschätzt werden. So bestehen bei chronischem Kreuzschmerz nur etwa 15–30 % körperliche Ursachen, bei Kopfschmerzen sind es sogar nur 5–10 %.

Somit ist Schmerz ein komplexes biopsychosoziales Phänomen, das durch Körpererleben, Gefühle, Gedanken, Verhalten, Lebenshintergrund und sozialen Kontext geprägt ist. Diese Faktoren beeinflussen sich gegenseitig und können sich zu einem Teufelskreis der Schmerzsymptomatik entwickeln, der eine Chronifizierung und Verstärkung der Schmerzen hervorrufen kann.

Dieses Zusammenspiel der unterschiedlichen Faktoren wird im biopsychosozialen Modell der Schmerztherapie gezielt genutzt, da an jedem einzelnen Faktor angesetzt werden kann, um die Schmerzen zu lindern. Durch Veränderung in Verhalten (z. B. Aktivierung, Entspannung), Gedanken (z. B. Einstellungsänderung, Neubewertung) und Gefühlen (z. B. Erzeugen positiver Gefühle) wird eine Verbesserung der Schmerzsymptomatik erzielt. Extreme Beispiele für den Erfolg der Schmerzbeeinflussung sind unter anderem Fakire oder Marathonläufer.

Aus diesen Grundlagen zum Schmerzerleben lässt sich ableiten, dass psychologische Maßnahmen neben medizinischen (z. B. Medikamente, Operationen) und bewegungstherapeutischen Maßnahmen (z. B. Sport, Training der Ausdauer und Muskulatur) in interdisziplinärer Zusammenarbeit durchgeführt werden sollten. Darüber hinaus wird klar, dass eine aktive Mitarbeit der Betroffenen durch das Arbeiten an eigenem Verhalten und eigenen Gedanken und Gefühlen von großer Bedeutung sind.

15.2 Vortrag 2: Medikamentöse Schmerztherapie

Ziel Die Teilnehmer kennen die Grundlagen der medikamentösen Schmerztherapie und können das Zusammenspiel von Medikamenten und Gedanken anhand des Placebo- und Nocebo-Effekts erklären.

Zusammenfassung des Vortrags Zu Beginn des zweiten Vortrags wird kurz der Inhalt des ersten Vortrags wiederholt und noch einmal an den Einfluss von Verhalten, Gefühlen und Gedanken auf die Schmerzwahrnehmung erinnert. Danach wird zum körperlichen Schmerzerleben und zur medikamentösen Schmerztherapie übergeleitet, auf der der Fokus in diesem zweiten Vortrag liegt.

Körperliches Schmerzerleben kann durch seelische Konflikte überlagert werden. Dies lässt sich durch bildgebende Verfahren zeigen, die bei seelischem Schmerz Aktivierungen in dem Bereich des Gehirns zeigen, der auch durch körperlichen Schmerz aktiviert wird (anteriorer zingulärer Kortex, ACC). Dieser Befund zeigt, dass bei Schmerzen sowohl psychologische als auch medizinische Maßnahmen angebracht sind.

Die allgemeine Wirkung von Schmerzmitteln kann in 3 Bereiche aufgeteilt werden, die alle zu einer schmerzstillenden oder schmerzlindernden Wirkung führen: die Hemmung der Schmerzentstehung, der Schmerzweiterleitung und der Schmerzwahrnehmung/verarbeitung. Bei der Hemmung der Schmerzentstehung wirkt das Schmerzmittel direkt im geschädigten Gewebe auf die Enzyme, die dort an der Verarbeitung des Schmerzreizes beteiligt sind. Die Hemmung der Schmerzweiterleitung, -wahrnehmung und -verarbeitung erfolgt über ein Einwirken auf die Nervenzellen, die die Informationen vom geschädigten Gewebe zum Gehirn weiterleiten und dort verarbeiten.

Die Gruppe der Schmerzmittel wird in 3 Stufen eingeteilt (◘ Abb. 15.1), die einen Einfluss auf die Wahl des zu verabreichenden Medikaments haben. Dabei ist zu beachten, dass die verschiedenen Medikamente unterschiedliche Nebenwirkungen haben und sich ihre Wirkung nicht im Vakuum, sondern in Wechselwirkung mit anderen Medikamenten entfaltet. Neben möglichen Allergien sollte zudem auch das Abhängigkeitspotenzial berücksichtigt werden, das z. B. bei Morphin-Medikamenten, nicht jedoch bei Rheumamedikamenten vorhanden ist.

Neben den eigentlichen Schmerzmitteln spielen Begleitmedikamente eine wichtige Rolle, die die Wirkung von Schmerzmitteln unterstützen. Außerdem können bei akuter und schmerzhafter muskulärer Verspannung muskellockernde Mittel eingesetzt werden. Diese haben zwar keine direkte schmerzlindernde Wirkung, können aber durch die Muskelentspannung den Schmerz verringern. Sie sind jedoch aufgrund des Suchtpotenzials nur für die kurzzeitige Anwendung geeignet.

In der Regel werden Schmerzmittel aufgrund der besseren Steuerbarkeit in Form von Tabletten verabreicht. Bei unsicherer Einnahme (z. B. auf...

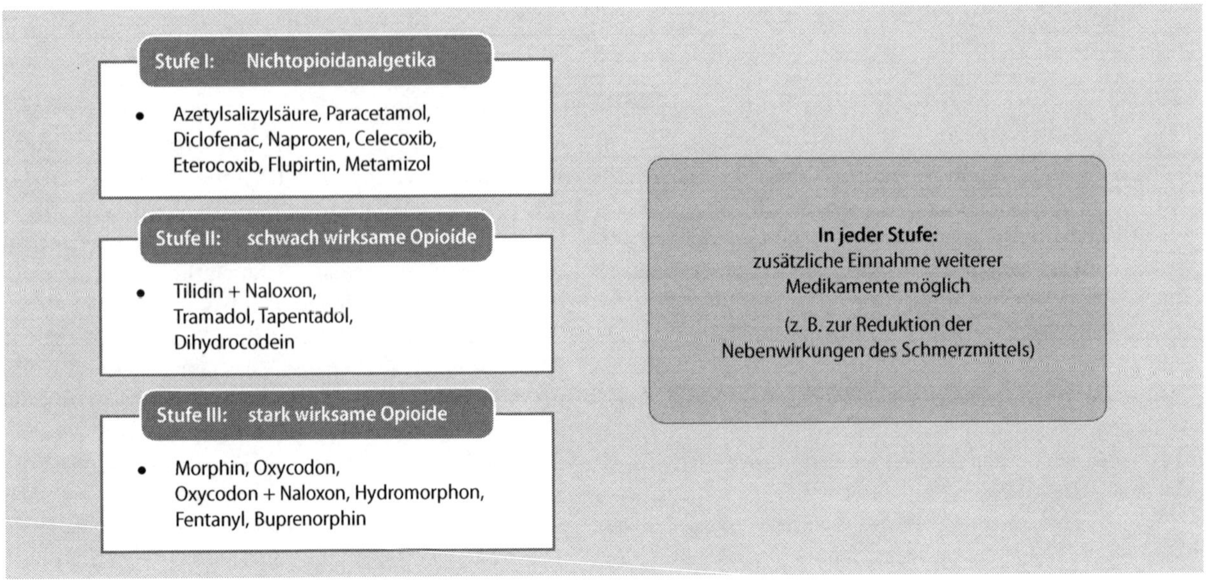

Abb. 15.1 Stufeneinteilung der Schmerzmittel nach WHO

Schmerzpflaster verwendet werden. Eine genaue Dosierung ist hierbei allerdings oft nicht möglich, weshalb es leichter zu einer Überdosierung oder zu Entzugserscheinungen (bei plötzlichem Weglassen) kommt.

Von zentraler Bedeutung ist die richtige Medikamenteneinstellung. Zum einen sollte bei der Auswahl des richtigen Schmerzmittels nicht zu früh (und auch nicht gleich bei jeder Nebenwirkung) das Medikament gewechselt werden. Ebenso ist ein eigenmächtiges Absetzen, Umsetzen oder Kombinieren der Medikamente durch den Patienten zu unterlassen. Für die Wahl des Schmerzmittels ist aufgrund der Wechselwirkung eine Angabe aller anderen Medikamente sowie des Alkoholkonsums notwendig. Ebenso ist die Aufklärung über körperliche Gewöhnung ein wichtiger Aspekt, der mit dem Patienten besprochen werden muss. Einer Sucht kann durch feste Einnahmezeiten vorgebeugt werden. Außerdem sollten nur die Schmerzmittel genommen werden, die auch zu einer deutlichen Schmerzreduktion führen.

Bei der medikamentösen Schmerztherapie kann eine Vielzahl von Fehlern auftreten, die zu vermeiden sind (Abb. 15.2). Deshalb müssen für die Auswahl des Schmerzmittels Arzt und Patient zusammenarbeiten, um die notwendigen Informationen wie die Art des Schmerzes und weitere eingenommene Medikamente zu klären sowie zu hohe Erwartungen an die Wirkung des Schmerzmittels abzubauen.

Abschließend ist zu bedenken, dass auch die Gedanken des Patienten einen Einfluss auf die Wirkung des Schmerzmittels haben. So kann die erwartete Schmerzlinderung zu einem schnelleren Eintreten der wahrgenommenen Wirkung des Medikaments führen (Placeboeffekt). Jedoch

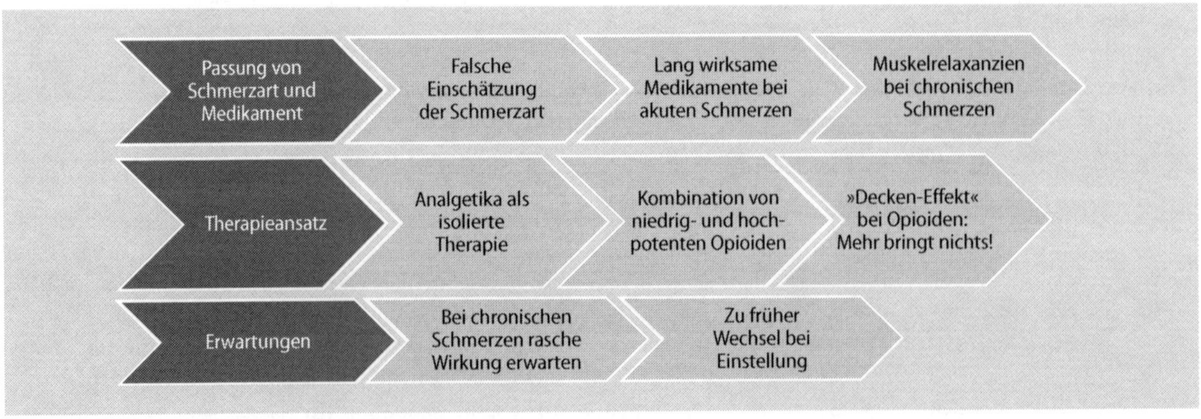

Abb. 15.2 Zu vermeidende Fehler in der medikamentösen Schmerztherapie

kann die Annahme, dass das Medikament nicht wirken wird, dazu führen, dass keine Schmerzlinderung wahrgnommen wird. Aus diesem Grund ist auch die Art und Weise, wie der Arzt mit dem Patienten über die Behandlung spricht, von Bedeutung für die eintretende Wirkung.

15.3 Vortrag 3: Psychische Komorbiditäten bei chronischen Rückenschmerzen

Ziel Die Teilnehmer können den Zusammenhang von chronischen Erkrankungen und psychischer Komorbidität erklären und kennen die Merkmale von Depressivität und Ängstlichkeit sowie die Folgen der psychischen Komorbidität.

Zusammenfassung des Vortrags Als Komorbidität wird eine Erkrankung bezeichnet, die zusätzlich zu einer bestehenden Grunderkrankung auftritt. Es handelt sich dabei also nicht um Symptome der Grunderkrankung, sondern um ein eigenständiges Krankheitsbild. Eine psychische Komorbidität ist dementsprechend eine psychische Erkrankung, die zusätzlich zu einer körperlichen Grunderkrankung auftritt. Bei chronischen (körperlichen) Erkrankungen ist das Risiko, an einer psychischen Störung zu erkranken, 2- bis 3-mal höher als in der Allgemeinbevölkerung. Von den Patienten mit orthopädischen Diagnosen berichten 30–50 % von einer begleitenden psychischen Belastung oder Störung. Dies führt zu einer Verschlechterung des allgemeinen körperlichen Gesundheitszustands.

Der Grund für diese erhöhte psychische Komorbidität ist bisher nicht geklärt. Als mögliche Erklärungsansätze gelten zum einen die direkten Zusammenhänge, bei denen entweder die körperliche Erkrankung zur psychischen Erkrankung oder die psychische Erkrankung zur körperlichen Erkrankung führt. Diese direkten Zusammenhänge entstehen durch körperliche Veränderungen (z. B. im Bereich der Neurotransmitter). Zum anderen kann ein indirekter Zusammenhang bestehen, bei dem die körperliche Erkrankung zu Belastungen führt, die dann die psychische Erkrankung bedingen. Dieser indirekte Zusammenhang entspricht den Annahmen des Vulnerabilitäts-Stress-Modells (illustriert in ◻ Abb. 4.2). Beispiele für solche Belastungen sind die reduzierte Lebensqualität, die Abhängigkeit von anderen Menschen, die verringerte körperliche Leistungsfähigkeit oder die ungewisse Zukunft. Außerdem ist es möglich, dass die körperliche und die psychische Erkrankung unabhängig voneinander auftreten.

Die Klärung der Reihenfolge der Krankheiten ist wichtig, da sie einen großen Einfluss auf den Behandlungsansatz hat. Folgeerkrankungen bessern sich, wenn die Haupterkrankung erfolgreich beh[illegible]

gen gemeinsamen Auftreten ist dies nicht der Fall, und es müssen beide Erkrankungen gezielt behandelt werden.

Je nach Art der Belastung und Prädisposition der betroffenen Person kann es zu unterschiedlichen psychischen Erkrankungen kommen. Die häufigsten sind depressive Störungen und Angsterkrankungen.

Bei Depressivität kommt es zu einer anhaltenden Niedergeschlagenheit und zum Verlust von Interesse und Freude sowie von Antrieb und Energie. Betroffene Personen berichten häufig von Veränderungen von Appetit und Gewicht sowie von Schlafstörungen, Verlust des Selbstwertgefühls und Konzentrationsstörungen. Das Verhalten kann sowohl unruhiger als auch verlangsamt sein. Die Symptome müssen mindestens 14 Tage anhalten und führen zu einer sehr starken Beeinträchtigung, wobei sich die Symptomatik von Patient zu Patient stark unterscheiden kann. Die Folge der Symptome ist die kognitive Triade, die eine negative Sicht auf das Selbst, die Umwelt und die Zukunft beschreibt.

Optional kann an dieser Stelle des Vortrags auf die erlernte Hilflosigkeit eingegangen werden. Dabei ist besonders interessant, dass die Geschichte eines Menschen nicht allein verantwortlich ist für die Hilflosigkeit: die gleichen unangenehmen Ereignisse können bei einer Person zu einer schnellen Resignation führen, während eine andere Person nicht resigniert.

Angststörungen umfassen sehr verschiedene Störungen, die alle eine erhöhte, scheinbar unerklärliche Ängstlichkeit gemeinsam haben, die durch eindeutig bestimmbare, eigentlich ungefährliche Situationen oder Objekte ausgelöst wird. Die Angst führt zur Vermeidung dieser Situationen oder Objekte, wobei den Betroffenen gleichzeitig bewusst ist, dass die Reaktionen übertrieben sind. Die tatsächlichen Symptome sind von der vorliegenden Angststörung abhängig und können daher sehr unterschiedlich ausfallen.

Durch eine psychische Komorbidität wird der Krankheitsverlauf der körperlichen Grunderkrankung beeinflusst. Zum einen ist das Risiko für eine Chronifizierung sowie die Beeinträchtigung in Schmerzparametern erhöht. Zum anderen verringern sich die Lebensqualität und Behandlungsmotivation und es kommt zu einer Reduktion des Behandlungserfolgs. Darüber hinaus können komplexe therapeutische Probleme auftreten, und die Kosten der medizinischen Versorgung sind ca. 2,8-mal höher als bei Patienten ohne psychische Komorbidität. Deshalb ist es notwendig und wichtig, das seelische Wohlbefinden auch bei körperlichen Erkrankungen zu beachten, weshalb eine frühe Diagnostik entscheidend ist.

Abschließend werden im Vortrag Hinweise darauf gegeben, wie Patienten selbst aktiv werden können, um weitere Information[illegible] werden Internetlinks empfohlen, die sowohl zum Thema Schmerz als auch zum Thema Depression weitere Informationen liefern. Eine umfassende Liste mit weiterführenden Informationen und Literaturempfehlungen finden Sie zusätzlich im Trainingsmaterial zu Trainingsmodul 4 (■ Abb. 13.5).

Literatur

Beck AT (1979) Cognitive therapy and the emotional disorders. International Universities Press, New York

Beubler E (2012) Kompendium der medikamentösen Schmerztherapie. Wirkungen, Nebenwirkungen und Kombinationsmöglichkeiten, 5. Aufl. Springer, Heidelberg

Beutel ME, Schulz H (2011) Epidemiologie psychisch komorbider Störungen bei chronisch körperlichen Erkrankungen. Bundesgesundheitsblatt Gesundheitsforschung Gesundheitsschutz 45: 15–21

Bingel U, Wanigasekera V, Wiech K, Ni Mhuircheartaigh R, Lee MC, Ploner M, Tracey I (2011) The effect of treatment expectation on drug efficacy: imaging the analgesic benefit of the opioid Remifentanil. Sci Transl Med 3: 70ra14

Bundesärztekammer, Kassenärztliche Bundesvereinigung, Arbeitsgemeinschaft der Wissenschaftlichen Medizinischen Fachgesellschaften (2015) Nationale Versorgungsleitlinie Kreuzschmerz – Langfassung, 1. Aufl. Version 5. http://www.leitlinien.de/mdb/downloads/nvl/kreuzschmerz/kreuzschmerz-1aufl-vers5-lang.pdf. Zugegriffen: 05. Februar 2016

Eisenberger NI, Lieberman MD, Williams KD (2003) Does rejection hurt? An fMRI study of social exclusion. Science 302: 290–292

Deutsche Rentenversicherung Bund (2014) Psychische Komorbidität. Leitfaden zur Implementierung eines psychodiagnostischen Stufenplans in der medizinischen Rehabilitation. http://forschung.deutsche-rentenversicherung.de/ForschPortalWeb/ressource?key=broschuere_psych_komorb.pdf. Zugegriffen: 09. Februar 2016

Deutsche Rentenversicherung Bund (2014) Positionspapier der Deutschen Rentenversicherung zur Bedeutung psychischer Erkrankungen in der Rehabilitation und bei Erwerbsminderung. http://www.deutsche-rentenversicherung.de/cae/servlet/contentblob/339288/publicationFile/64601/pospap_psych_Erkrankung.pdf. Zugegriffen: 12. Februar 2016

Dilling H, Mombour W, Schmidt MH (Hrsg) (2015) Internationale Klassifikation psychischer Störungen ICD-10 Kapitel V (F) Klinisch diagnostische Leitlinien, 10. Aufl. Hogrefe, Bern

Hampel P, Moergel MF (2009) Schmerzchronifizierung bei Rückenschmerzpatienten in der stationären Rehabilitation. Schmerz 23: 154–165

Hautzinger M (2006) Ratgeber Depression: Informationen für Betroffene und Angehörige. Hogrefe, Göttingen

Härter M, Baumeister H, Bengel J (2007) Psychische Störungen bei körperlichen Erkrankungen. Springer, Heidelberg

Härter M, Baumeister H, Reuter K, Wunsch A, Bengel J (2002) Epidemiologie komorbider psychischer Störungen bei Rehabilitanden mit muskuloskelettalen und kardiovaskulären Erkrankungen. Rehabilitation 41: 367–374

Kröner-Herwig B (2004) Ratgeber Rückenschmerz: Informationen für Betroffene und Angehörige. Hogrefe, Göttingen

Kröner-Herwig B, Frettlöh J, Klinger R, Nilges P (Hrsg) (2016) Schmerzpsychotherapie. Grundlagen – Diagnostik – Krankheitsbilder – Behandlung, 8. Aufl. Springer, Berlin

Lehnert T, Konnopka A, Riedel-Heller S, König HH (2011) Gesundheitsökonomische Aspekte psychischer Komorbidität bei somatischen Krankheiten. Bundesgesundheitsblatt Gesundheitsforschung Gesundheitsschutz 54: 120–127

Raspe H (2011) Chronische Erkrankungen. Bundesgesundheitsblatt Gesundheitsforschung Gesundheitsschutz 54: 4–8

Wittchen HU, Jakobi F, Klose M, Ryl L (2010) Gesundheitsberichterstattung des Bundes; Heft 51: Depressive Erkrankungen. Robert Koch-Institut, Berlin. http://www.gbe-bund.de/gbe10/ergebnisse.prc_pruef_verweise?p_fid=13165&sprache=D&p_ftyp=TXT&p_uid=gast&p_aid=83415060&p_hlp_nr=3&p_vtrau=4&p_pspkz=D&p_sspkz=&p_wsp=&p_sprachkz=D&p_lfd_nr=22&p_news=&p_window=&p_modus=2&p_th_id=&p_suchstring=schizophrenie&p_janein=J. Zugegriffen: 08. Februar 2016

Raspe H (2012) Gesundheitsberichterstattung des Bundes. Heft 53. Rückenschmerzen. Robert Koch-Institut, Berlin. https://www.rki.de/DE/Content/Gesundheitsmonitoring/Gesundheitsberichterstattung/GBEDownloadsT/rueckenschmerzen.html. Zugegriffen: 09. August 2016

Seligman MEP (1975) Helplessness. On depression, development and death. Freeman & Co., San Francisco

von Wachter M (2012) Chronische Schmerzen. Selbsthilfe und Therapiebegleitung Orientierung für Angehörige Konkrete Tipps und Fallbeispiele. Springer, Berlin

Wittchen HU, Hoyer J (Hrsg) (2011) Klinische Psychologie & Psychotherapie. Springer, Berlin

Wittchen HU, Jacobi F (2005) Size and burden of mental disorders in Europe – a critical review and appraisal of 27 studies. Eur Neuropsychopharmacol 15: 357–376

Serviceteil

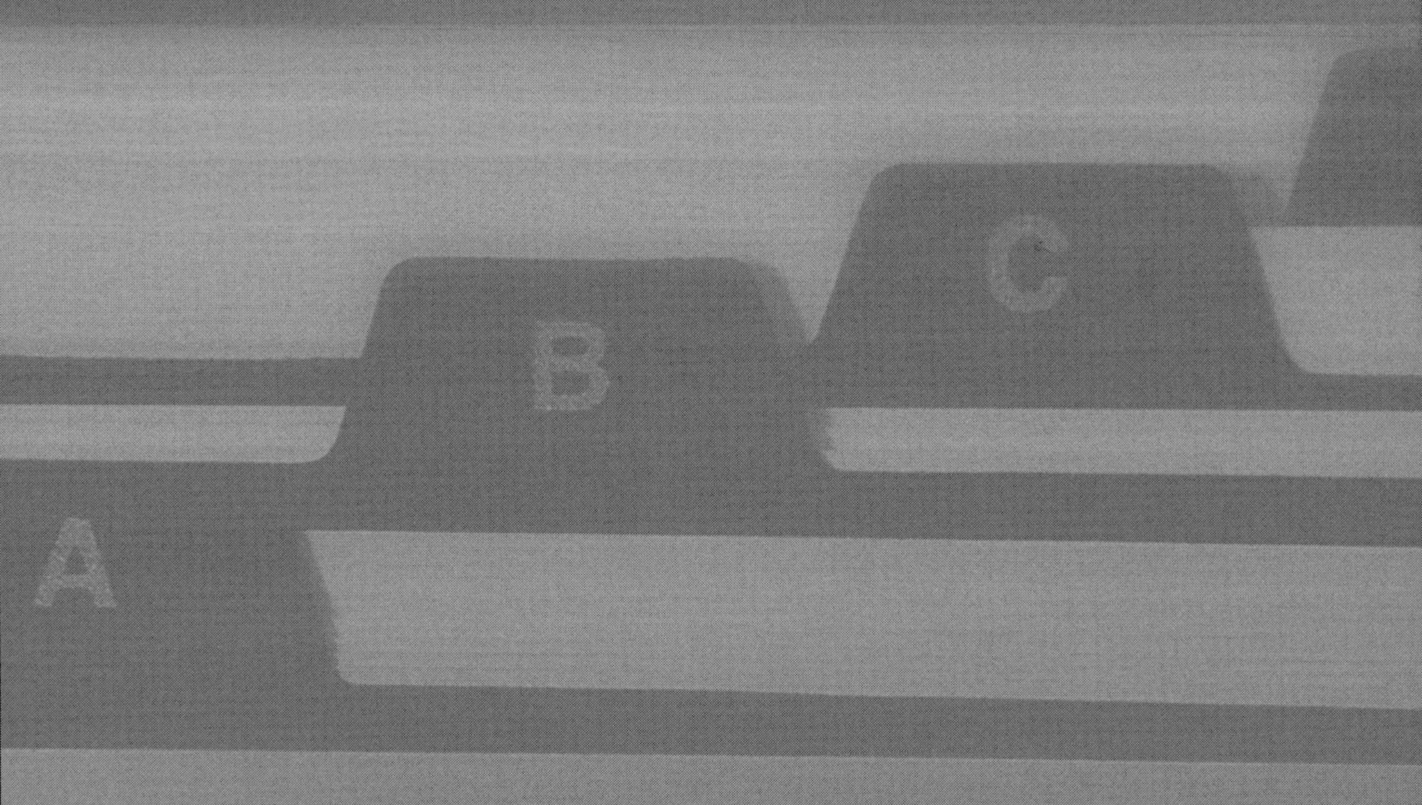

B. Mohr et al., *Debora – Trainingsmanual Rückenschmerzkompetenz und Depress*
DOI 10.1007/978-3-662-

Glossar

Automatische Gedanken Unwillkürliche, spontane und unzensierte Gedanken, die einer Person zur Erklärung oder Bewertung einer Situation durch den Kopf gehen. Sie sind von Person zu Person verschieden und entsprechen nicht der objektiven Situation. Sie können als Fragen, Selbstgespräche, Bilder oder Worte vorkommen. Bei automatischen Gedanken können positive Selbstgespräche (sogenannte Selbstinstruktionen) helfen, um diesem unwillkürlichen Prozess entgegenzusteuern.

Bagatellisieren Eine ungünstige Ausprägung automatischer Gedanken, die häufig bei Patienten mit chronischen Schmerzen vorkommen. Ereignisse werden unterbewertet oder abgewehrt und verleumdet (z. B. »Das bisschen Schmerz...«, »Stell dich nicht so an!«). Bagatellisierende Gedanken führen oft zu Durchhalteverhalten und Überforderung.

Depression Eine Erkrankung, die durch Hauptsymptome wie niedergedrückte Stimmung, Interessenlosigkeit und Antriebsminderung geprägt ist. Diese Symptome sind bei den Betroffenen über einen längeren Zeitraum vorhanden und nicht allein aus eigener Willensanstrengung zu überwinden. Es gibt vielversprechende Therapieansätze; die Heilungschancen sind gut. Die Depression ist eine weitverbreitete Erkrankung. Dennoch werden ca. 50 % der Fälle nicht erkannt und somit nicht behandelt.

Gesundheit Der Begriff der Gesundheit ist schwieriger zu fassen als der Krankheitsbegriff. Es gibt keine einheitliche Definition. Jeder Mensch hat seine eigenen Vorstellungen zum Thema Gesundheit, z. B. was diese erhält, fördert oder wiederherstellt. Ebenso hat jeder unterschiedliche Erfahrungen mit der Gesundheit und dem »sich gesund fühlen« gemacht. In der Medizin wird die Gesundheit oftmals als Abwesenheit von Krankheit bezeichnet. Gesundheit ist jedoch viel mehr als das und kann als Zustand körperlichen, seelischen und sozialen Wohlbefindens angesehen werden.

Katastrophisieren Eine ungünstige Ausprägung automatischer Gedanken, die häufig bei Patienten mit chronischen Schmerzen vorkommen. Die Gedanken gehen einher mit übermäßigen Sorgen. Ereignisse werden gedanklich extrem überbewertet (z. B. »Die Schmerzen sind absolut schrecklich…«), was zu Schonverhalten führt.

Komorbidität Dieser Begriff bedeutet, dass bei einem Patienten zwei oder mehrere Erkrankungen gleichzeitig bestehen, z. B. chronischer Rückenschmerz und Depressionen. Dabei ist oftmals nicht eindeutig feststellbar, welche Erkrankung zuerst aufgetreten ist. So kann z. B. eine Depression der weiteren Erkrankung vorausgehen, diese begünstigen oder verursachen. Gleichzeitig kann die Depression eine Folge der Erkrankung sein.

Prävalenz Dies ist ein Begriff, der in der medizinischen Statistik verwendet wird. In der sogenannten Epidemiologie wird das Vorkommen/die Häufigkeit von Krankheiten und Erkrankten berechnet. Die Prävalenz gibt an, wie viele Personen zu einem bestimmten Zeitpunkt an einer bestimmten Krankheit erkrankt sind. Die Prävalenz entspricht also der Anzahl der Erkrankten.

Psychologie Die Psychologie ist die Wissenschaft vom Verhalten, Denken und Fühlen. Sie überprüft durch genaue Beobachtungen und statistische Auswertungen vorher aufgestellte Annahmen und Theorien.

Ressourcen Ressourcen sind wie Bodenschätze. Sie sind Fähigkeiten und Stärken, die bei der Ausführung von Handlungen wichtig sind, aber zunächst entdeckt und dann gezielt eingesetzt werden müssen. Auch für Heilungsprozesse spielen sie eine wichtige Rolle.

Schmerz Schmerzen sind zunächst eine komplexe Sinneswahrnehmung mit unterschiedlicher Intensität und verschiedenen Ursachen. Sie können aufgrund von Entzündungen entstehen, auf Irritationen des Nervengewebes beruhen, auf funktionalen Störungen basieren oder Ausdrucksform psychischer/psychosozialer Probleme sein. Das Erleben von Schmerzen ist individuell und nicht direkt messbar. Schmerzen können sowohl in akuter als auch in chronischer Form auftreten. Von akuten Schmerzen wird gesprochen, wenn diese nur kurz andauern und auf einer bekannten Schädigung (z. B. Verletzung) basieren. Von chronischen Schmerzen wird hingegen gesprochen, wenn diese über einen längeren Zeitraum andauern oder immer wieder mit zeitlichen Abständen auftreten. Die chronische Form von Schmerzen wird als Schmerzkrankheit bezeichnet.

Selbstinstruktionen Selbstinstruktionen sind eine Kommunikationsform, bei der das eigene innere Selbstgespräch bewusst beeinflusst wird. Das Ziel dabei ist die Selbststeuerung. Selbstinstruktionen können dabei helfen, eine Situation und die eigenen Reaktionen neu zu erklären oder zu bewerten und somit eine andere Sichtweise auf die Dinge zu erreichen.

Stress Der Begriff Stress ist im Alltag der meisten Menschen gut bekannt. Es ist zunächst einmal ein Zustand der körperlichen Alarmbereitschaft, welcher die Leistungsbereitschaft erhöht. Eine Vielzahl körperlicher und seelischer Reize kann den Stress auslösen, z. B. Wärme, Kälte, Lärm, zwischenmenschliche Probleme oder Überforderung im Beruf. Diese Reize werden auch Stressoren genannt. Ob die Stressoren zu Höchstleistungen anspornen oder überfordern, hängt von den eigenen Bewertungen ab: Wird eingeschätzt, dass diese Anforderungen bewältigt werden können, wird kein Stress erlebt.

Symptom Symptome sind Anzeichen einer Krankheit (z. B. Fieber bei grippalem Infekt, Muskelverspannungen bei Rückenschmerzen). Mehrere Symptome beschreiben gemeinsam ein Krankheitsbild, sind also selbst noch keine eigenständige Krankheit. Symptome, die typischerweise gemeinsam auftreten, werden als Syndrom bezeichnet.

Stichwortverzeichnis

P

R

S

T

U

V

W

Y

Z